東洋医学はなぜ効くのか

ツボ・鍼灸・漢方薬、西洋医学で見る驚きのメカニズム

山本高穂
大野　智　著

ブルーバックス

本書の第１章〜第３章、第５章は、
NHKの番組取材成果をもとに執筆されました。

装幀／五十嵐 徹（芦澤泰偉事務所）
カバーイラスト／はしゃ
本文・目次デザイン／齋藤ひさの
本文イラスト（第５章）／こばやしひろし
本文図版／さくら工芸社

はじめに

皆さんは肩や腰に痛みが生じた時、まっさきに何をしますか。おそらく多くの人が痛みを感じる場所を揉んでみたり、あるいは家族にマッサージをしてもらったりするのではないでしょうか。そして整形外科を受診し、湿布を貼ったり鎮痛薬を飲んだりすることもあるでしょう。しかし、それでも痛みが気になるということもあるかもしれません。そんな時、鍼や灸による治療を選ばれる人もいるのではないでしょうか。実際、筆者（大野）もなかなか良くならない四十肩の痛みが鍼治療でスッと消えたことがあります。さらに鍼灸はケガ予防やコンディショニングにもつながるため、多くの一流アスリートにも取り入れられ、話題になることもあります。

では体の倦怠感や冷え症などでお悩みの方はどうでしょうか。この場合、漢方薬を愛用されている方が多くいらっしゃるかもしれません。こちらも有名な俳優やモデルが服用していることを公言したり、テレビ番組でもよく話題にのぼったりしますよね。筆者（大野）自身も、「治療薬がないと言われ、長年悩まされた体の不調が漢方薬を飲み始めたら知らないうちに良くなった」という声を耳にしたこともあります。また、多くの人が「風邪のひきはじめには葛根湯」といったことばや「良薬は口に苦し」といったことわざを聞いたことがあるのではないでしょうか。つまり、漢方薬は日本人に馴染みのある治療法と言えるのかもしれません。

一般に、こうした鍼灸や漢方薬は、本書のタイトルにある東洋医学の枠組みで語られることが多く、また私たちにとって身近な治療で、その恩恵を受けている方は多いことでしょう。その一方で、次のように聞かれたら皆さんはどのように答えるでしょうか。

「鍼灸や漢方薬はなぜ効くのか」

おそらく、この問いにはうまく答えられないという人がほとんどではないでしょうか。

そもそも日本の鍼灸や漢方薬のルーツは、3000年以上前から発展してきた中国の伝統医学にあります。人間の体が細胞でできていることが発見されるよりもはるか昔のことです。ですから、中国伝統医学の教科書（原典）と言われる『黄帝内経《こうていだいけい》』（前漢時代）、『傷寒論《しょうかんろん》』（後漢〜三国時代）などでは、「陰陽《いんよう》」「五行《ごぎょう》」「気血水《きけつすい》」といった、現代には馴染みのないことばを使ってメカニズムが説明されています。

しかし近年、鍼灸や漢方薬など、東洋医学を取り巻く状況は大きく様変わりしてきています。と言うのも、原典に書かれた理論とは異なるアプローチで東洋医学をとらえる・研究するという手法が注目を集め、そのメカニズムの解明が進んでいるのです。この背景には急速に進む科学の発展があり、脳や遺伝子、免疫など、人体の複雑で精緻な仕組みが詳しくわかってきたことが原動力となっています。

つまり、現代科学が築いてきた西洋医学の知見や理論を武器にすることで、漢方薬や鍼灸が作用する具体的なメカニズムが解き明かされ、「よくわからないけど効く」といった認識は既に過去のものとなっているのです。例えば、たった1本の鍼の刺激が手足などの末梢から脊髄、脳をつなぐ神経ネットワークを駆け巡り、それぞれの場所で神経伝達物質や免疫細胞などを巻き込んで、多様な作用を及ぼしているメカニズムが明らかになり始めています。

さらに、有効性を検証するために最も重要な、人を対象とした研究（臨床試験）も世界各国で行われ、驚くような報告が相次いでいます。それらの結果を踏まえ、例えば、頭痛の診療ガイドラインでは、鍼灸が非薬物療法のひとつとして推奨されるに至っています。そこで、本書では東洋医学の歴史的背景や考え方を尊重しつつ、今までとは違った視点で、つまり、西洋医学的な視点で東洋医学がどのようにとらえ直されてきているのか、その現在地を紹介しようと思います。

それでは各章の内容を詳しく見てみましょう。序章では、そもそも東洋医学とはなにを指すのか、また日本の医療のなかでどのように位置づけられているのか、知っているようで知らなかったルーツや、日本の現状を簡単に紹介します。

そして、第1章と第2章では西洋医学的な視点でとらえた鍼灸のメカニズムを取り上げます。このうち第1章では「痛みの改善」に注目し、鍼や灸による刺激が人体をどのように駆け巡り、どのような作用で肩こりや腰の痛みなどを改善しているのか、その多様な仕組みを取り上げます。具体例を挙げると、鍼灸の刺激は、痛みが生じている肩や腰の部分に直接作用するだけでなく、脳や自律神経にもはたらきかけて痛みを改善していることがわかってきました。読者の皆さんの鍼灸へのイメージが一新するような最新研究を厳選してお届けしましょう。

続く第2章では、痛みを改善するだけでない鍼灸のはたらきを紹介します。具体的には、心や体のバランスを調節し、さまざまな症状を改善する鍼灸のメカニズムを取り上げます。いま、国内外の研究機関では鍼灸やその理論を応用した治療法の研究が進んでおり、うつ病や、関節リウマチなどの自己免疫疾患、一部の感染症などの新たな治療の選択肢になることが期待されているのです。

第3章は、漢方薬に含まれる生薬の作用、そして症状の改善をもたらすメカニズムについて、最新の知見を一挙に紹介します。冷え症や倦怠感、胃や腸の不調など、自身の体の症状に合わせて、気になる漢方薬からぜひ読んでみてください。いま大ブームとなっている腸内細菌が、漢方薬の効果に深く関わっているという仕組みなど、驚きの発見がたくさんあるはずです。

また、第4章は、これまでの「なぜ効くのか」という視点から打って変わって、実際に何と比べて、どれくらい効くとされているのか、人での効果に注目し、臨床試験の結果や、その正確な読み解き方をご紹介します。また、利用する際の注意点についても触れていますので、実践する前に目を通してもらえたらと思います。

そして、いよいよ最後の第5章に入る頃には鍼灸や漢方薬についての理解が深まり、実際に自分でも実践したくなっていることでしょう（そうなっていると筆者としてはうれしいです）。そこで、本書を読みながらすぐに実践できるツボ押しのセルフケアを最後にお届けします。

本書は、既に東洋医学を実践している人にとっては最新の科学的知見を得るための情報源として、興味がある人にとっては適切な療法を受けるための羅針盤として、さまざまな場面で役に立つ知恵やヒントを提供しています。もしかすると、日々の生活の中で心身の困りごとを抱えていて、ふと目に入った本書を手にとった人もいるかもしれません。目次を見て、ぜひ興味のあるところから読み進めてみてください。

本書を通じて、東洋医学の実力と新たな一面を知ってもらえたらと思います。それでは東洋医学の世界へ、ようこそ！

目次

第2章　心とからだを整える鍼灸の最新科学
——人体の回復力を引き出すメカニズム

第4章 「人に効く」を科学する
——効果・注意点を知る

序章

東洋医学とはなにか

世界三大伝統医学と東洋医学

そもそも東洋医学の「東洋」とは、どの地域を指すことばなのでしょうか。

一般的に、東洋は西洋の対立概念として用いられることばになります。そのため、指し示す範囲は文脈によって異なってくる可能性があります。地政学的な視点からは、トルコから東のアジア全域、東南アジアから東の地域、中国・韓国・日本などの極東地域など、「東洋」が指す範囲は多様になります。ですから、東洋医学に含まれる範囲も一様ではありません。

そこでまず、東洋・西洋の分類を議論する前に、いわゆる**世界三大伝統医学**についてごく簡単に整理したいと思います。

ユナニ医学（イスラム医学、ギリシャ・アラビア医学）

ユナニ（Yunani：ユーナニ、ユナニーと読むこともありますが、本書では「ユナニ」で統一します）の語源は、アラビア語で「ギリシャを源にするもの」になります。古代ギリシャ医学と言えばヒポクラテスが有名ですが、ユナニ医学の起源はその時代（紀元前5世紀）にまで遡ると

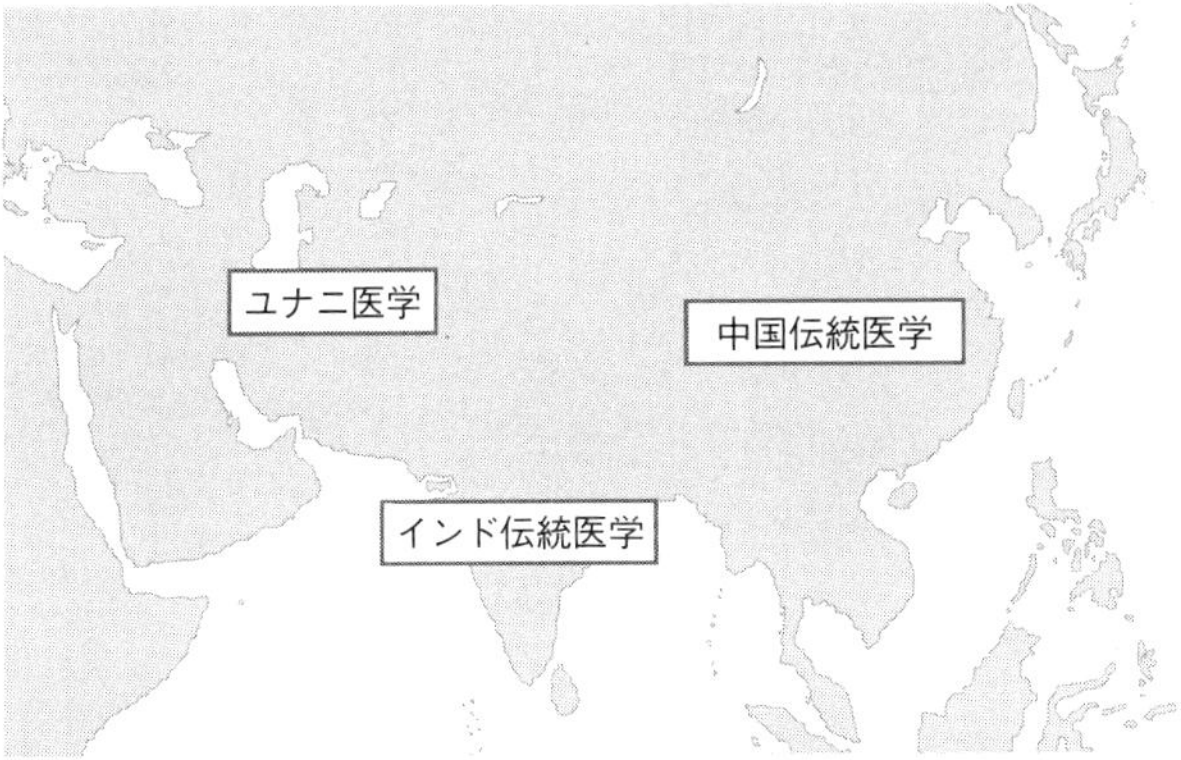

図1　世界三大伝統医学

されます。

その後は10世紀頃に今の中東（イラン付近）で医学体系として確立したとされ、イスラム教やアラビア語が普及すると、ヨーロッパやインドにも広まっていきました。現在でも、インドやパキスタンで伝統医学として行われています。

ユナニ医学は体液病理説、つまり人間の身体には数種類の基本体液があり、その調和によって身体と精神の健康が保たれ、バランスが崩れると病気になるという考え方を基本としています。

具体的な治療法としては、生活習慣や環境の改善、食事療法や生薬を用いるほか、カッピング（吸玉療法）、体内から血液を抜く瀉血《しゃけつ》などがあります。

インド伝統医学（アーユルヴェーダ）

インド伝統医学のアーユルヴェーダは、身体、心、魂、および環境を調和させることで、健康を保つと考えられています。「アーユス」は「生命・健康」、「ヴェーダ」は「知識」を意味していて、アーユルヴェーダは「生命を健康に保つための知恵」という複合語になります。体質・年齢・季節・時間などを考慮した食事や、運動・呼吸法、薬草（ハーブ）、マッサージ、瞑想などのさまざまな方法を使って、健康と幸福を促進することを目的にした医学体系になります。ひとつの体系としてまとめられたのは、紀元前5世紀頃と考えられていて、古代ペルシア、古代ギリシャ、チベット医学のほか、タイ、インドネシアなどの伝統医学にも影響を与えました。

中国伝統医学

中国伝統医学の最古の医学書とされる『**黄帝内経**《こうていだいけい》』では、五臓六腑《ごぞうろっぷ》、経絡《けいらく》、経穴《けいけつ》、症候群などが扱われています。身体を健康な状態に保つため、生活習慣や食生活における注意を守って過ごす養生という考え方が大切にされ、気を使うことも重視されています。また、病気の発症や治療について、「陰陽」や「五行」といった概念が用いられていて、病気を発症するのは「陰陽」や「五行」のバランスが崩れているためであり、それを整えたり補ったりすることで病気を治すという考え方が取り入れられています。

主な治療法は、生薬などの薬物療法と鍼灸になります。このうち生薬は、さまざまなものが韓国に伝わって「韓医学」、日本に伝わって「漢方医学」として独自の発展を遂げ、現在にいたっています。中国と韓国には、西洋医学を学んだ医師とは別に「中医師」「韓医師」が国家資格制度として確立しています。日本では鍼灸師は国家資格ですが、漢方医学のみを専門とした医師を養成する医学校はありません。ですが、2001年に文部科学省が公表した医学教育モデル・コア・カリキュラムに「和漢薬を概説できる」との記載が初めて登場し、その後、改訂を重ねて2022年には「漢方医学の特徴、主な和漢薬（漢方薬）の適応、薬理作用について概要を理解している」との記述になり、現在ではすべての大学医学部で漢方医学の教育が行われるようになりました。

なお、便宜上、三大伝統医学として説明してきましたが、それぞれの伝統医学が互いに影響し合っていたことも指摘されています。また、三大伝統医学の他にも地域独自の伝統医学があることも知っておいてください。

一方、東洋医学は広いアジア一帯で行われてきた伝統医学の総称とされていますが、「ここからが東洋医学」と明確に線引きするのは難しいのが現状です。背景には地理的な区分や民族・宗教の複雑な交わり、また近代における国ごとの医療制度が異なるという事情があります。加えて人によって「東洋医学」と聞いてイメージするものがまちまちだったりします。例えば、日本では、東洋医学と言えば健康保険が使える鍼灸と漢方薬と答える方が多いのではないでしょうか。歯切れが悪くなってしまいますが、東洋医学の定義は曖昧なのが現状なのです。

ですが、概念的に東洋医学と西洋医学を分類することは可能です。俗に「東洋医学は人を診る」「西洋医学は病気を診る」と言われています。また、経験・帰納法（具体的な事例から一般的な結論を導く考え方）をベースとした東洋医学、論理・演繹法（一般的な原則から具体的な結論を導く考え方）をベースとした西洋医学などと説明されることもあります。それぞれに長所も短所もあるわけですが、近年、日本の医療現場では、東洋医学と西洋医学の長所をそれぞれ取り入れ、融合・統合する形で実践する動きがあります。さらに、それぞれの考え方や方法論で相互に評価・検証し合う気運も高まってきています。なかでも、一般に東洋医学のカテゴリに分類される鍼灸と漢方薬は、西洋医学の視点でメカニズムの解明、臨床的効果の検証が積極的に進められているのです。本書では、このような背景を踏まえ、鍼灸と漢方薬について、最新の情報を厳選して紹介していきます。

科学的検証や解明が進む東洋医学

さて、いま臨床的効果の検証の話題が出ましたが、医学領域の科学的検証におけるポイントについても触れておきましょう。重要なポイントのひとつとされているものに**再現性**があります。条件や手順が同様であれば同じ事象が繰り返し確認できるというものですが、東洋医学は、地域ごとに独自に発展してきた歴史的背景があり、例えば、鍼灸のツボ（専門的には経穴と言います）の位置や数が、中国、韓国、日本で微妙に異なり、条件を揃えることが難しいために、再現性が担保できないという問題点が指摘されていました。

しかし、1980年代からWHO（世界保健機関）の伝統医学プログラムなどを中心に議論が進められ、2006年にはWHO／WPRO（西太平洋地域事務局）主催による経穴部位国際標準化公式会議がつくば市で開催されました。そして2008年に経穴部位の標準化が公表されたのです。このツボについてはこのあと詳しく紹介します。

一方、生薬や製剤の国際標準化も同様に議論されていますが、漢方医学（日本漢方）と中医学、韓医学は、ルーツは同じでも現在では全く異なる医療体系となっており、結論が出るに至っ

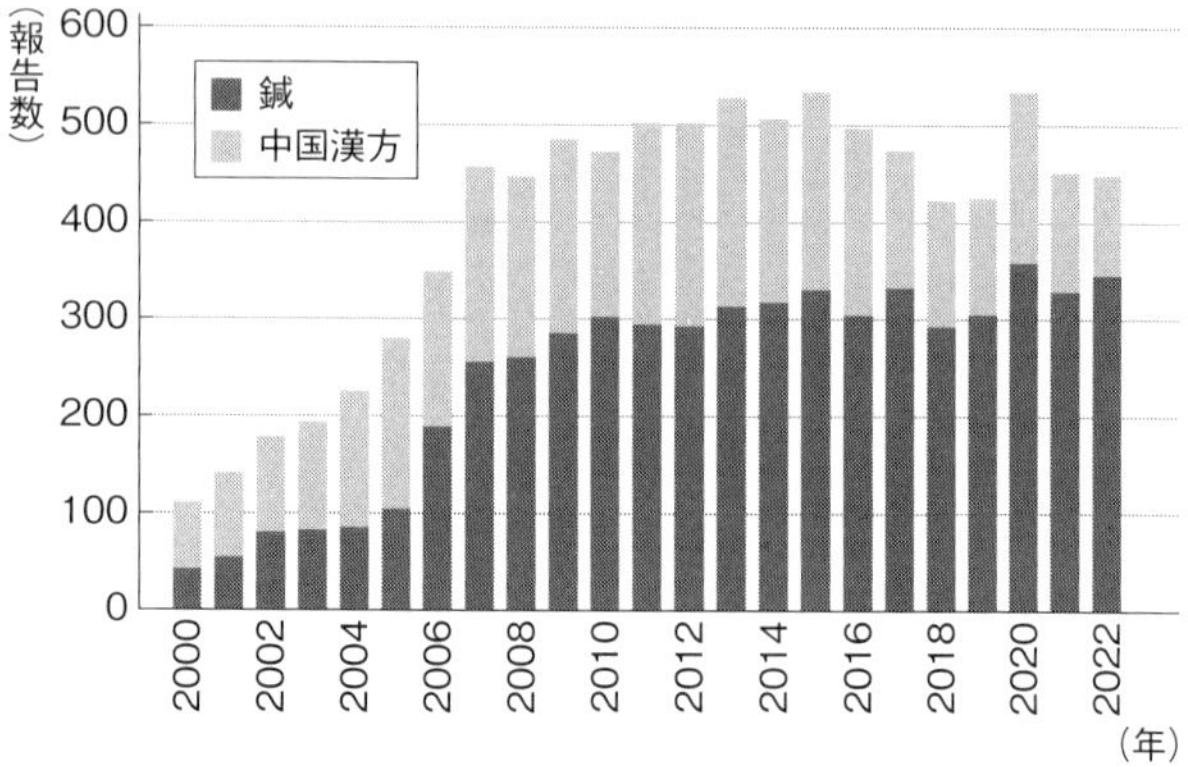

図2 臨床試験の報告数の推移

鍼（acupuncture）と中国漢方（chinese herbal medicine）のランダム化比較試験の報告件数

PubMedのデータベースをもとに筆者（大野）作成　検索日：2024.1.25

ていません。

このように、まだ課題はあるものの東洋医学の再現性を担保するための施術・療法の標準化が進められた結果、人を対象とした研究（臨床試験）の報告数は近年右肩上がりに増加してきています。また別の背景として、中国が国家戦略として研究費を投じて研究を推進してきたこと、アメリカでＮＩＨ（国立衛生研究所）が生薬や鍼灸などの検証に対する研究費を増額したり、専門の国立機関（National Center for Complementary and Integrative Health）が設置されたりしてきたことも挙げられます。

そして、効果の有無を検証する臨床試験と並行して、東洋医学が効果を発揮するメカニズム解明の研究も進められてきています。これらの研究では、分子生物学的な手法を用いるもの、最新の脳科学、神経科学、免疫学の知見を応用するものなど、科学が進歩してきたからこそ明らかになってきた面もあります。

統合医療というアプローチ

ところで、日本では鍼灸師は国家資格、漢方薬の一部は医薬品といった具合に国の制度に組み込まれているものがある一方、東洋医学は人によって定義も異なることから、その名を使って過大に効果を宣伝するものが存在しています。つまり、身の回りでは玉石混交と言わざるを得ないような現状があるのです。

また、東洋医学のほか、私たちは健康食品、磁気療法、整体、温泉療法、アロマテラピーなど、多種多様な施術・療法を利用しています。

厚生労働省は、これらを**統合医療**と呼んでいます。初めて聞いたという人もいるかもしれません。2012年から同省は検討会を開催して議論を重ね、統合医療を「近代西洋医学を前提として、これに相補（補完）・代替療法や伝統医学等を組み合わせて更にＱＯＬ（Quality of Life：生活の質）を向上させる医療であり、医師主導で行うものであって、場合により多職種が協働して行うもの」と説明しています。近代西洋医学に組み合わせる療法の例を図3のように整理しました。なお、図に挙げられている療法は、効果の有無を問わず、多くの国民に利用されているものという位置づけになります。「図に載っているから厚生労働省が効果にお墨付きを与えた」というわけではありませんので、ご注意ください。そして、統合医療を適切な形で推進していくために、臨床研究の支援、正確な情報発信の必要性を提言しています。

裏を返せば、統合医療の多くはいまだ科学的知見が十分ではないことを意味しています。もちろんその程度は分野によって異なりますが、そのような中で鍼灸や漢方薬は、世界各国で研究が進められ、臨床的な効果やメカニズムの解明といった知見が加速度的に蓄積してきている、今注目の統合医療と言えます。さらに、日本では鍼灸師が国家資格となっていること、漢方薬の一部が医薬品として認められていることは前述した通りです。また、それに関連して鍼灸や漢方医学の一部が健康保険の対象となっている世界的にも珍しい医療制度をとる国のひとつです。鍼灸を行う施術所は7万を超えていて、コンビニの店舗数より多くなっています。

ここまで東洋医学の位置づけや科学的解明が進むその現状、そして統合医療の観点から説明をしました。なお本章の最後として、本書で扱う鍼灸や漢方薬について言及しておきたいと思います。今回、鍼灸の作用メカニズムについて世界各国の最新知見を解説し、臨床効果の報告につい

近代西洋医学

組合せ（補完・一部代替）

療法の分類	療法の例	
	国家資格等、国の制度に組み込まれているもの	その他
食や経口摂取に関するもの	食事療法・サプリメントの一部（特別用途食品※特定保健用食品含む／栄養機能食品）	左記以外の食事療法・サプリメント、断食療法、ホメオパシー（注）
身体への物理的刺激を伴うもの	はり・きゅう（はり師・きゅう師）	温熱療法、磁気療法
手技的行為を伴うもの	マッサージの一部（あん摩マッサージ指圧師）、骨つぎ・接骨（柔道整復師）	左記以外のマッサージ、整体、カイロプラクティック
感覚を通じて行うもの	―	アロマテラピー、音楽療法
環境を利用するもの	―	温泉療法、森林セラピー
身体の動作を伴うもの	―	ヨガ、気功
動物や植物との関わりを利用するもの	―	アニマルセラピー、園芸療法
伝統医学、民族療法	漢方医学の一部（薬事承認されている漢方薬）	左記以外の漢方医学、中国伝統医学、アーユルヴェーダ

（注）日本学術会議（平成22年8月24日）において、「ホメオパシーの治療効果は科学的に明確に否定されている」との会長談話が出されている。

統合医療

図3　**統合医療の分類**

厚生労働省『「統合医療」のあり方に関する検討会』「これまでの議論の整理」をもとに作成

ても世界と日本のデータを紹介しています。また、漢方薬については、読者の皆さんがすぐに手に取れる日本の漢方製剤を中心に解説しています。もちろん一冊ですべての内容を網羅できるわけではありませんが、まだ多くの人が知らない、新しい東洋医学の世界を感じていただけるのではないかと思っています。それではさっそく鍼灸のメカニズムに迫っていきましょう。

第1章

鍼灸で「痛み」が和らぐのはなぜか

――神経ネットワークを駆け巡る刺激のシグナル

1-1 鍼灸の基本概念「ツボ」と「経絡」

東洋医学がテーマの本書で最初に取り上げるのは鍼灸です。皆さんは鍼やお灸を経験したことはあるでしょうか。「肩こりがひどくって」「腰痛の改善に」と、ヘビーユーザーとなっている方もいれば、「ちょっと痛そう」というイメージから敬遠してきた方もいるかもしれません。ちなみに筆者（山本）は、東洋医学の番組取材を始めるまでは、全く接点がありませんでした。しかし実はいま、鍼灸はアメリカでも公的な医療保険の対象になっていますし、ドイツやイタリアなどヨーロッパでは、全体で数万人以上の医師が臨床で鍼灸を施術しているという統計もあるほど、世界で注目されているのです。

いずれにせよ、鍼灸の効果はどれほどのものなのか、そしてどんなメカニズムなのか、と気になっている方は多いと思います。筆者（山本）はＮＨＫで番組制作を行っていますが、東洋医学の番組を放送すると、視聴者からは「鍼灸がどうして効くのか、初めてわかった！」というような反応をもらうことも少なくありません。そこで本書では第1章と第2章にわたって鍼灸を取り上げます。本章では、皆さんが一番気になるところ、すなわち「そもそもなぜ痛みが和らぐのか」という根本的なメカニズムの研究を中心にひもとき、第2章では、ただ肩や腰などの痛みを和らげるだけでない、鍼灸の驚きの作用に迫りたいと思います。鍼灸を経験済みという方も、未経験という方も、その驚きのメカニズムと人体のふしぎを目の当たりにしてください。

体を取りまく361種のツボ

鍼灸の話を進めるうえで、最初におさえておく必要があるのが「ツボ」です。肩こりのツボ、腰痛のツボなど、皆さんの身近でもよく知られていると思いますが、正しくは**経穴**と呼ばれ、鍼灸治療にとって基本となる体の場所のことを指します。実はツボにはさまざまな種類があるのですが、序章でも触れたように2008年にWHOが中心となって、361種のツボを標準経穴として公表し、それが世界中の鍼灸治療の基本となりました。例えば頭の頂点付近にあり、ストレス改善などに使われる**百会**《ひゃくえ》。また、背中のウエストラインにあり、腰痛改善効果があるとされる**腎兪**《じんゆ》。そして、内くるぶしの少し上にあり、冷え症の改善に効果があるとされる**三陰交**《さんいんこう》など、全身にくまなく分布しています（図1‐1）。それぞれのツボの具体的な効果はこのあと随時触れていきましょう。

そして、ツボ、つまり経穴には2つの特徴があると考えられています。ひとつは、心身に不調があるときに痛みなどが生じる**反応点**の役割です。医師や鍼灸師が患者のツボを触ったり押した

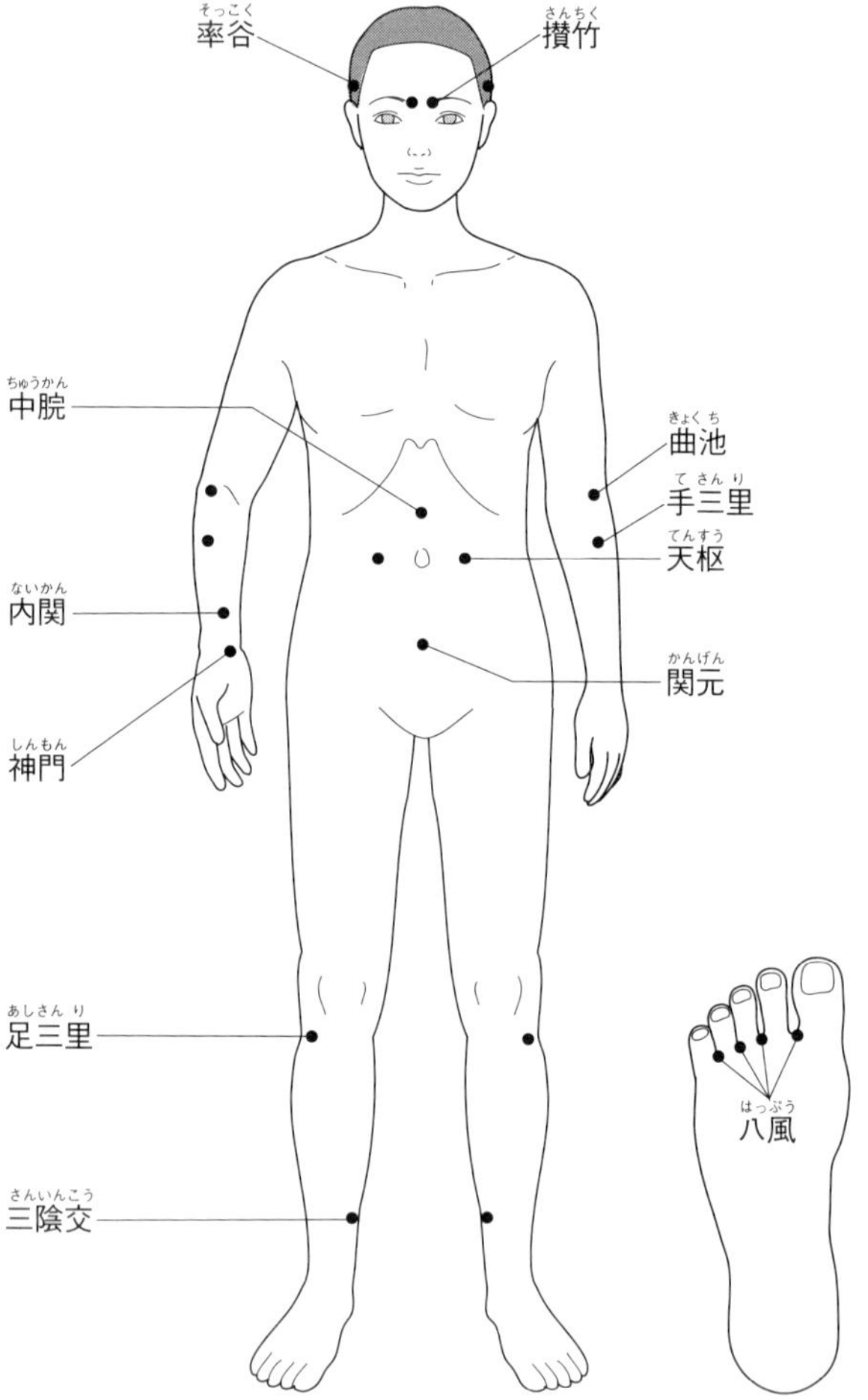
率谷《そっこく》
攅竹《さんちく》
中脘《ちゅうかん》
曲池《きょくち》
手三里《てさんり》
天枢《てんすう》
内関《ないかん》
関元《かんげん》
神門《しんもん》
足三里《あしさんり》
八風《はっぷう》
三陰交《さんいんこう》

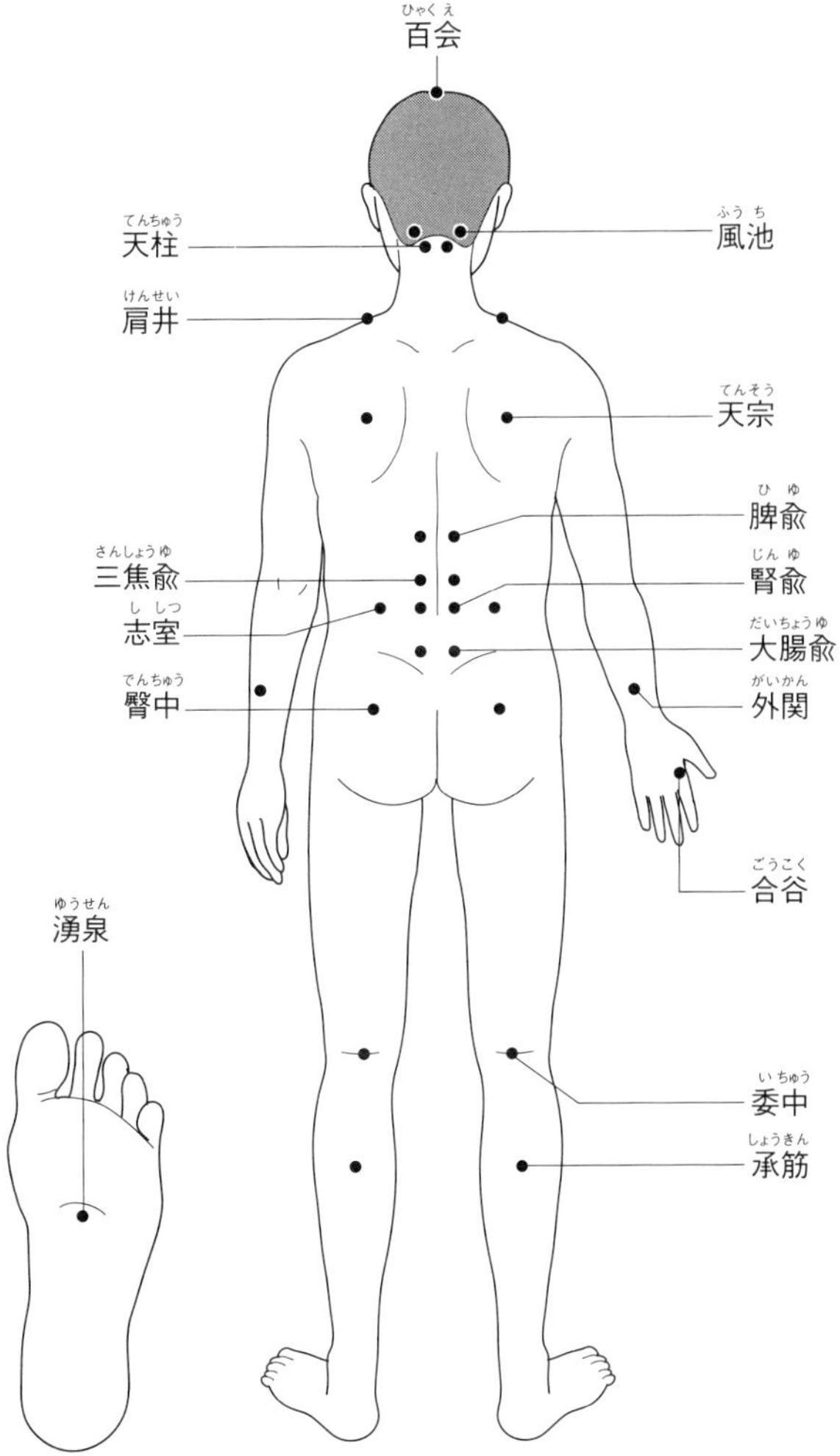

図1-1　**本書で紹介する主なツボの位置**

りすることで、どんな症状がどの程度あるのかを確かめるなど、診察に欠かせないポイントとされています。そして、2つめの特徴は、皆さんもご存知のとおり、**治療点**としての役割です。ツボに鍼を刺したり、お灸をすえたりすることで、痛みをはじめ心身のさまざまな症状を改善することができます。

さらに、ツボは人間だけでなく、動物でも確認されています。「はじめに」で紹介したように、鍼灸は中国の伝統医学に起源を持つとされていますが、人間への治療だけでなく家畜のケガや病気の治療にも用いられ、ツボの位置や効果などが詳しく調べられ体系化されています。そして現在でも、犬や猫などのペットの病気の治療やケアに、鍼灸やツボ押しなどを取り入れている獣医師も少なくありません。このあと紹介する鍼灸のメカニズムに関する研究も、主にマウスやラットなどの動物のツボを使って実験を行っているのです。

しかし、そもそもなぜ体の特定の場所だけがツボとされているのでしょうか。ツボと他の場所はなにが違うのかが気になるところですが、このことにまつわる最新研究は第2章で詳しくお伝えしたいと思います。

臓器とツボを結ぶ経絡

さて、ツボに続いて、もうひとつ重要な概念を紹介しましょう。

鍼灸において、ツボと同じくらい大切だとされるのが**経絡**と呼ばれる概念です。体が持つエネルギーとされる「気」や、血液などの「血」の流れを示す道筋とされ、特定の臓器や体の部位と密接な関係があると考えられています。具体的には**経脈**と**絡脈**の2つがあり、経脈は主要な幹線の役割を担い、絡脈は経脈をつなげる役割があるとされています。また、経脈には十二経脈と奇経八脈があるとされ、現在も治療で使われるのは、そのうちの14本（十二経脈すべてと奇経八脈2本）です。

そして、最も重要なことは、ツボの多くは経絡上にあり、それぞれが特定の部位や臓器と結ばれているという考え方です。例えば、**手の太陰肺経**《たいいんはいけい》と呼ばれる経絡は、体内では胃から始まり、大腸や肺などを経由しているとされています。さらに体表では、脇の近くにある**中府**《ちゅうふ》と呼ばれるツボから始まり、腕の内側にあるいくつかのツボを経由して、親指の先にある**少商**《しょうしょう》と呼ばれるツボで終わります（図1－2）。この経絡上にある

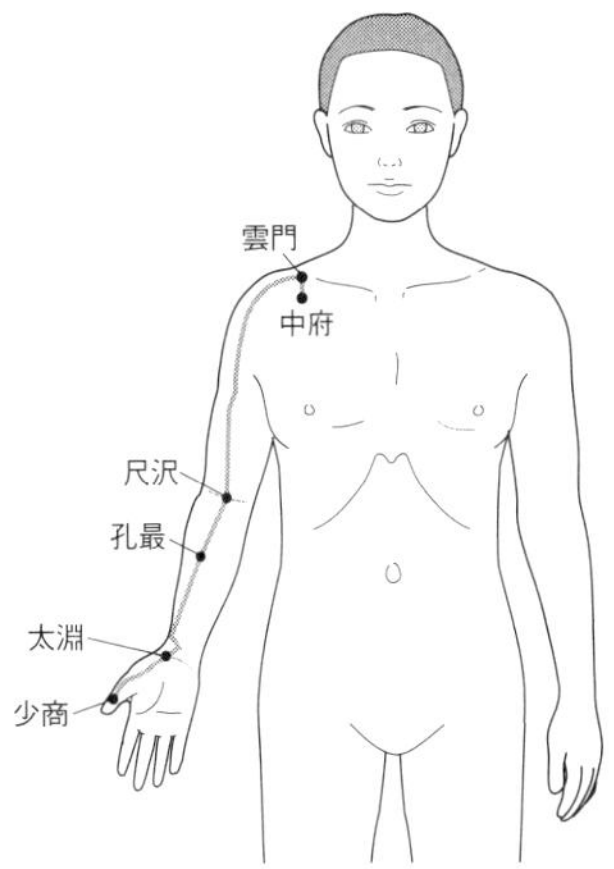

図 1-2　**手の太陰肺経**

すべてのツボは、経絡でつながっている肩や腕や手の痛み、また胃や肺、大腸などの症状改善に効果があるとされているのです。

実は、西洋医学の「神経」ということばは、**「神気（＝精神）」**と**「経脈」**を合わせたもので、江戸時代に『解体新書』が翻訳されたときにつくられた造語です。ところが、この「神経」の語源となった経絡（経脈・絡脈）の存在を示す確かな証拠はまだ見つかっていません。ただ、このあと第2章で詳しく説明していきますが、ツボと体の部位や内臓を結ぶ経絡の考え方は、主に神経を介したネットワークによって説明できることが次第に明らかになってきています。

鍼のルーツは石や骨？

ここまでツボを中心に触れてきましたが、そのツボ、つまり経穴を刺激して痛みや不調を和らげようというのが鍼灸です。このうち鍼の起源は、新石器時代に石でつくられた**石鍼**や動物の骨でつくられた**骨鍼**と考えられています。当初は、現在のように「刺す」というよりは、「傷つける」ことで膿《うみ》を出したり出血させたりするような治療だったと推測されています。想像すると今よりはちょっと痛そうですよね。その後、銅や鉄などの金属が使われるようになり、中国最古の医学書『黄帝内経』が編纂《へんさん》された紀元前２００年頃の時代には、現在の鍼の原型とも呼べる形の鍼が登場しました。そして、鍼灸が朝鮮半島を経由して日本に入ってきたのは6世紀頃とされており、飛鳥時代の701年に制定された大宝律令では、鍼が国の医療として定められました。以後、1300年以上にわたり日本で独自の治療法や器具などが発展し、現在に至っています。

ちなみに現在、日本で主に使われている鍼は、太さ0・2ミリメートルほど、長さ4〜5センチメートルほどの極細で、管を使って皮膚や筋肉に刺し入れるタイプです。症状や目的にもよりますが、深い場合は筋肉まで鍼を刺し入れます。ほかにも、画鋲《がびょう》のような細く短い鍼をシールで貼り付ける**円皮鍼**《えんぴしん》や、金属の突起で皮膚を刺さずに刺激する**接触鍼**などのタイプもあります。

また、刺激の方法としては、刺した鍼に電気を流して刺激する**鍼通電**《はりつうでん》**（電気鍼）**という方法もよく用いられています。この鍼通電の起源には諸説ありますが、紀元前のヨーロッパで始まったとされる電気刺激療法が源流にあると考えられています。実は、古代エジプトや古代ギリシャでは、電気ナマズやシビレエイの電気刺激を利用して痛みの改善などの治療が行われており、その後もヨーロッパでは電気を用いたさまざまな治療が続けられていました。そして、19世紀前半、フランスの医師ベルリオーズが鍼に電気を流して腰痛の治療を行ったことをきっかけにして、東洋の鍼灸と西洋の電気治療を組み合わせた鍼通電（Electrical Acupuncture）が始まりました。現在では世界中に広がり、治療だけでなく本書で紹介する動物を用いた鍼灸の研究にも使われています。

一方、灸は、植物のヨモギの葉の裏にある毛を集めて乾燥させた艾《もぐさ》を燃やし、その熱でツボを刺激するというものです。中国の文献には、元々はチベットやモンゴルで行われていた治療法であるとも記されており、その歴史は鍼の登場よりも前だった可能性もあると言います。皮膚の上に、じかに艾を置いて火をつける**有痕灸**と、皮膚との間に台座を介して痕が残らないようにした台座灸などの**無痕灸**があり、鍼と合わせて鍼灸治療に欠かせない治療法です。明治時代に西洋医学が主流となるまで、庶民の医療として広く行われてきました。実は、最初に行われることを示す「皮切り」ということばの語源は、元々は灸の用語で、「最初にすえる灸」を意味することばでした。最初の灸は痛みがひどく感じられ、皮膚が切られるほど痛いので、「皮切り」と呼ばれていたのが、一般化したのです。また、歴史的には名だたる人物たちも用いており、戦国時代、豊臣秀吉が側室の茶々に送った手紙では、茶々が嫌いだと言っていたお灸を我慢してすえたことを「まんそく申ハかりなく候（訳：大いに満足です）」と褒めていたことも知られています。

1-2 「痛み」の正体

そもそも「痛み」とはなにか

では、鍼やお灸などの施術は、どのように痛みを和らげるのでしょうか。まず知っておきたいのは、取り除きたい対象である痛みについてです。

私たちが感じる痛みには、生存を脅かすような危険から身を守るために必要な感覚、いわば「アラーム」のような役割があります。具体的には次の通りです。

①痛みを感じることで無理な行動を抑止する。
②痛みが持続することで、治療や回復の行動をとる。
③痛みを感じたときの記憶によって、リスクのある行動を避けることができる。

このように、痛みのおかげで危険を回避し、安静にして回復を待ったり、治療に取り組んだりできます。つまり、痛みは人間が生存するために必要不可欠な防御反応なのです。

ちなみに、生物が痛みの感覚を手に入れたのは４億〜５億年前頃と考えられており、人間だけでなく、さまざまな生物が痛みに伴う行動をとることが知られています。魚やカエルなど人間と同じ脊椎動物はもちろんのこと、軟体動物のタコやイカも痛みを感知して回避行動をとると考えられています。さらに、最近の研究では節足動物も痛みを感じている可能性があるとの報告もあり、今後、さらなる発見の可能性もあります。いずれにしても、痛みの感覚は生存可能性を高めるため進化的に獲得された重要な機能であることは間違いありません。

話を人間に戻します。そんな痛みの感覚の発端は、皮膚や筋肉、内臓などの組織で生じた衝撃や炎症、病原体などからの刺激です。これらの刺激が末梢の神経から脊髄を経由して脳まで伝えられ、さらに、脳内のさまざまな部位で情報の調節がなされて痛みとして認知されます。

また、痛みの感覚は心理的なストレスとも大きく関わっています。痛みの感覚がストレスによって生じたり、増加したりすることがあるのです。例えば、腰痛には心因性腰痛と呼ばれるものがあります。腰に痛みの原因がなくても、不安やうつなどの心理的な要因によるストレスが、脳や脊髄に備わっている「痛みを調節する機能」の異常をもたらし、体の痛みを感じてしまうことが少なくないのです。現在、こうしたタイプの腰痛などの痛みは「痛覚変調性疼痛」と名付けられ、鍼灸も治療法のひとつとなっています。

慢性疼痛と鍼灸

ここまで説明した通り、痛みは私たちの生存に必要不可欠な感覚です。しかし、強く感じたり慢性化したりしてしまうと日常生活に支障が出てしまい、逆に生存が脅かされてしまいます。そこで、古代の人々が編み出した治療手段のひとつが鍼灸です。特に長期にわたって痛みが続く**慢性疼痛（慢性痛）**への鎮痛効果が期待されています。

慢性疼痛は、一般に3ヵ月以上継続する痛みや、通常の治療期間を超えて続く痛みを指します。ケガや病気などによって起こる急性痛は、原因となるケガや病気が治まれば痛みも和らぎますが、痛みがひどかったり、長引いたりすると慢性的な痛みへと移行してしまうことが少なくありません。例えば、腰を例にすると、最初はぎっくり腰だったり、一時的な疲労による腰痛だったりしますが、それが悪化したり長引いたりして生じるのが慢性疼痛です。その原因は、元々の「体の痛み」だけではなく、先ほど述べた心理的ストレスなどによる「痛みの調節機能の異常」や、病気による神経系への影響などが組み合わさって起こると考えられています。そのため、何かひとつの原因を解消すればよいというわけでなく、薬物療法などの西洋医学的なアプローチでは解決が難しいことが少なくありません。そこで、治療の選択肢として期待されるのが鍼灸なのです。

実は、人間の痛覚メカニズムはまだ完全には解明されておらず、その全貌がようやくわかり始めてきた段階とも言えます。その点を踏まえつつ、最新の科学研究の成果を交えながら鍼灸の鎮痛メカニズムについてひもといていこうと思います。

1-3 痛みを鎮める「ルート」

刺激はどのように伝わるか――「電気信号」と人体のセンサー

いよいよ本章のメインテーマです。鍼やお灸などの施術は、どのような形で人体に影響を及ぼすのでしょうか。鎮痛効果にとって重要な人体の微細な構造に注目し、メカニズムを見ていきましょう。

鍼やお灸によってツボのある皮膚や筋肉へ物理的な刺激が加わるとき、その刺激を感知するのは人間の体のセンサーの役割を担う**感覚受容器**と呼ばれる部分です。特に、刺激を最初に受け止める皮膚には、触覚や圧覚、温度覚など刺激の種類に応じた受容器が備わっています（図1-3）。例えば、メルケル小体は、そっと触れたやさしい刺激も感知することができます。ここには、**ピエゾ（Piezo）チャネル**と呼ばれる圧力センサーがあり、感知した情報を神経に伝えていることがわかっています。

このなかで、鍼やお灸の刺激を最も受けていると考えられているのは、痛覚と温度覚のセンサ

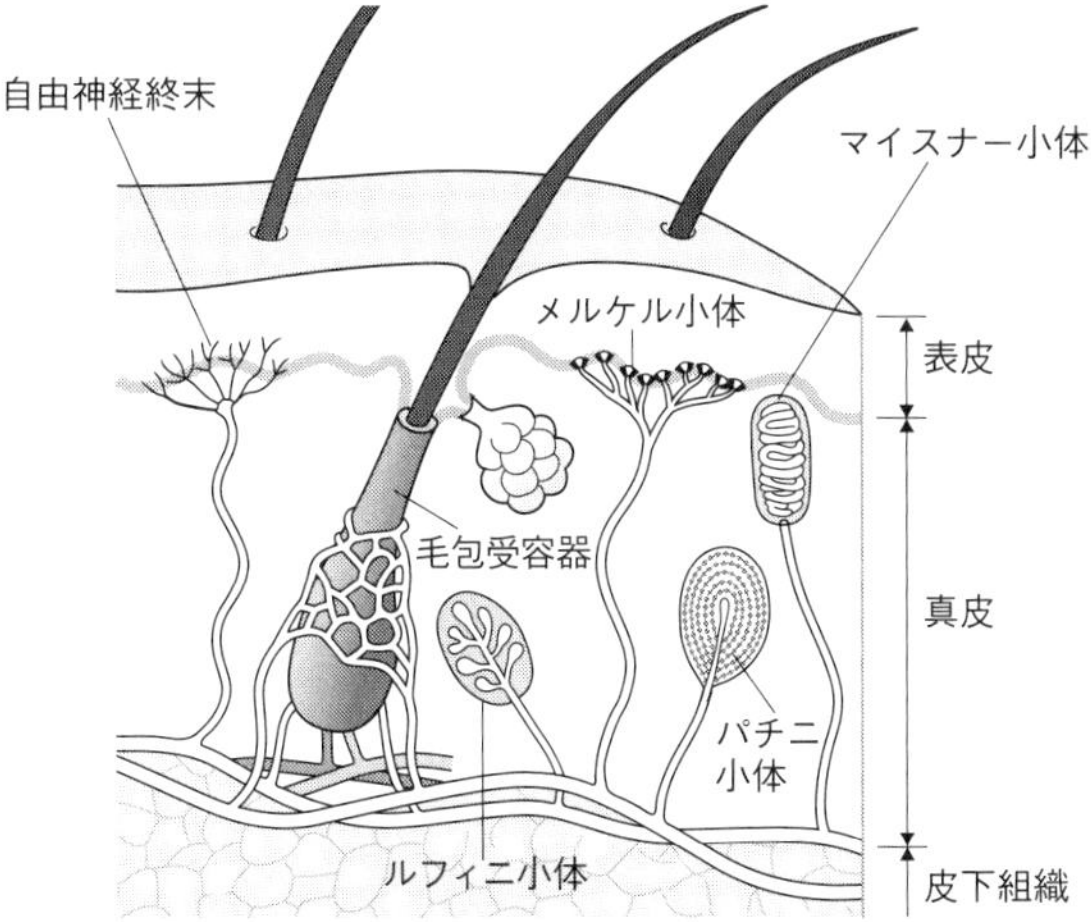

感覚	受容器	役割
触圧覚	ルフィニ小体	皮膚の伸展・変形
	メルケル小体	軽い接触
	マイスナー小体	圧・低周波振動
	パチニ小体	深部圧・高周波振動
	毛包受容器	毛幹の傾き
痛覚	自由神経終末	機械的・化学的・熱侵害
温度覚		温受容器（30〜42℃） 冷受容器（15〜30℃）

図 1-3　**皮下でさまざまな感覚を受け取る受容器**

ーである**自由神経終末**です。初めて聞いた方もいるかもしれません。ここには、指を切ったり机にぶつけたりするなどの強い圧迫刺激のみに反応する**機械的侵害受容器**と、熱い／冷たいという温度に対応する反応や化学物質による炎症といった化学的な反応も含めたすべての侵害刺激に反応する**ポリモーダル受容器**があります。

　また、お灸について

は、もうひとつ熱を感知するセンサーがあります。**TRPチャネル**と呼ばれる生体分子で、皮膚や神経などに発現しています。人では11種類が知られ、それぞれ反応する温度帯や物質が異なります。お灸の温度に反応するのは、43度以上に反応するTRPV1と考えられています。ちなみに、TRPチャネルは、温度だけでなく化学物質にも反応することがわかっていて、TRPV1は唐辛子（カプサイシン）にも反応します。唐辛子を食べたり触ったりしたときに熱く痛いような感じがするのはこのためなのです。

鍼灸による刺激は、こうした受容器やTRPチャネル、ピエゾチャネルなどによって、電気的な信号（＝インパルス）に変換され、神経を介して体を巡ります（図1－4）。神経は体中をつないでいますが、解剖学的には**中枢神経系**と**末梢神経系**に分類されます。中枢神経は脳や脊髄にあり、体の各部分から中枢神経につながるのが末梢神経です。また、末梢神経は、運動神経（脳や脊髄からの情報を全身に伝える）と感覚神経（脳や脊髄に向かって情報を伝える）を含む体性神経系と、自律神経系に分けられます。

順を追って見ていくと、鍼先で生じた刺激は、まず感覚受容器でインパルスに変換され、末梢神経を通り脊髄に入ります。この脊髄で起こる反応もありますが（後ほど紹介します）、信号はここから2つのルートに分かれ、脳に向かいます。痛覚や温度覚などを伝える**前索・側索系**と、触覚などを伝える**後索―内側毛帯系**と呼ばれるルートです。そして、脳に到達したインパルスは、

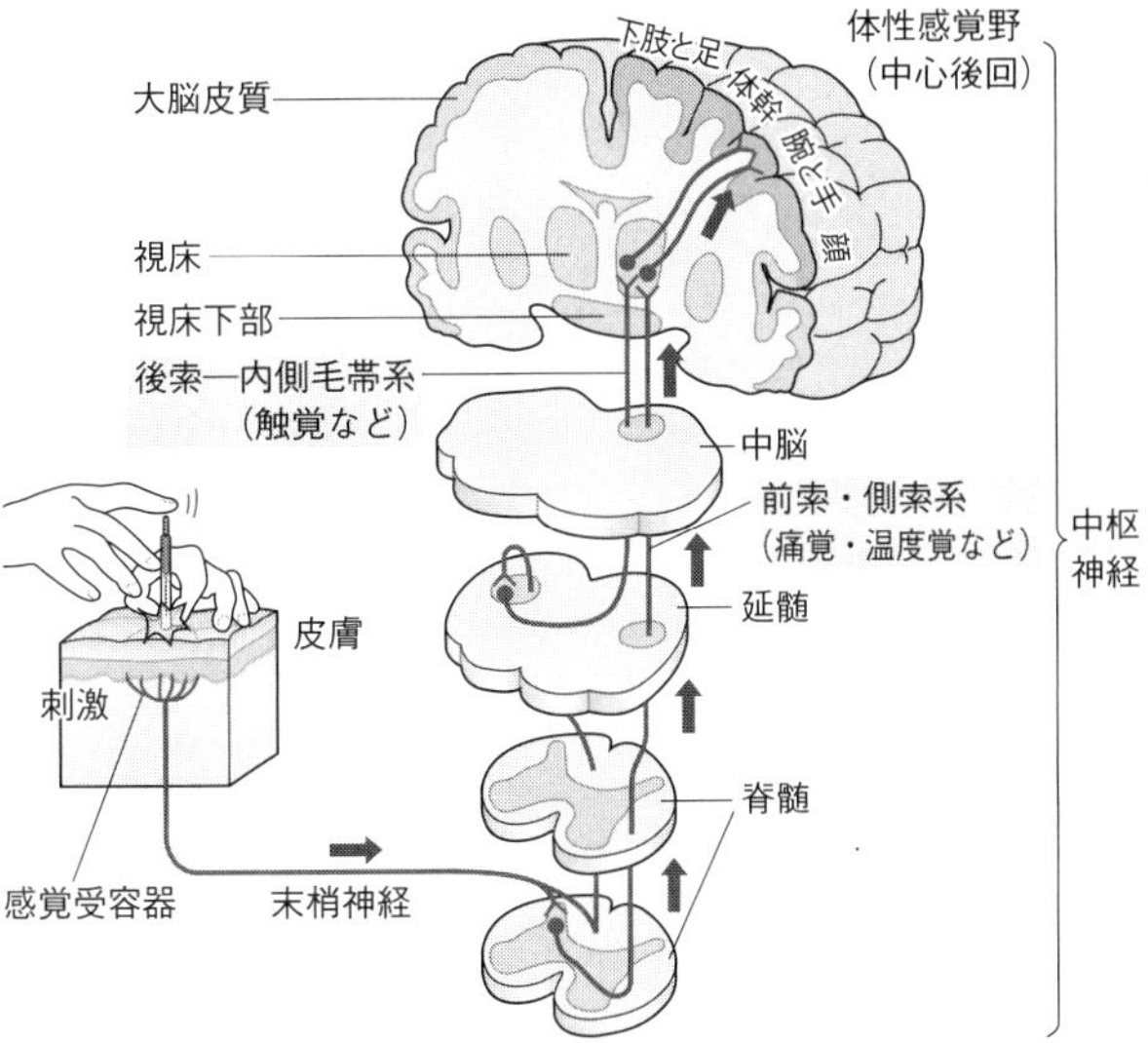

図 1-4　**鍼灸刺激の体内での流れ**

生体リズムを司る視床下部や、視床、そして大脳皮質に入り、痛み感覚をはじめ、さまざまな脳の部位のはたらきを調節します。つまり、全身の神経を巡るこのインパルスこそが、鎮痛をはじめとした鍼や灸による治療の大部分の効果をもたらすカギとなるのです。

なお、大部分と書きましたが、インパルスだけでなく、鍼による細胞の破壊やお灸による軽度のやけどなども、鎮痛をはじめとしたさまざまな効果をもたらすことが研究でわかっていきます。こうしたメカニズムも、後ほど詳しく紹介していきます。

さて、それではインパルスに変換された刺激は、より具体的に、どのように作用し、痛みを和らげるのでしょうか。まずは鍼灸の鎮痛メカニズムの研究が大きく進展するきっかけのひとつとなった、驚きのニュースの話から始めましょう。

ツボ刺激が作用する3つの場所

鍼灸の鎮痛メカニズムの科学的な解明は、20世紀中頃までほとんど手つかずの状態でした。研究が大きく進展する転機となったのは、1971年にアメリカ・ニューヨークタイムズの記者によって報じられた中国の鍼麻酔《はりますい》の記事です。鍼灸の鎮痛効果を利用し、麻酔薬を使わずに開腹手術などを行っている事例を紹介する記事が世界中に配信され、西洋医学の世界で大きな注目を集めたのです。これをきっかけのひとつとして、西洋医学の視点で「鍼灸の鎮痛効果」をはじめとした治療メカニズムを解明しようという研究が、アメリカや日本など、各国で本格的に始まりました。ちょうど1970年代から、人間の痛覚メカニズムに関係する脳や脊髄、末梢神経の神経回路や関連物質についての解明が急速に進み、その成果を土台として鍼灸による鎮痛効果についても研究が大きく進展していったのです。そして現在、鍼灸によるツボへの刺激は、人体の**「末梢」**、**「脊髄」**、**「脳」**の、大きく3つの場所で作用して鎮痛効果を生み出していることがわかってきました（図1－4参照）。丁寧に言えば、この3つの場所で起こるさまざまな作用が同時にもたらされ、それらが組み合わさることで効果を生み出すと考えられているのです。その前提を踏まえたうえで、本書では便宜上、さまざまな作用が生じる作用点としての末梢、脊髄、脳に注目し、それぞれの場所ごとに、その場で生じる具体的な作用、そしてメカニズムをご説明したいと思います。では、まずは末梢で起きている現象をのぞいてみましょう。

1-4 驚くほど多様な末梢でのメカニズム

末梢は「まったん」とか「はし」という意味ですが、ここでは体の末梢、つまり、脳や心臓から遠い「体のはし」である体の表面で起こる4つの鎮痛作用を取り上げます。具体的には、①脳や脊髄と体の各部をつなぐ末梢神経が関わる作用、②皮膚の下にある筋肉で生じる作用、③皮膚や筋肉などの細胞から分泌される鎮痛物質が関わる作用、④生体のエネルギー分子であるATP（アデノシン三リン酸）が関わる作用が見つかっています。順を追って見ていきましょう。

①「軸索反射」――驚きの連鎖が痛みを和らげる

末梢での代表的な鎮痛メカニズムは、刺激したツボの周辺の末梢神経が反応して起こる**軸索反射**と呼ばれる作用です。鍼灸を体験した方の中には、鍼を刺した皮膚の周りが赤くなる様子をご

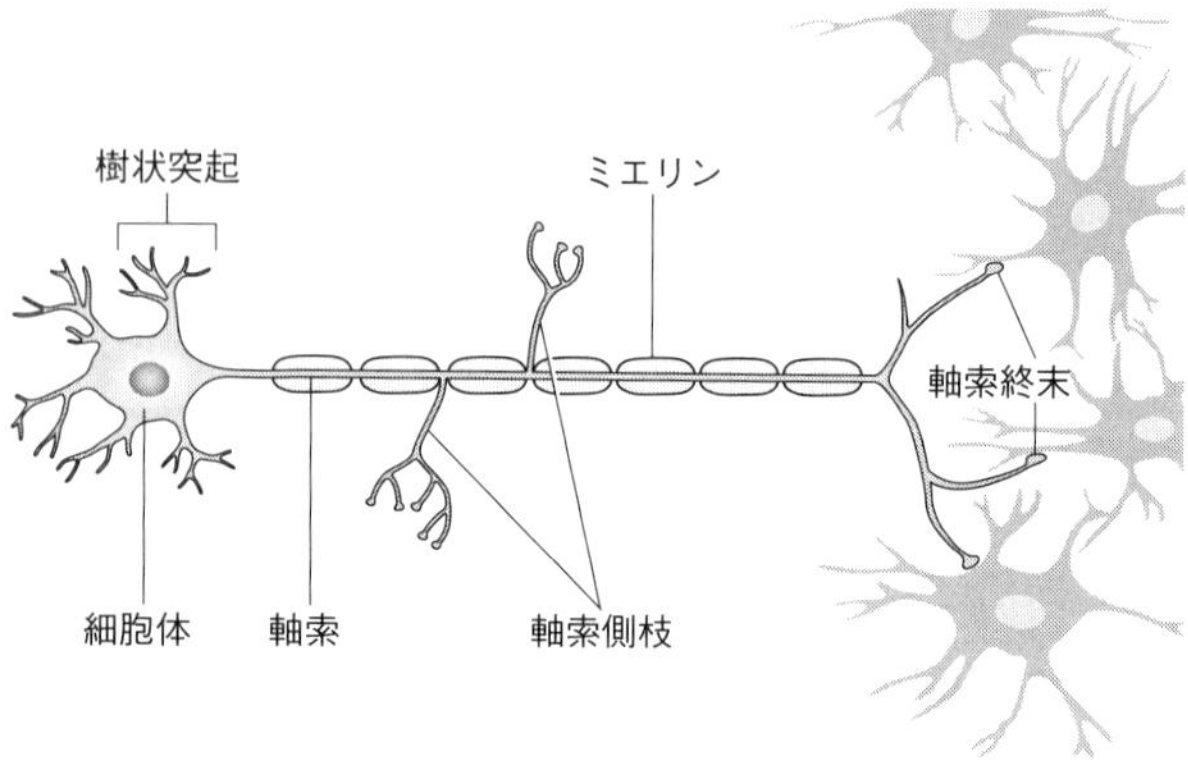

図 1-5 **神経細胞の特徴**

覧になったことがある方がいらっしゃると思います。俗に**フレア**と呼ばれ、軸索反射の生理反応によって、鍼を刺した周囲の血流が増加して起こる現象です。

軸索とは神経細胞の突起のなかの長い部分を指します（図1－5）。鍼の刺激によって皮膚や筋肉の感覚受容器で生じたインパルスの一部が、この軸索にある小さな分岐（軸索側枝）に入り、本来の進行方向と逆行する形で皮膚の表面近くにある感覚神経の末端を刺激することによって神経性の炎症が引き起こされます。

この神経性の炎症によって、神経の末端からサブスタンスPやCGRPと呼ばれる**神経伝達物質**が放出されます。これらの物質は周囲にある血管の細胞に作用し、血管を拡張させたり、透過性（物質を通す度合い）を高めたりする作用を持っています。そ

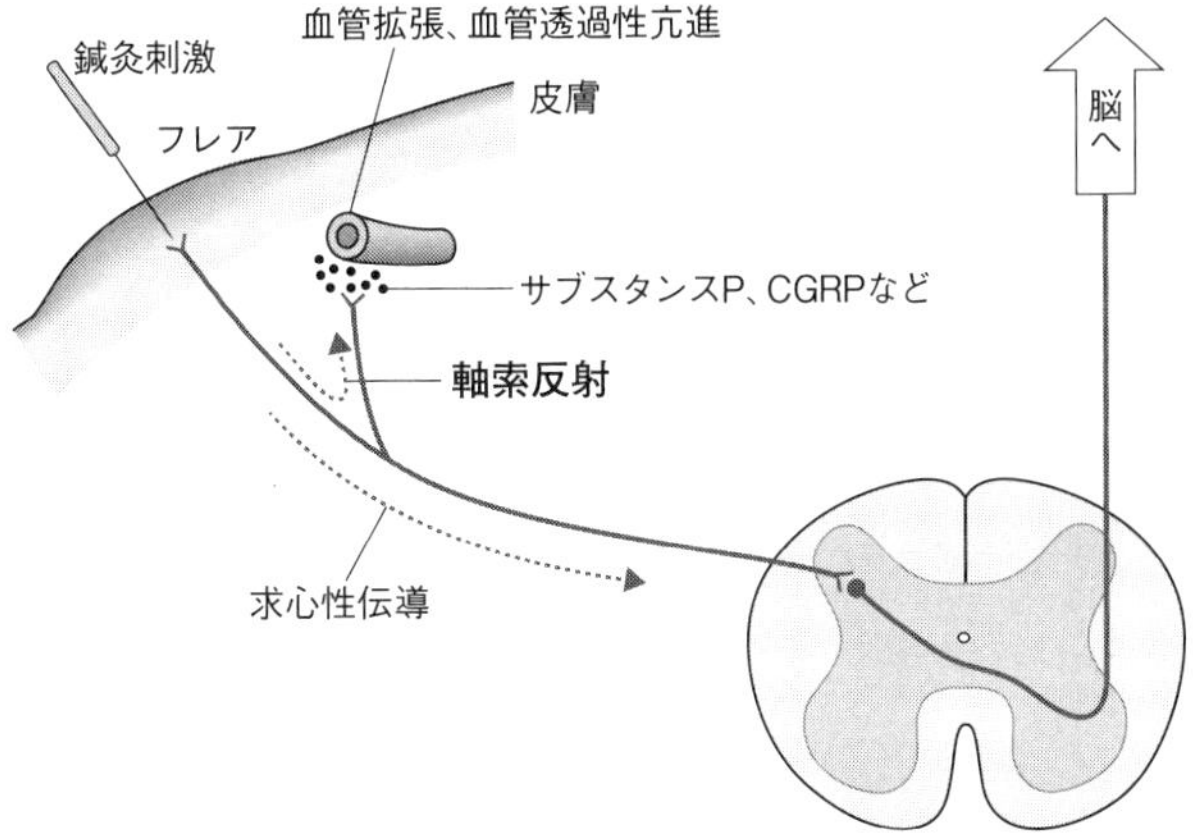

図1-6　**軸索反射のプロセス**

のため、神経性の炎症が起こった周辺の血管では血流の増加が起こります。しばしば鍼灸やツボ押しによって「血流が良くなる」などと言いますが、まさにこの一連のプロセスが血流促進の理由の一端であり、これが軸索反射なのです（図1－6）。では、なぜ血流の増加で痛みが和らぐのでしょうか。

実は、こうした血流の増加によって改善するのは、いわゆる肩こりなど、血流の悪化が関係するタイプの痛みです。肩こりでは、筋肉の使いすぎなどによって緊張が生じて硬くなるために血管が収縮し、血行不良が起こっています。そのため筋肉や血管などの細胞で酸欠が起こり、微細ですが組織が破壊されます。すると、組織を修復するために**炎症反応**が生じて白血球や肥満細胞などの免疫細胞が集まり、発痛物質であるブラジキニンやヒスタミンが放出されます。さらに、壊れた組織からはプロスタグランジンなどの発痛増強物質がつくり出されます。こうした物質が感覚受容器に作用することで電気信号へと変換されて脳まで伝わり、痛みを感じているのです。

そこに鍼灸による軸索反射が起こると、血流の増加によって痛みのある部位にとどまっていた物質が除去され、鎮痛効果が得られるというわけです。鍼灸師の方に話を聞くと、フレアの反応を見ることで鍼の効き具合を確認している方も多いと言います。皆さんも、鍼灸治療を受けたときには、ぜひフレアをご覧になってはいかがでしょうか。

②秘密は「腱」にあり——こりや張りの痛み改善

厚生労働省が行う健康調査の中に、体の不調についての設問があり、男女ともに毎回上位を占めるのが肩こりや腰痛です。実際、読者の中にも肩こりや腰痛に悩まされている方は多いことでしょう。先ほど軸索反射のところでもご説明しましたが、筋肉の緊張は体のこりや張りをもたらします。これによって血流が低下すると、発痛に関連するブラジキニンやプロスタグランジンなどが滞留し、感覚神経を刺激することで痛みを感じます。

鍼灸は、こうした局所的な筋肉の緊張を緩和することでも鎮痛効果をもたらします。

この症状の改善のため、肩こりや腰痛によく使われるツボとして、**肩井**《けんせい》や**腎兪**などがありま

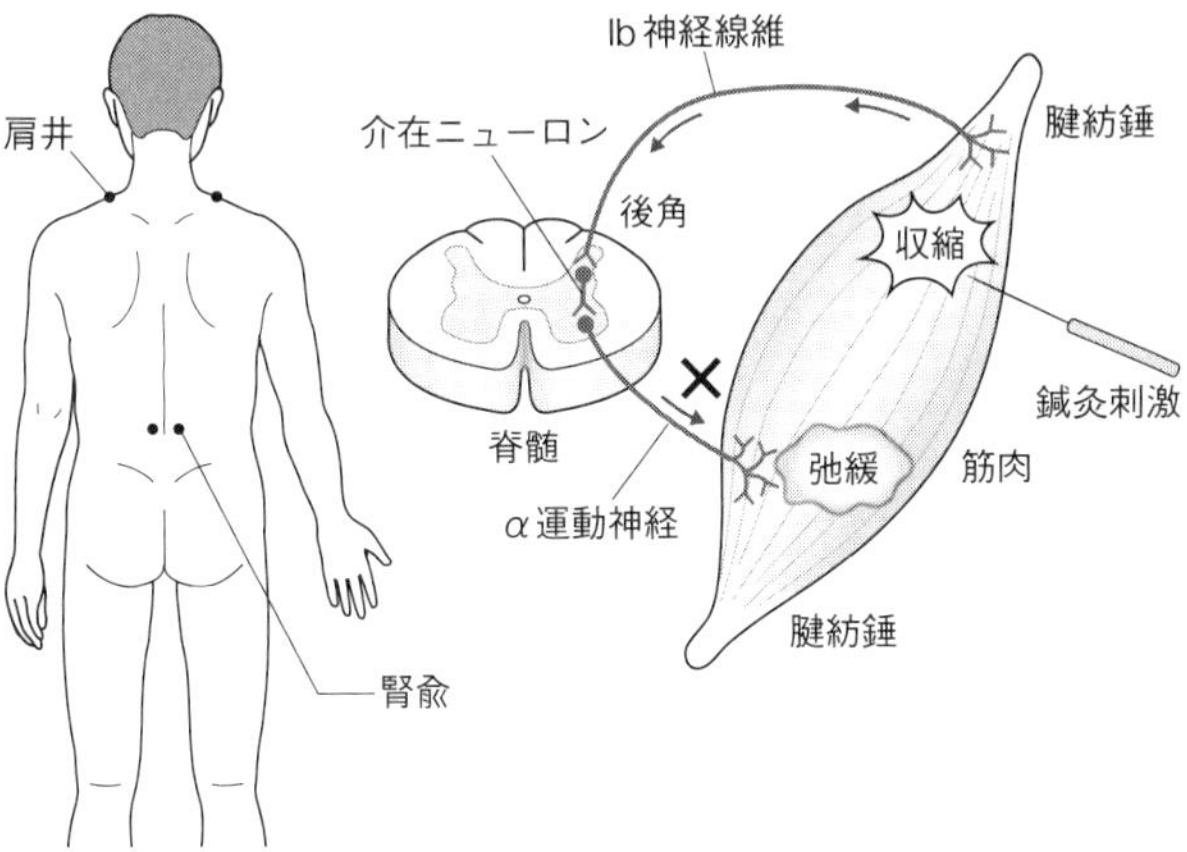

図1-7　左：肩井と腎兪の場所
右：腱紡錘を介した筋緊張の緩和メカニズム

す。実は、こうしたツボの中には筋肉本体ではなく、筋肉と骨をつなぐ腱の近くに位置しているものが少なくありません。なぜ筋肉ではなくて腱なのでしょうか。

そのカギを握るのが、腱にある**腱紡錘**《けんぼうすい》**（ゴルジ腱器官）**と呼ばれる器官です（図1－7）。腱紡錘は、筋肉の収縮・弛緩に伴って生じる張力のセンサーで、筋肉の収縮（緊張）が強くなると活性化します。そして、鍼灸やツボ押しで肩井や腎兪を刺激すると筋肉の一時的な収縮が起きて腱紡錘のはたらきが活性化し、刺激はインパルスに変換されます。そして、このインパルスは、腱紡錘と脊髄を結ぶ**Ⅰb神経線維**を通じて、痛覚などの感覚情報を脳へ伝える中継点である脊髄の**後角**というところに入ります。さらにここから、インパルスを伝達する脊髄の神経（介在ニューロン）を経て、脊髄から末梢に向けて伸び、運動指令の情報を筋肉に伝える**α運動神経**に伝わります。そしてこのα運動神経の活動が抑制され、筋肉は弛緩します。こうした筋肉の緊張緩和によって血管が広がり、血流が流れやすくなった結果、痛み物質が除去される、という鎮痛効果がもたらされると考えられているのです。

③「生命維持」の仕組みを利用

ここまで神経性の炎症を発生させ、あるいは筋肉の緊張をほぐすことで血管を拡張させ、痛みの部位にある発痛物質を除去するという鎮痛メカニズムを見てきました。そして3つめに紹介するのは、これまでとは少し趣の異なるメカニズムです。

「オピオイド」ということばを知っていますか。一般的には強力な鎮痛薬として知られるモルヒネなど、化学的に合成されたもので、手術の痛みなどを抑えるために使われるものを想像されるかと思います。実は鍼灸の鎮痛メカニズムに、このオピオイドが関係するというのです。と言っても今回登場するのは**内因性オピオイド**という物質です。「内因性」とあるように、体内でつくられる鎮痛物質のことで、βエンドルフィンやエンケファリンなどが知られています。実は、鍼灸刺激によって特定の神経細胞や免疫細胞が活性化し、内因性オピオイドが分泌されて鎮痛効果がもたらされるのです。

そもそも、なぜこのような物質が体内で分泌されるのか、とふしぎに思う方もいらっしゃると思います。先に解説したように、痛みは私たちが生きていくうえで欠かせない役割を担っている反面、度が過ぎると生存を脅かすリスクにもなります。例えば、狩猟が中心の時代、ケガをして痛みを強く感じてしまうと狩りができず、生存が危ぶまれるリスクがあったことでしょう。こうした時、痛みを抑制する内因性オピオイドの分泌メカニズムがはたらくことで、生存に必要な狩りなどの行動が継続できたと考えられます。つまり、鍼灸の刺激は、こうした生命維持のメカニズムを利用して鎮痛効果を引き出しているとも言えるのです。

では、ここからは、末梢での鍼灸と内因性オピオイドとの関係を見ていきます。近年の研究で、この内因性オピオイドが、鍼を刺した局所で産生されて痛みを和らげることがわかってきました。カギを握るのは、免疫に関わる白血球のうち、**好中球**、**単球**、**リンパ球**と呼ばれる免疫細胞です。実は、この３つの免疫細胞には、内因性オピオイドペプチドというアミノ酸が結合した分子が蓄積されています。これらの免疫細胞は、痛みの原因となる炎症や組織の損傷が起こっている部位に集まっていますが、そこに鍼刺激などの新たなストレスを与えると内包されている内因性オピオイドが放出されるのです。

放出された内因性オピオイドは、感覚神経の末梢にあるオピオイド受容体と結合します。受容体は外からの指令を受け取る「受け口」のようなもので、免疫細胞が鎮痛の役割を担うオピオイ

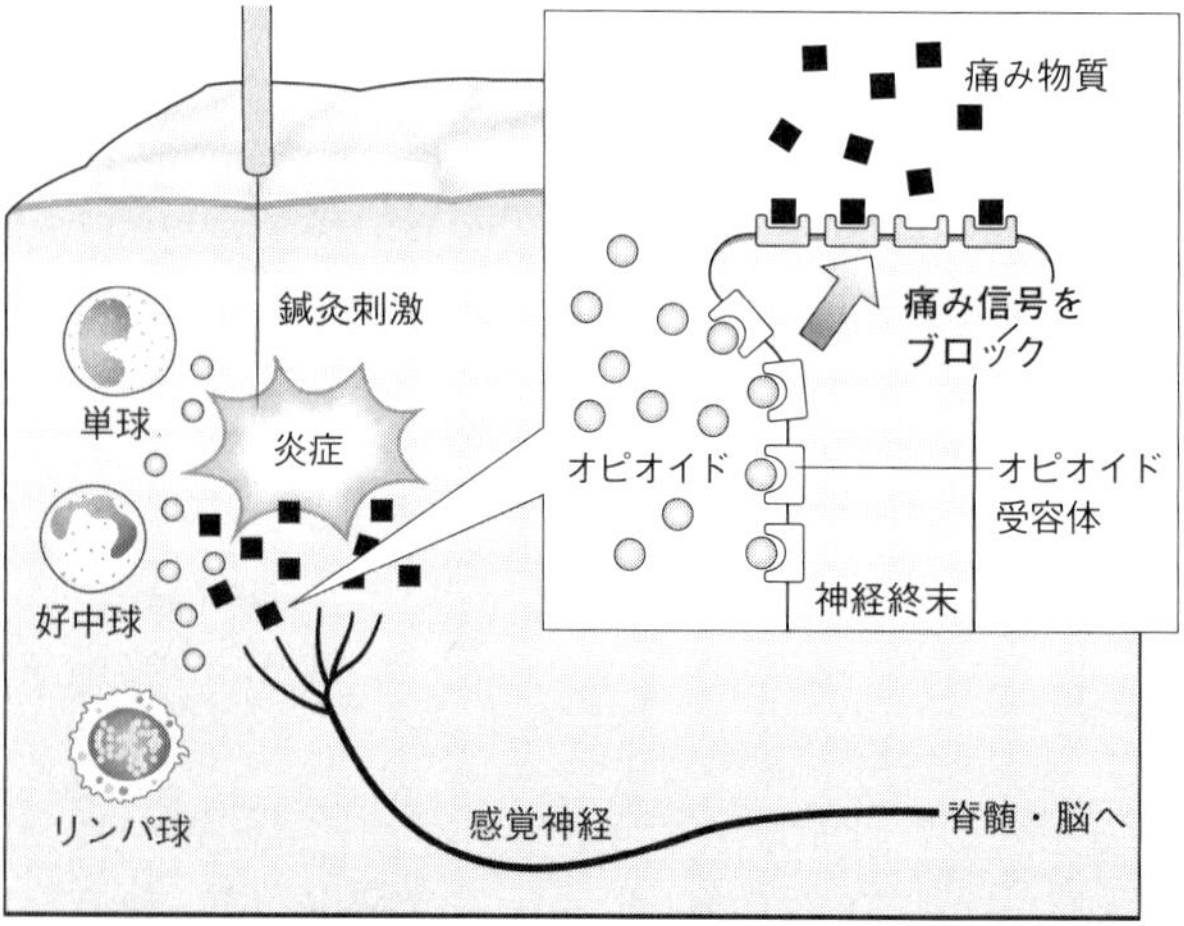

図1-8 局所での内因性オピオイドによる鎮痛のメカニズム

ドを放出し、受容体と結合することで、「神経の興奮を鎮める」という情報が伝えられ、痛みのインパルスの発生を抑制することで鎮痛効果がもたらされます（図1-8）。2023年に中国の研究チームが発表した動物実験では、鍼通電による免疫細胞の内因性オピオイド放出には、好中球が中心的な役割を担っていることが示されています。単球、リンパ球も含め、さらに詳しいメカニズムや効果の解明が期待されます。

④「生体のエネルギー通貨」を活用

末梢レベルの最後にご紹介するのは、ATP（アデノシン三リン酸）という物質が関連する鎮痛メカニズムです。ご存知の方もいると思いますが、ＡＴＰに代表されるアデノシン含有化合物は、生物のすべての細胞に存在し、細胞の増殖や筋肉の収縮、植物の光合成などで重要な役割を果たしています。ＡＴＰは生命活動に使われるエネルギー分子の役割から**「生体のエネルギー通貨」**と呼ばれることもあるそうです。しかし、「エネルギー分子がなぜ痛みに関係？」と訝《いぶか》しむ方も多いかもしれません。

実は、ＡＴＰは、細胞へのストレス刺激などによって細胞外へと放出されることがあり、その場合、ＡＴＰ→ＡＤＰ（アデノシン二リン酸）→ＡＭＰ（アデノシン一リン酸）→アデノシンという分解が起こります。そして、こうしたアデノシンを含む化合物は、心筋や血管や内臓の壁に存在する平滑筋、脳や腎臓、血小板や白血球など、体のさまざまな場所にあるアデノシン受容体に作用して多様な生理作用をもたらすことがわかっています。このアデノシン受容体は人では４種類あるのですが、このうちＡ１受容体は鎮痛に関わる生理作用を持っており、このＡ１受容体をターゲットにした鎮痛薬も開発されているのです。

２０１０年、アメリカ・ロチェスター大学の研究チームは、このメカニズムによる鍼の効果を検証し、*Nature Neuroscience*誌に発表しました。実験では、慢性痛モデルマウスの**足三里**《あしさんり》（人ではひざ下あたり）の経穴に鍼刺激を行い、壊れた筋細胞から漏出するＡＴＰやＡＤＰなどの濃度を計測しました。その結果、細胞外のアデノシンの濃度が24倍にも上昇し、それに伴って慢性痛の場所に刺激を与えても痛がる反応の度合いが低下したことから、鎮痛効果が確認されたのです。一方、A1受容体を欠損させたマウスでは、同様の鍼刺激を行っても鎮痛効果が見られませんでした。つまり、鍼による局所的な刺激は、アデノシンとA1受容体を介して鎮痛効果を生み出していることがわかったのです。さらに、2012年には人を対象にした臨床研究も発表され、マウスと同様のメカニズムによって鎮痛効果が得られることが示されています。アデノシンを介した鎮痛効果の発見は、まさに鍼灸の鎮痛メカニズムの多様さを象徴していると言っても過言ではないでしょう。

1-5 脊髄を舞台にした痛みの調節

「痛いの痛いの飛んでいけ」は効果的？

次に、背骨の部分、脊髄での鎮痛作用を見ていきます。突然ですが、子どものころに転んで手足をぶつけてしまった時、親が「痛いの痛いの飛んでいけ」とあやしながら、痛んだところをもんだりさすったりしてくれるとその痛みが和らいだ、という経験がある方は少なくないと思います。実は、この痛みを和らげる方法は、体に備わった生理学的なメカニズムを利用したもので、

ゲートコントロール理論と呼ばれています。そして、鍼灸の鎮痛効果の一部は、この理論を利用して得られていると考えられています。

この理論を理解するため、痛みの通り道を整理してみましょう。

まず、皮膚や筋肉などで生じた痛み刺激は、感覚神経の末端にある感覚受容器を興奮させ、痛みの信号（インパルス）に変換されます。痛みのインパルスは、感覚神経によって脊髄を経由して、脳へと上っていきます。そして脳のほぼ中央に位置し、感覚情報を中継する視床や、脳の表面部分にあり、痛みの感覚を感知する大脳皮質に送られるのです。

そして「痛いの痛いの飛んでいけ」のゲートコントロール理論が関係しているのは、この痛みの伝達経路の途中にある背骨の部分、より具体的には脊髄の背中側にある**脊髄後角**という場所です。ここには、痛み信号を遮ったり、時には増幅したりする神経回路が存在し、痛みの情報を調節する重要な機能を持っています。それでは、この場所が舞台となるゲートコントロール理論とはどのようなものなのか、詳しく見ていきましょう。

ゲートコントロール理論とはなにか

改めて脊髄後角の場所ですが、図１-９のように脊髄の灰白質（灰色がかったところ）の後ろ側（背中側）の出っ張った部分を指し、末梢神経から痛みや温度などの信号を受け取る神経細胞と、脳へ信号を送る神経細胞、そして脳からの信号を受け取る神経細胞が集まっています。それらの神経細胞が結びついてできた神経回路が、条件によって脳へ痛みのインパルスを伝えたり、伝えなかったりします。その様子がまるで「門（ゲート）」を開閉するかのように痛みの信号の伝達を調節（コントロール）していることからゲートコントロール理論という名が付けられたのです。この理論はカナダとアメリカの2人の研究者によって1965年に発表され、その後、誤りも多数指摘され修正が加えられましたが、現在も基本的な概念は変わっていません。

ゲートコントロール理論の主役となるのは、脊髄後角の神経回路にある**膠様質《こうようしつ》（SG）細胞《さいぼう》**と呼ばれる神経細胞です。この細胞は、末梢神経からの痛みなどのインパルスを脳に向けて送るT細胞と呼ばれる細胞への信号伝達を、コントロールする役割を持っています。つまり、T細胞の活動を強めたり弱めたりする調節機能を担っていて、インパルスに対してゲートを開いたり閉じたりする門番のような存在なのです。ではどういう時にゲートを開け、また閉じるのでしょうか。

ここでまず知っていただきたいことがあります。神経は複数の神経線維の束ですが、痛みをはじめとした感覚刺激は、その刺激の種類によって伝わる線維が異なるということです。要するに同じ目的地に向かう道路でも、一般道と高速道路があるように、複数のルートがあるのです。例えば皮膚を触るような刺激（触覚）と、物にぶつかったときの強い痛みや慢性痛による痛み刺激

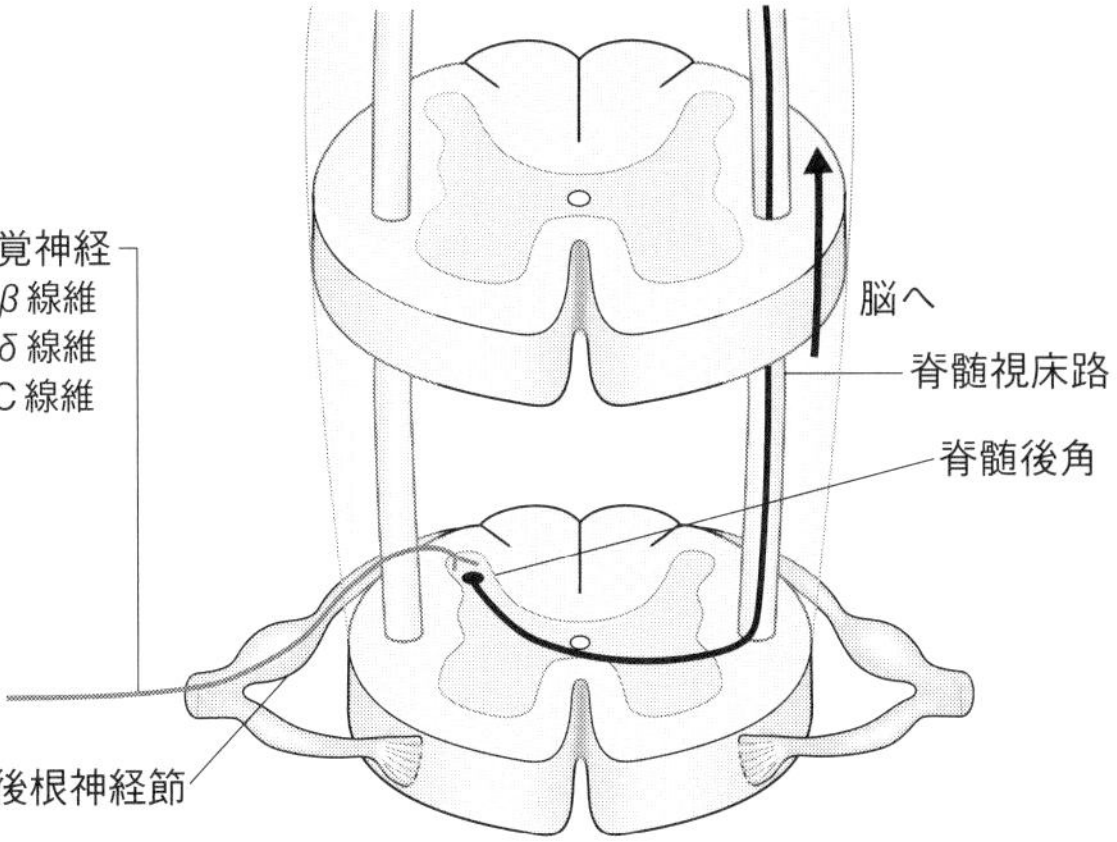

図 1-9　**脊髄後角の位置**

（痛覚）では、伝わる神経線維が違います（図1-10上）。ちなみに鍼灸治療では、こりのある場所に鍼が刺さったとき「ズーン」という独特の鈍い痛みを感じることがありますが、これはCという線維によって伝達されています。この独特の痛みは「ひびき」と呼ばれ、きちんと鍼が筋肉のこりに作用している証とされています。

ゲートコントロール理論の話に戻りましょう。まず、体の痛みによるインパルスは、AδとCの細く伝達速度が遅い神経線維（図1-10下のS）を通り、SG細胞のはたらきを抑制します。すると、痛み伝達のゲートが開いてT細胞が興奮し、痛み信号が脳に伝達されて痛みを感じるのです。

ところが、このとき「圧迫」や「さする」などの皮膚刺激が加わると、そのインパルスは、Aβという太く伝達速度が速い神経線維（同図のL）

種類	役割	直径	伝導速度
Aα	筋紡錘からの求心性情報、骨格筋支配	太い	速い
Aβ	触覚、圧覚	↕	↕
Aγ	筋紡錘への遠心性情報		
Aδ	痛覚、温度覚		
B	交感神経節前線維		
C	痛覚、温度覚、交感神経節後線維	細い	遅い

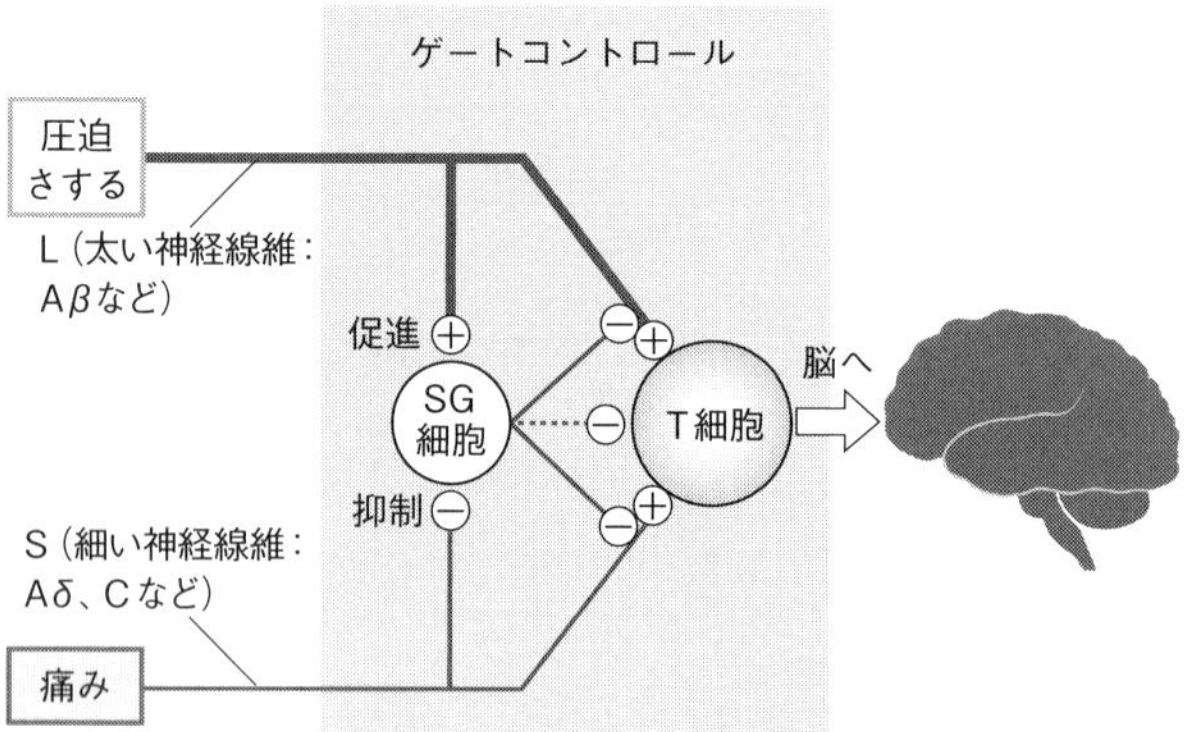

図 1-10　**上：神経線維の種類と性質**
　　　　下：ゲートコントロール理論の神経回路
下図は八坂敏一．痛みの抑制理論「ゲートコントロール説」の現代的意義は？　週刊日本医事新報 4818 号（2016 年 8 月）を参考に作成を通り、ＳＧ細胞のはたらきを活性化させます。すると、ＳＧ細胞の活性化によって痛み伝達のゲートが閉じ、Ｔ細胞への信号が抑制されるため、脳で痛みを感じにくくなるとされています。

鍼灸治療では、**接触鍼**というタイプの鍼を使う方法があることは前に紹介しました。これは、皮膚に「圧迫」「さする」という刺激を加えることで、Aβ神経線維のはたらきを介して痛み伝達のゲートを閉じていると考えられます。つまり、ゲートコントロール理論による鎮痛メカニズムは、体に加わる刺激のタイプによって刺激を伝える神経線維が異なる、という人体の仕組みを上手に利用していると言えるでしょう。

脊髄後角の異常を改善する

ゲートコントロール理論の舞台である脊髄後角は、痛みの刺激を「調節」する役割があることをわかっていただけたかと思います。すでにお気づきの読者もいるかもしれませんが、本章の２節で紹介した慢性痛の原因のひとつ「痛みの調節機能の異常」には、脳だけでなく、この脊髄後角の神経回路の異常が深く関係しています。

まずご覧いただきたいのが図１-11です。実は、ゲートコントロール理論が発表された１９６５年以降に行われているさまざまな研究によって、脊髄後角の詳細な神経回路の実態が明らかになってきています。当初、ＳＧ細胞とひとくくりにされていた神経細胞には、多数の興奮系の神

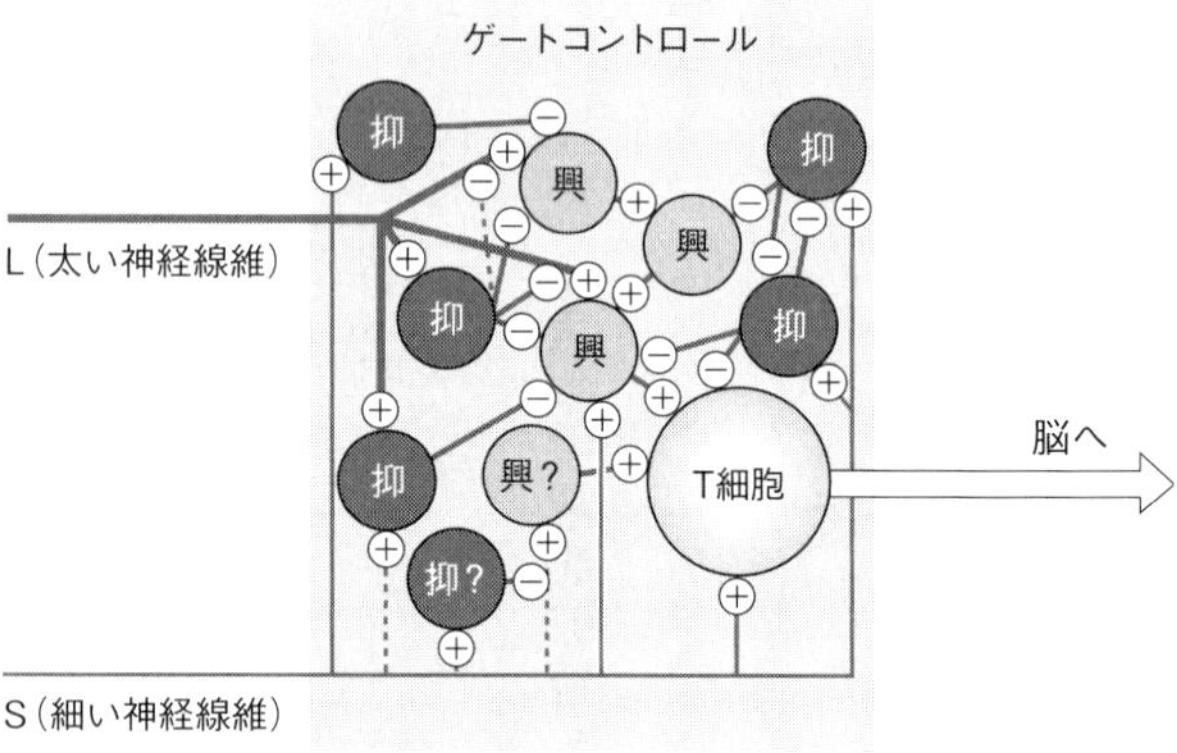

図 1-11 **解明が進む脊髄後角の神経回路**
八坂敏一. 痛みの抑制理論「ゲートコントロール説」の現代的意義は? 週刊日本医事新報 4818 号(2016 年8月)を参考に作成

経細胞と抑制系の神経細胞が複雑に絡み合ったネットワークが存在し、痛み信号はこの回路を駆け巡り調節されていることが解明されつつあるのです。

そして、長引く痛みやケガ、心理的なストレス、さらに病気といった影響などによってこの神経回路が混線したり、それぞれの神経の異常な活性化や低下が生じたりして、痛みシグナルが増幅され慢性疼痛の原因になると考えられています。

そして、鍼灸には、この脊髄後角の神経回路の異常による痛みを改善する作用があることもわかってきました。そのひとつと考えられているのが、本章の4節で解説した内因性オピオイドの分泌です。実は、脊髄後角にある神経細胞には、内因性オピオイドの受容体が数多く存在しています。まだ、詳しいメカニズムは明らかになっていませんが、鍼灸の刺激によって脊髄後角の神経細胞から内因性オピオイドが分泌され、痛みの信号を伝える別の神経細胞に結合し、そのはたらきを抑えることで脳に向かう痛みシグナルを弱めていると考えられているのです。

この仕組みについて筆者（山本）が取材したのは、東京都健康長寿医療センター研究所の堀田晴美博士と渡邉信博博士らによる、皮膚へのやさしい刺激が痛みを緩和するというメカニズムの研究です。実験では、ラットの体の一部の毛を刈って露《あらわ》にした皮膚に、マイクロコーンと呼ばれる高さ0・3ミリメートル、先端の直径がおよそ0・04ミリメートルという微細な突起が密集している器具をやさしく押しつけ、10分間その状態を続けました（図1‐12）。

すると、タッチ開始直後から、脊髄での痛みシグナルが弱まりはじめ、終了後も10分以上にわたって鎮痛作用が継続しました。そして、内因性オピオイドの受容体のはたらきを阻害する薬を脊髄に投与すると、この鎮痛作用が消失することが確認されました。つまり、微細な突起が皮膚に及ぼすわずかな刺激が、内因性オピオイドを介した鎮痛作用をもたらしたと考えられるのです。

さらに、この実験では、もうひとつ興味深い発見がありました。マイクロコーンのタッチによる刺激の伝達経路を詳しく調べると、ゲートコントロール理論で鎮痛作用を担っていたAβ線維

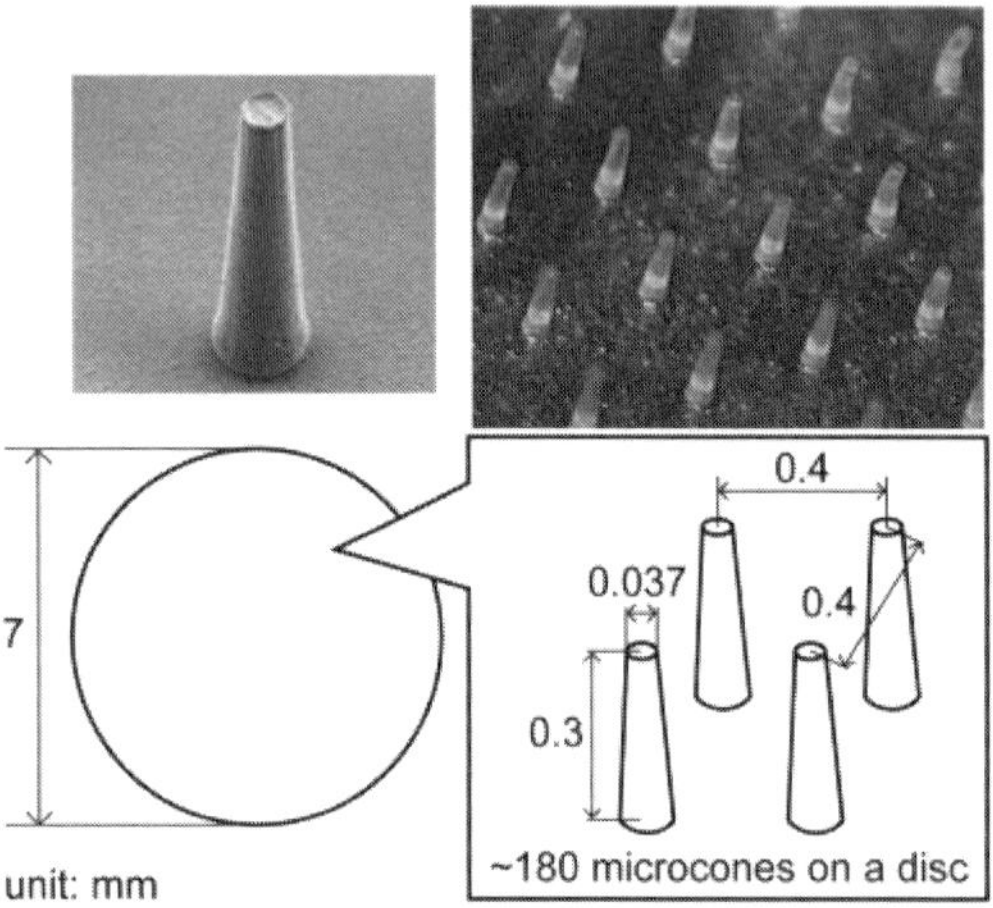

図 1-12 **痛みを緩和するマイクロコーンの構造**

Watanabe, N. *et al*. Effects of gentle mechanical skin stimulation on subjective symptoms and joint range of motions in people with chronic neck and shoulder discomfort. *J Physiol Sci* 73, Article number：4(2023) より

ではなく、Aδ線維とC線維によって脊髄に送られていたのです。従来、Aδ線維とC線維は熱刺激や痛み刺激などの強い刺激に反応するとされていましたが、最近の研究では、これらの線維のなかに触刺激を伝える種類があることがわかっています。特に、**低閾値C線維（C-LTMR）**と呼ばれる種類は、手で皮膚を触ったり、ゆっくりなでたりする刺激に反応して心地よさをもたらすことで注目されています。これらの刺激はAβ線維を通った「圧迫」や「さする」といった刺激よりももっとやさしい刺激をイメージしてください。また、人や動物で行われた研究によると、この低閾値C線維への刺

激によって鎮痛効果が得られたという報告もあります。つまり、鍼灸による鎮痛作用の一部は、この低閾値C線維によってもたらされている可能性があるのです。

そこで、筆者（山本）が担当した番組では、マイクロコーンによる鎮痛作用が人でも得られるのか、医師の協力を得て検証を行いました。慢性的な肩こりに悩む男女12人が参加し、痛みがある部分にマイクロコーンのシールを貼ってもらい、２週間ふだん通りに過ごしてもらいました。その結果、12人中11人の痛み（自覚症状）が緩和し、肩や首の可動域についても、軒並み改善が見られたのです。もちろん、この結果だけでは、科学的に効果を判断することはできませんが、鍼灸の鎮痛メカニズムの解明に向けて、わずかながら寄与できたと考えています。

さらに、脊髄後角では他にも、鍼灸の刺激によって神経細胞にダメージをもたらすサブスタンスＰなどの痛みや炎症に関わる物質の分泌が低下するメカニズムの存在もわかってきており、鎮痛作用に関わると見られています。

脊髄後角の神経回路と鍼灸の作用については、いまだ多くの謎が残されていますが、慢性痛を改善する重要な舞台となっているのです。

1-6 脳から始まる緻密なシステム

脳内を巡る痛みのシグナル

最後に、脳を主な舞台とする鎮痛作用を見ていきましょう。鍼灸が脳に及ぼす作用は、最も複雑ですが最も興味深いところになります。ぜひ、焦らず読み進めていただければと思います。

まず、脳に入った痛みのシグナルは脳内をどのように巡っているのかを見ていきます。体の各部で起こった痛みの信号は脊髄後角を経由して、図1-13のように主に2本のルートで脊髄を上っていき、脳の視床などに入ります。その後、脳の表面に広がる大脳皮質の真ん中付近にある一次体性感覚野や、脳の中心付近にあり感情や本能を司る大脳辺縁系（前帯状皮質、扁桃体、側坐核《そくざかく》など）、それに脳の前側に位置し、「脳の司令塔」とも呼ばれる前頭前皮質などに送られて、痛みの場所や種類、強さなどの情報が処理され、痛み感覚をもたらすと同時に、痛みに対応する指令が出されます。

これまでの研究から、鍼灸の刺激も、基本的には痛みと同じルートで脳の中を巡り、痛みを抑

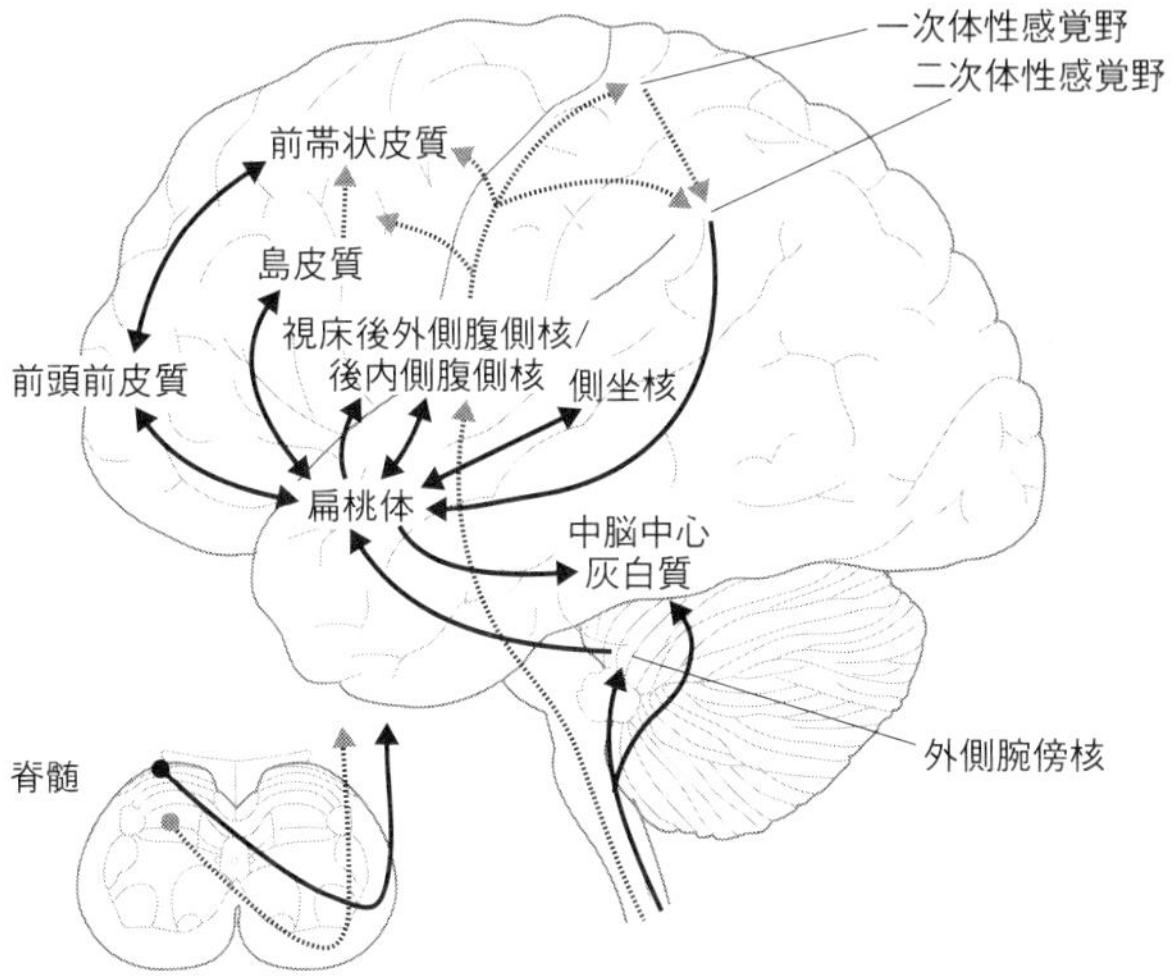

図1-13 脳での痛みシグナルの流れ
加藤総夫，高橋由香里，杉村弥恵．「痛み」を生み出す脳機構．実験医学 2020年2月号 Vol.38 No.3を参考に作成

制するさまざまなメカニズムを活性化させ、鎮痛作用を生み出すことが明らかになってきています。なかでも、その中心となっているのが、**下行性疼痛《かこうせいとうつう》調節系《ちょうせつけい》（下行性疼痛抑制系）**と呼ばれるメカニズムです。

この鎮痛メカニズムの研究が始まったきっかけは、アメリカの心理学者レイノルズが、ラットの脳の一部を電気刺激すると、鎮痛作用がもたらされるという発見をしたことでした。前に紹介したゲートコントロール理論の発表から4年後の1969年のことです。その後、同じくアメリカの生理学者フィールズによって、痛みの抑制だけでなく増強もできることなどが確認されるなど、さまざまな研究によってメカニズムの全体像が見えてきました。現代では、鍼灸だけでなく、鎮痛に関するあらゆる治療法の基本となる仕組みとして知られていますので、詳しく見ていきましょう。

下行性疼痛調節系とはなにか

筆者（山本）が下行性疼痛調節系について初めて取材した際に訪ねたのは、京都府南丹市にある明治国際医療大学です。大学附属の鍼灸センターがあり、痛み治療の専門家である伊藤和憲教授の治療を受けるため、車で何時間もかけて来院する患者が少なくありません。その多くは、全身が激しい痛みに襲われる線維筋痛症の患者です。西洋医学的な治療や薬を飲んでも良くならない患者が、鍼灸治療を受けることで症状が緩和していく様子が強く印象に残っています。こうした鎮痛効果の中心的なメカニズムとして伊藤教授が教えてくれたのが、下行性疼痛調節系でした。漢字が連続する専門用語で、戸惑ってしまう方も少なくないと思いますが、重要なメカニズムなので丁寧に解説していきます。

「下行性」とは、人間の体に備わっている疼痛＝痛みを調節する系のうち、上から下に向かってはたらくものを指すことばとなっています。つまり、その起点は脳です。先に触れましたが、私たちが感じる痛みは、脳のはたらきによって引き起こされます。つまり下行性疼痛調節系とは、

「痛みを脳から末梢に向けて調節していく系」ということになります。

それでは具体的に見ていきましょう。下行性疼痛調節系には、大脳皮質や扁桃体などから痛み情報の指令を受ける**中脳中心灰白質（ＰＡＧ）**を起点として始まる２つの系があります（図１－14）。系の終点となる脊髄後角でノルアドレナリンを放出して痛みの情報伝達をブロックする**ノルアドレナリン系**と、同じくセロトニンを放出する**セロトニン系**です。この２つの物質は、神経細胞のシナプスとシナプスの間の情報を伝える神経伝達物質です。ノルアドレナリンは、恐怖や不安などのストレスや鎮痛に関係し、セロトニンは食欲や性行動、学習や記憶などさまざまな神経ネットワークに関係していますが、これもまた鎮痛に関わっています。なぜ、この２つの経路が存在するのか、詳しい理由はわかっていませんが、これまでの研究から、ノルアドレナリン系は、ストレス時の緊急反応や覚醒に関係することがわかっており、急性的な痛みに優先して対応すると考えられています。

では、この２つの系は、どのようなプロセスで鎮痛効果をもたらすのでしょうか。これまでの動物を用いた研究などから、鍼灸刺激によるインパルスは、末梢から脊髄後角を経て脳に到達すると、ＰＡＧや青斑核《せいはんかく》（ノルアドレナリン系）、延髄大縫線核《えんずいだいほうせんかく》（セロトニン系）の神経細胞にはたらき、両方の系を駆動する役割を持つ内因性オピオイドを分泌させることで、それぞれの神経活動を高めます。

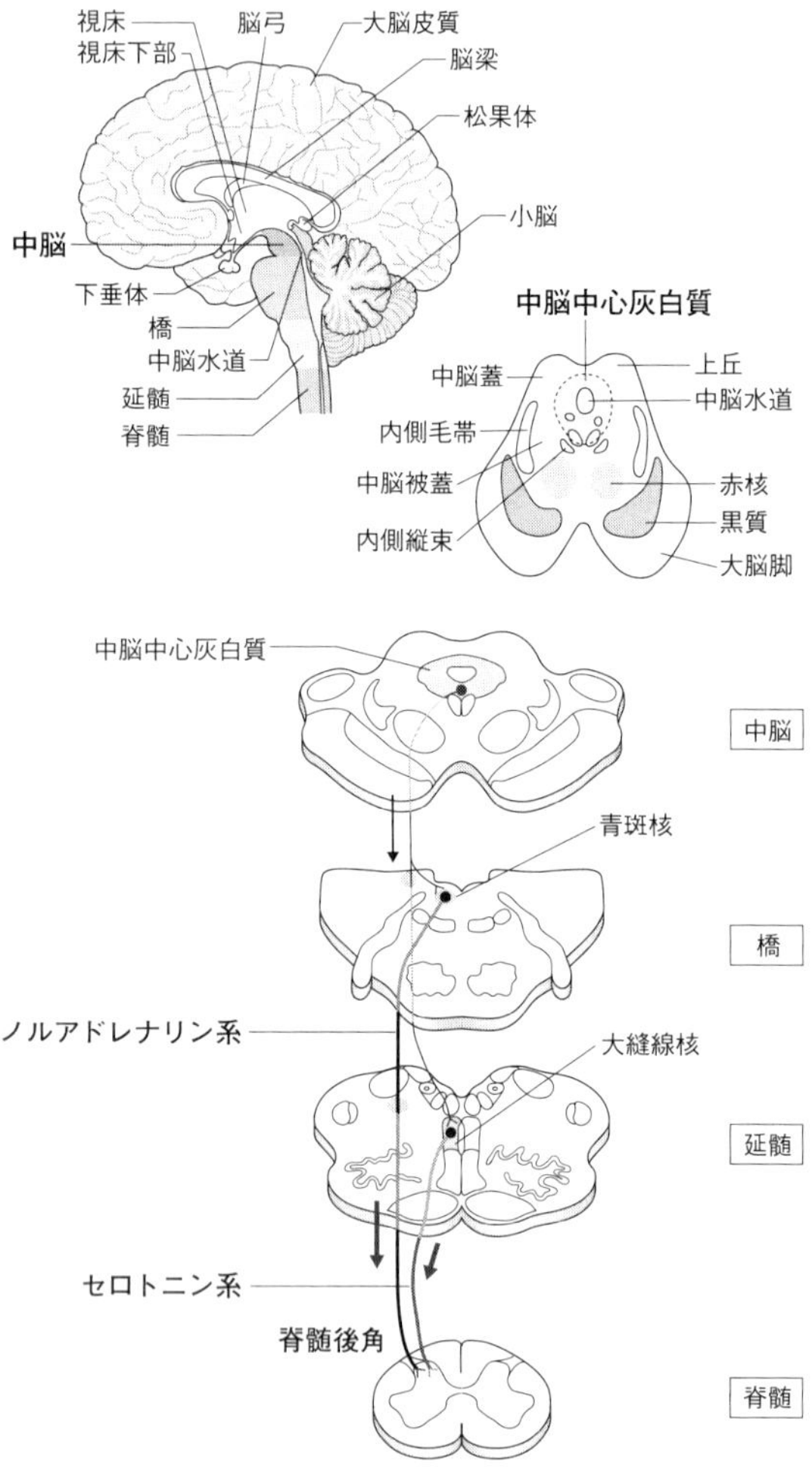

図1-14 上：中脳と中脳中心灰白質の位置
下：下行性疼痛調節系の２つのルート

そして、ノルアドレナリン系、セロトニン系の神経活動が活性化され、２つの系で生じたインパルスが脊髄を下行し、脊髄後角でノルアドレナリンとセロトニンの分泌を高めます。脊髄後角には、本章の５節で紹介したように、末梢の感覚神経からの痛み信号を調節し、脳へ向かう神経へ送る神経回路が存在しています。ノルアドレナリンとセロトニンは、痛み信号を伝える神経細胞のシナプス間の伝達を阻害することで、脊髄後角から脳へ伝わる痛みの信号を弱めて鎮痛効果をもたらすのです。

このように、脳から脊髄後角までに至る「トップダウン的」な性質を持つ下行性疼痛調節系ですが、本章の２節で紹介した心理的なストレスなども影響する「痛覚変調性疼痛」や「慢性疼痛」にも深く関わっています。これまでの動物や人での研究からは、系の起点となるＰＡＧの神経活動の低下によって下行性疼痛調節系が駆動しにくくなり、痛みを感じやすくなることが確認されています。実は、ＰＡＧは、不安や恐怖を司る扁桃体とも強いつながりを持っています。心理的ストレスの影響を受けて扁桃体が活性化すると、ＰＡＧのはたらきを抑制する神経が活性化します。すると、ＰＡＧのはたらきが低下して下行性疼痛調節系の鎮痛作用が弱まり、痛みを感じやすくなってしまうと言います。つまり、鍼灸の刺激は、低下したＰＡＧの神経活動を活性化することで「痛覚変調性疼痛」や「慢性疼痛」などを改善していると考えられているのです。

そしてもうひとつ、この下行性疼痛調節系の鎮痛作用には大きな特徴があります。その特徴を理解するために脊髄のことをもう少し詳しく紹介しましょう。脊髄はシンプルに言うと神経の束ですが、頭に近いところから頸髄、胸髄、腰髄、仙髄、尾髄に分かれています。

一方、その脊髄を取り囲んでいるのが脊椎＝背骨で、脊髄を守ってくれています。そしてこの脊椎は椎骨という骨が積み重なってできているのですが、椎骨と椎骨の間にある関節には脊髄の神経が通る穴があります。そのため頸髄から尾髄まで、それぞれの位置にある穴を通って1対ずつ神経が出て、体のなかの決まった部位の末梢とつながっているのです（図1-15）。

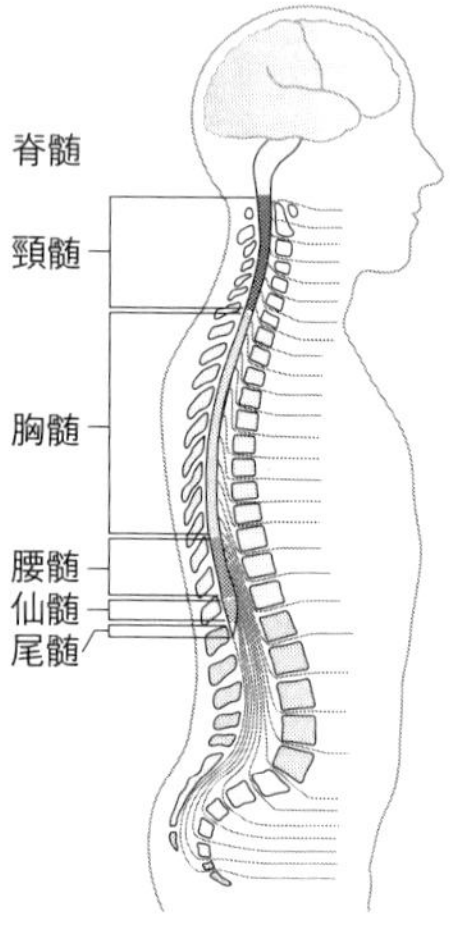

図1-15 **脊髄の構造**

この体の仕組みを理解したうえで、下行性疼痛調節系の特徴の話に戻りましょう。この系では、刺激した部位の感覚神経がつながっている脊髄の後角だけでなく、脳につながるすべての脊髄後角に入る痛み刺激に作用します。例えば、足先に痛みがあるとき、手のツボを刺激したとしましょう。このとき、手のツボから脊髄後角に入ったインパルスは脳で下行性疼痛調節系を駆動し、足先からの痛みの信号が入る腰の脊髄後角での痛み信号の伝達も抑えてくれるのです。

読者のなかには、腰痛の改善のために鍼灸治療を受けたときに、なぜか腰だけでなく、手や足のツボに鍼を受けてふしぎに思った人や、肩こりに効果があるとされるツボが足にもあることに驚いた人もいると思います。実は、こうしたツボの秘密も、下行性疼痛調節系のメカニズムが大きく関係しているのです。

周波数の差が生み出す効果の違い

さらにもうひとつ、興味深い研究成果を紹介しましょう。先ほど下行性疼痛調節系を駆動させる内因性オピオイドのことに触れました。内因性オピオイドは、鍼灸の刺激によって脳の痛みの情報処理に関係する扁桃体などでも分泌され、痛み信号を弱める作用が確認されています。また、これまでに触れたように脊髄後角でも内因性オピオイドが鎮痛作用をもたらすなど、脳や脊髄での鎮痛作用にとって重要なはたらきを担っています。

実は、この内因性オピオイドですが、鍼に微弱な電気を流して作用を増強させる**鍼通電**による電流の周波数の違いによって、異なる種類が分泌されることが明らかになっています。周波数とは、電流や音などの1秒間での振動数を指し、ヘルツ（Hz）で表されます。音でいうと低周波（1～100ヘルツ）は低く響きます。また、高周波（15～20キロヘルツ）は、ピー、キーンなどと電子音のように聞こえます。

それぞれの用語を覚える必要は全くありませんが、鍼通電を行うとき、低い周波（1～9ヘルツ）では、**βエンドルフィン**や**エンケファリン**が分泌されます。それぞれ、脳や脊髄の神経にあるμ受容体とδ受容体に作用し、痛みの信号を抑制します。特に、下行性疼痛調節系の起点となる中脳のＰＡＧには、μ受容体とδ受容体が多く存在することから、低周波の鍼通電は下行性疼痛調節系を活性化させて鎮痛効果を生み出します。このとき、効果が見られるまでに時間はかかりますが、刺激を終了した後も鎮痛効果が持続し、体全体の痛みが緩和されます。これまでの研究によると、この持続効果は、鍼灸の刺激によって脳の下垂体で分泌されるβエンドルフィンが関わっています。分泌されたβエンドルフィンが、下垂体の周りの血管を介して全身を巡る状態が続くため、効果が持続すると考えられているのです。

一方、50～２００ヘルツでは**ダイノルフィン**が分泌し、脳や脊髄にある神経のκ受容体に作用し痛みの信号を抑制します。このとき、即効的な鎮痛効果が得られますが、刺激を終了するとすぐに効果はなくなります。このため、実際の治療では、異なる周波を組み合わせた鍼通電を行うケースもあるといいます。また、整形外科の物理療法で行われるＴＥＮＳ（経皮的電気神経刺激療法）も、同じように周波数と内因性オピオイドの関係を利用して治療が行われています。

ちなみに、鍼通電をはじめ鍼灸の鎮痛効果に欠かせないオピオイド受容体ですが、薬剤として使われるモルヒネなどの鎮痛薬も、同じ受容体に作用します。つまり、モルヒネなどの鎮痛薬も、下行性疼痛調節系のメカニズムを活性化することで鎮痛効果を得ているのです。モルヒネは、未熟なケシの実から採取されるアヘンを原料としていますが、ケシの実そのものは紀元前から鎮痛に使われてきたと言います。先人たちは、人間に備わった鎮痛のメカニズムを古くから見出し、痛みを克服してきたのです。

視床下部と交感神経を介した鎮痛

脳を介した鍼灸の鎮痛のメカニズムをもうひとつ紹介しましょう。中心となるのは日常でよく耳にする自律神経と、その神経の司令塔である脳の視床下部という場所です。まずは自律神経と痛みの関係を見てみましょう。

東洋医学の考え方のひとつに**心身一如**《しんしんいちにょ》、つまり心と体は一体であるというものがあります。この考え方は現代の医学でも実証されつつあり、この章の2節で述べたように体の痛みについても心の痛み、つまり心理的なストレスが原因になることがわかっています。仕事で緊張した場面が続いて肩こりが悪化したり、家庭の人間関係などに疲れて腰痛が悪化したりするケースが少なくありません。実は、こうしたストレスによって引き起こされる痛みのメカニズムには自律神経のひとつである交感神経も関わっており、鍼灸の刺激はこの神経のはたらきを調節して痛みを緩和します。

交感神経は、興奮の刺激を体のさまざまな部位や器官に伝える役割を持つ自律神経です。末梢の鎮痛メカニズムの解説では、筋肉の緊張や血管の収縮によってこりや張りが生じ、プロスタグランジンやヒスタミンなどの発痛に関わる物質が滞留してしまうメカニズムをご紹介しましたが、これにも交感神経の興奮が関わっています。さらに、交感神経の興奮は、痛みをもたらすだけでなく、痛みを増幅してしまう原因にもなります。

心理的なストレスなどで交感神経が興奮すると、例えば、体の消化機能が低下して胃もたれや便秘などが起こりやすくなり、さらに心身のストレスや不調を増大させます。こうした状態が重なると、ますます交感神経が興奮して筋肉などが緊張し、血流が悪くなるなどして痛みが増幅していくのです。これは、肩こりなどだけでなく、ケガや病気による痛みでも起こります。こうしたはじめの痛みがきっかけとなって、その痛みが増強していくことを**「痛みの悪循環」**と言い、慢性痛の原因のひとつと考えられています。

では、こうした交感神経の興奮などによって生じた「痛みの悪循環」を、鍼灸の刺激はどのようにして改善するのでしょうか。そのカギを握るのが、自律神経の司令塔である脳の視床下部です。ツボがある皮膚や筋肉の感覚受容器に入った鍼灸刺激によるインパルスは、脊髄を通って脳の視床下部に入ります。すると、ここから交感神経が関係するストレスに関するさまざまなメカニズムに作用して、鎮痛作用をもたらします。具体的な中身はこのあとの第2章で触れるため、ここでは簡単に説明しましょう。まず視床下部に入った刺激によって交感神経のはたらきが低下します。それに伴って、内臓で分泌されるアドレナリンなどの興奮物質が減少することなどにより、血管が拡張して痛み物質が取り除かれます。このメカニズムは**交感神経―副腎髄質系（SAM軸）**と呼ばれますが、後ほど登場しますので、覚えておいてください。

ここまで鍼灸の鎮痛作用について、末梢・脊髄・脳を主な舞台とするそれぞれのメカニズムを見てきました。

鍼やお灸、鍼通電などによるツボへの刺激によって、私たちの体のなかで驚くべき反応が起きていることを目の当たりにしていただけたと思います。そして、解説のためにそれぞれのメカニズムを分けて紹介しましたが、例えば血管拡張作用ひとつをとっても複数のメカニズムが関わっていることをわかっていただけたかと思います。繰り返しになりますが、実際の治療でも、本章で紹介したメカニズムが重なり合って鎮痛効果をもたらしていると考えられているのです。

そして、鍼灸は痛みを和らげるだけでなく、実は人体のあらゆる生理メカニズムに作用し、心のバランスやさまざまな身体の機能を調節することがわかってきています。次の章では、そんなテーマの最新研究を詳しく見ていきましょう。

米軍でも使われる耳ツボ治療とは？

筆者（山本）が東洋医学の取材を始めたきっかけのひとつは、「米軍が鍼治療を行っている」という驚きの情報でした。早速取材を申し込んで訪ねたのは、首都ワシントン近郊にあるアンドリュース空軍基地。有名な大統領専用機・エアフォースワンの本拠地でもある広大な基地で私たちを迎えてくれたのは、米空軍で鍼治療を最初に始めた医師、リチャード・ニエムゾー博士です。2001年に、耳の5つのツボを使って痛みを緩和するという「Battlefield Acupuncture（戦場鍼治療：BFA）」と呼ばれる方法を発表し、世界的に注目されました。この方法で使う鍼は日本や中国の鍼とは違い、長さ3ミリメートルと短く、鍼の先端は〝矢じり〟のような形をしていて1ミリメートルほどの太さがあります。刺した後も数日間そのままにしておくと言い、その見た目は、まるでピアスをしているような感じです。取材では、腰痛に悩む補給隊員の治療に立ち会いましたが、両耳にそれぞれ数本の鍼を刺しただけで痛みが大幅に軽減したと話していました。

それにしても、なぜ米軍で鍼治療を行うのでしょうか。ニエムゾー博士によると、戦場でのケガや疾患による痛みを素早く簡単に処置するために、鎮痛薬以外の治療の選択肢として鍼治療に注目したと言います。さらに、手足の裾をまくったり、服を脱いだりする必要がない耳のツボを使えば迅速に治療が行えると考え、それまで効果があるとされていた多数の耳ツボの中から5つを選び出したそうです。彼らが行った治療メカニズムの研究では、この5つのツボに鍼を刺すと脳の血流が増加することが確認され、耳ツボへの鍼刺激によって脳の痛み感覚を調節している可能性があると言います。現在、BFAは米軍以外でも広がっており、鎮痛だけでなく精神疾患などの治療に応用する研究も進められています。

このように熱視線が注がれる耳ツボですが、実は、そのルーツはとても歴史が古く、主に2つの説があります。ひとつは中国を起源とする説で、中国伝統医学の古典である『黄帝内経』（前漢時代）に耳を介した治療の記述が見られます。そして、もうひとつはヨーロッパを起源とする説で、こちらも古代ギリシャの医師ヒポクラテス（紀元前460頃〜前370頃）の著書の中に、耳を刺激して痛みを治療する記述があります。いずれにしても、人類が古くから耳を刺激する治療法を行っていたことは確かなようです。

ただ、近年行われているBFAをはじめとした耳ツボ治療のベースの話となると、歴史は一気に進みます。1950年代、フランスの医師ポール・ノジェは、自身の患者が、地中海沿岸で古くから行われているという、耳の一部を焼くことで坐骨神経痛を緩和する民間療法を受けていたことを知ります。

　そこでノジェは、耳への刺激が人体に与える影響について詳細な研究を行い、耳には体の各部位の状態が反映され、また、逆に各部位に関係する耳の場所（ツボ）へ刺激を行うと、それぞれの部位の痛みが緩和することを見出したと言います。ノジェはこれを耳介療法として提唱しましたが、この考え方は後に中国にも伝わり、中国独自の耳ツボ（鍼）治療が体系化されたのです。

　現在、耳ツボ治療は、鎮痛以外にも薬物依存症やストレス性疾患など、さまざまな症状への導入や研究が進められていますが、なかでも注目されるのは、災害時の医療支援です。2010年に発生したハイチ大地震などでは、アメリカのボランティア団体が、ケガやストレスに苦しむ被災者の治療に耳鍼治療を行うなど、その手軽さと即効性が評価されているのです。

　さらに耳ツボは、最先端の医療研究でも関心を集めています。実は、耳には自律神経のひとつである迷走神経が分岐しているのですが、耳を刺激することで、迷走神経をコントロールできる可能性があることが示され、自己免疫疾患などへの新しい治療法の開発が進んでいるのです。詳しくは、このあと第2章で紹介します。

第2章

心とからだを整える鍼灸の最新科学

――人体の回復力を引き出すメカニズム

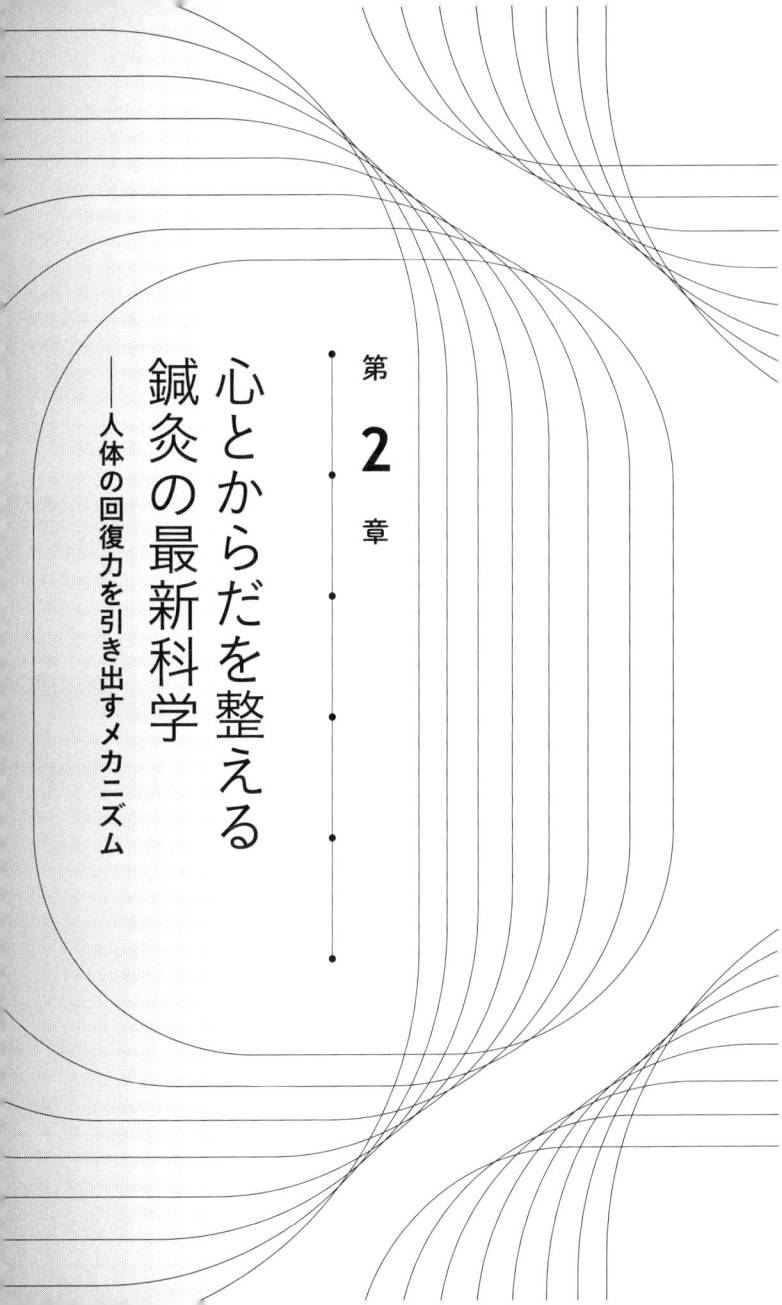

2-1 脳の神経伝達物質を〝あやつる〟

第1章では、鍼灸がもたらす鎮痛作用について見てきました。その多様なメカニズムに驚かれた方も少なくないと思いますが、これは作用の一部に過ぎません。実は、鍼灸は痛みを鎮めるはたらき以外にも脳活動やホルモン分泌、自律神経、免疫など、人体のさまざまな生理メカニズムに作用し、機能を調節することがわかってきています。その結果、例えば古くから鍼灸が有効とされてきた、体の冷えの改善や胃腸の調子を整える効果、それにストレス解消や、精神症状を改善する効果などの仕組みが少しずつ明らかになってきているのです。本章では、そんな「心とからだ」を整える鍼灸のはたらきに迫っていきます。まずは脳の機能を調節する鍼灸のはたらきを見てみましょう。

高ぶる脳と鎮まる脳

鍼灸刺激の脳への影響を調べるためには**ｆＭＲＩ（機能的磁気共鳴画像法）**という方法を使います。これは、ＭＲＩ装置を使って、脳の神経活動に伴って変化する局所の血流動態を計測し、

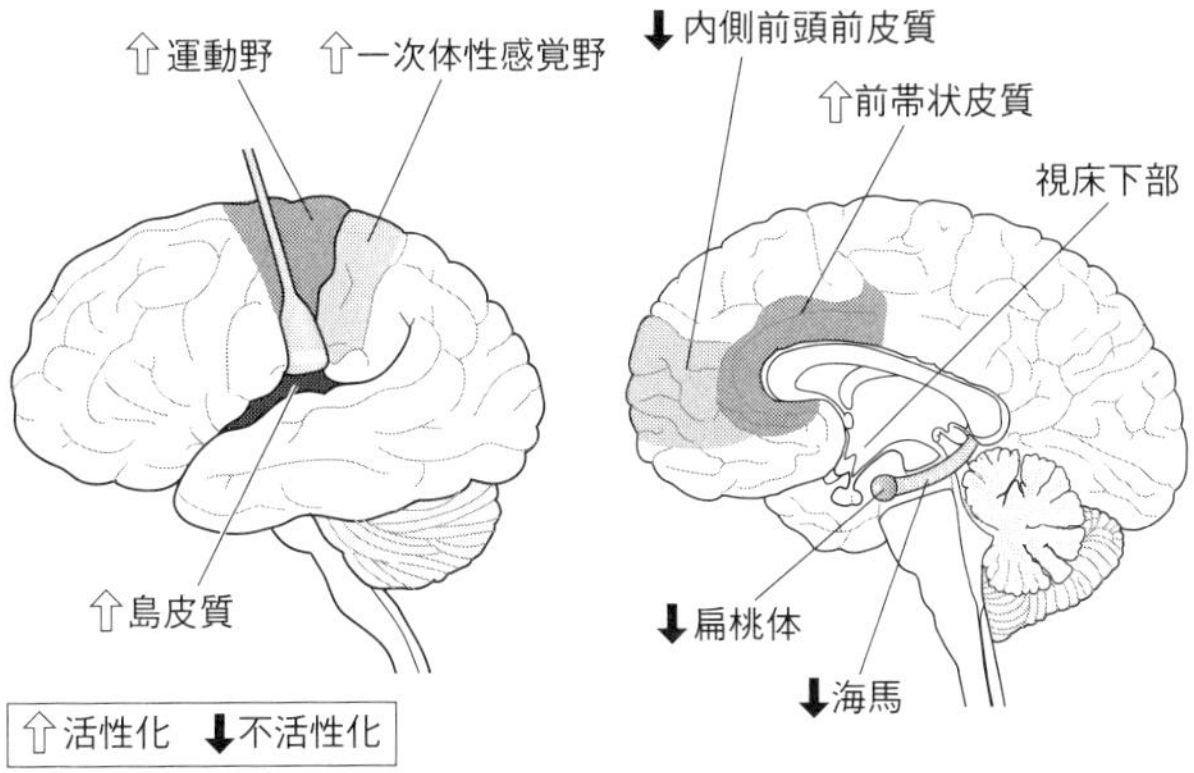

図 2-1　**脳の活性化する部位と不活性化する部位**

脳の活動を見ようというものです。厳密には脳神経の活動そのものを見ているわけではありませんが、人間の脳内の活動を非侵襲的に調べる方法として、脳科学や精神疾患研究で広く用いられています。

鍼灸との関係で言えば、１９９０年代以降、例えば、手足に鍼灸施術をしたときに、脳のどこが活性化するかなど、アメリカや日本、中国など、各国で研究が行われ、これまでに大きく2つの傾向がわかってきています。

まず鍼灸によって活性化することが報告されているのは、大脳の**一次体性感覚野**、**運動野**、**前帯状皮質**、**島皮質**《とうひしつ》などの領域です（図２－１）。

一次体性感覚野は、触覚や痛み、温度などの感覚情報を処理します。運動野は体を動かす信号の源です。前帯状皮質は、血圧、心拍の調節や情動（感情）にも大きく関係しており、島皮質は痛みや情動に関係する脳部位として知られています。

ここで賢明な読者は「それは、当然でしょう！」と指摘されていることと思います。鍼灸治療は、痛みや違和感を伴うことがあるため、感覚や痛みに関わる部位の活動が起こるのは当然とも言えます。ですが、実はここで大切なのは、反対に活動が低下する脳の領域があるということです。それは**内側前頭前皮質《ないそくぜんとうぜんひしつ》**、**扁桃体**、**海馬**などです。内側前頭前皮質は感情などのコントロールに関係し、脳の中心部にある扁桃体は恐怖や不安などの情動反応を処理する重要な役割を担っています。そして海馬は、扁桃体の恐怖や不安に関する記憶をコントロールしています。このような領域の活動が不活性化、つまり低下したということは鍼灸によって不安や恐怖、痛みなどの感情が和らいだと考えられます。これはまさに、鍼灸治療でリラックスしたときの心理状態とリンクしているのではないでしょうか。では、なぜこのような変化が起こるのでしょう。それには、第1章で紹介した鎮痛作用に関係する内因性オピオイドのほか、これから紹介するさまざまな神経伝達物質が関係しています。

真逆の作用をもたらすのはなぜ？

鍼灸治療によって、リラックスしたり元気が出たりする原因のひとつとして考えられるのが、脳内で分泌されるドーパミンです。ドーパミンは快楽物質とも呼ばれ、脳の中で意欲を生み出したり、幸せを感じたりするときに重要な役割を担っています。食行動や性行動などの本能的な行動を司る**報酬系**と呼ばれる神経回路のはたらきに欠かせない神経伝達物質なのですが、鍼灸によってこのドーパミンの分泌が促されることで、意欲や幸福感が改善すると考えられているのです。また、第1章6節で紹介した下行性疼痛調節系にも、このドーパミンが関わっています。脳に入った鍼灸の刺激が報酬系の神経回路にある腹側被蓋野《ふくそくひがいや》（ＶＴＡ）という場所の神経細胞を活性化させるとドーパミンが産生されます。すると、同じく報酬系の神経回路にあり意欲に関わる側坐核（ＮＡｃ）が活性化し、その影響によって内因性オピオイドが産生されます。これが、下行性疼痛調節系の起点となる中脳中心灰白質（ＰＡＧ）に作用して鎮痛作用をもたらすのです。

しかし、ドーパミンは多ければ良いというわけではなく、多すぎる状況がつくり出されると依存症の原因となります。例えば、タバコに含まれるニコチンなどは、報酬系の神経に作用してドーパミンを過剰に分泌させ、多幸感を生じさせます。これが繰り返されると、タバコ（ニコチン）に依存してしまうことになるのです。そして、こうした依存症の治療法としても鍼灸治療は期待されています。

今、「鍼灸はドーパミンの分泌を促す」と言ったばかりなので、疑問に思う方もいるでしょう。意外なことに、鍼灸は、ドーパミンの過剰な分泌を抑えるという逆の作用も持ち合わせており、アメリカなどではコカインやヘロインなどの中毒やアルコール依存症の患者などへの治療が行われているのです。動物を使った実験では、コカインによって活性化した報酬系の活動が、前足首（人間だと手首）にある**神門**《しんもん》というツボへの刺激によって鎮静化され、ドーパミンの分泌を抑制することが確認されるなど、治療メカニズムの解明が進められています。

しかし、なぜ同じような鍼灸刺激が、ドーパミンの分泌を促したり、逆に抑制したりと正反対の作用を生み出すのでしょうか。その理由のひとつとして考えられるのは、鍼の刺激が作用するルートが心身の状態によって変化するというメカニズムです。少し難しい単語が並びますが、覚える必要はありませんので、ルートが変化することを知っていただければと思います。

動物を使った実験では、コカインの投与でドーパミンが過剰に分泌されているときは、視床《ししょう》後外側腹側核《こうがいそくふくそくかく》（ＶＰＬ）に入った鍼のインパルスは外側手綱核《がいそくたづなかく》（ＬＨｂ）と吻側内側被蓋核《ふんそくないそくひがいかく》（ＲＭＴｇ）を活性化させ、その刺激が腹側被蓋野（ＶＴＡ）の活動を抑制することで、ドーパミンの産生が抑えられます。一方で、アルコール依存症が進むとドーパミンの産生が少なくなることがありますが、この場合、鍼で同じ神門のツボを刺激すると、インパルスはＶＰＬを経て視床《ししょう》下部《かぶ》弓状核《きゅうじょうかく》（ＡＲＣ）を活性化させ、ＶＴＡおよびドーパミンの放出を担う側坐核（ＮＡｃ）の活性化をもたらし、ドーパミンを増やすと考えられています（図２－２）。

このように、まだ人間では確かめられてはいませんが、同じ刺激でも病気や症状による神経系の状態の違いによってインパルスの経路や神経伝達物質の量などが変わり、正常な神経活動の状

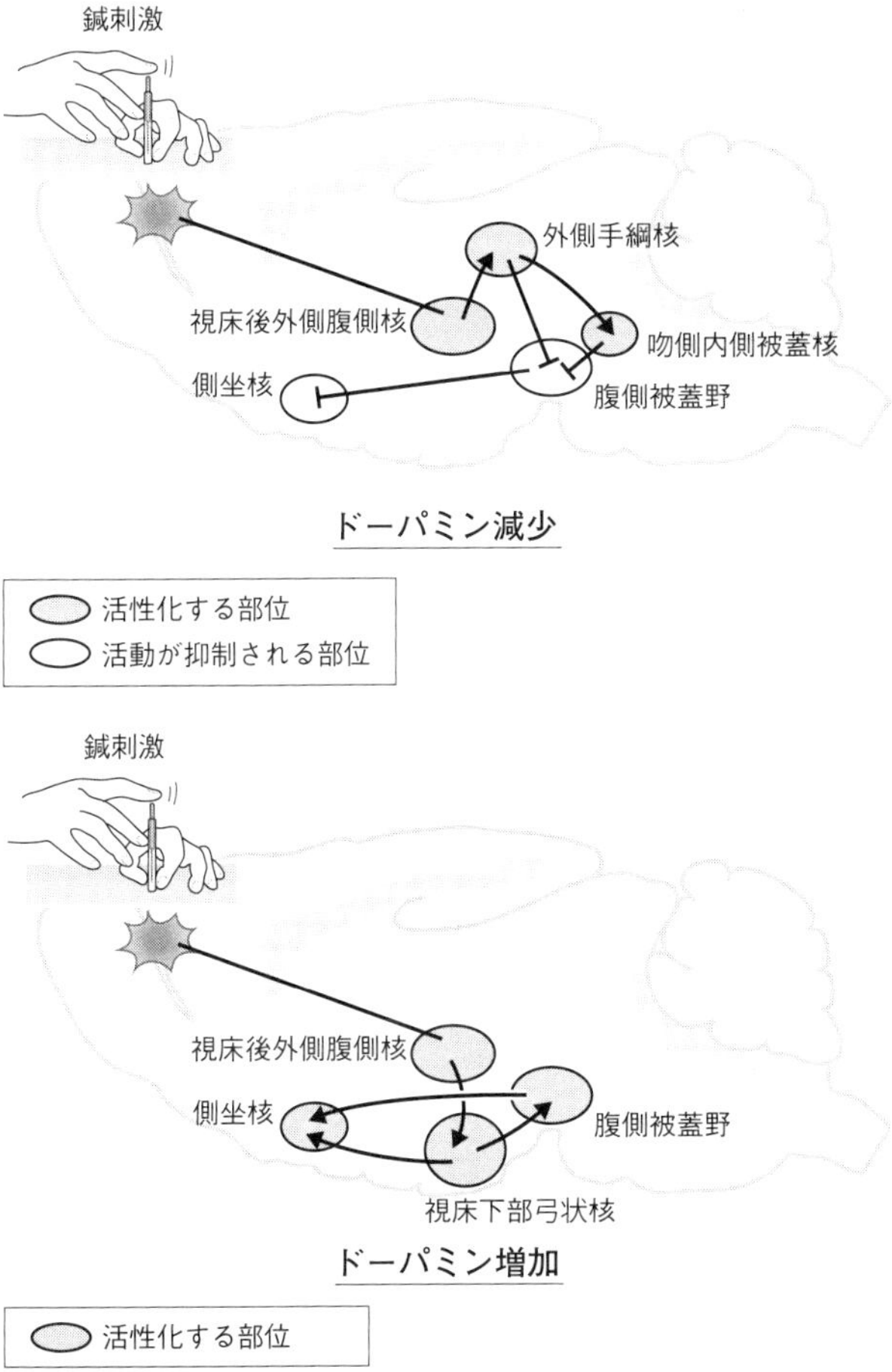

図 2-2　**上：ドーパミン産生を抑えるメカニズム**
下：ドーパミン産生を促進するメカニズム

Lee, M. Y. *et al*. Bidirectional role of acupuncture in the treatment of drug addiction. *Neurosci Biobehav Rev* 126, 382-397(2021) より一部改変

態へ戻す作用が生じていると推測されています。こうした現象は、鍼灸では、さまざまな場面で確認されており、東洋医学の特徴である**中庸**《ちゅうよう》、つまりバランスを整える仕組みのひとつだと考えられています。

イギリスで検証されたうつ病への鍼灸治療

鍼灸が脳の神経伝達物質にはたらきかける事例は他にもあります。2019年11月、筆者（山本）の番組クルーは、イギリス中部の街、ヨークを訪問しました。うつ病への鍼灸治療の第一人者、ヨーク大学のヒュー・マクファーソン教授を取材するためです。マクファーソン教授は鍼灸師の資格を持ち、鍼灸がうつ病の治療に使えるのでは、と長年研究を続けていました。そのうつ病への鍼灸治療のターゲットのひとつが、神経伝達物質であるセロトニンです。

第1章の下行性疼痛調節系のメカニズムでも登場したこのセロトニンは、主にストレスに対抗するはたらきを持つ神経伝達物質です。先ほど紹介したドーパミンなどと連携して、生体リズムや睡眠、食欲、体温調節、認知などの幅広い生理メカニズムを調節し、気分・情緒・痛覚などをコントロールして精神を安定させるはたらきを持っています。うつ病などでは、脳内のセロトニンの分泌量が少なくなることが知られており、治療には主に脳内のセロトニンを増やすはたらきを持つ薬剤が使用されています。

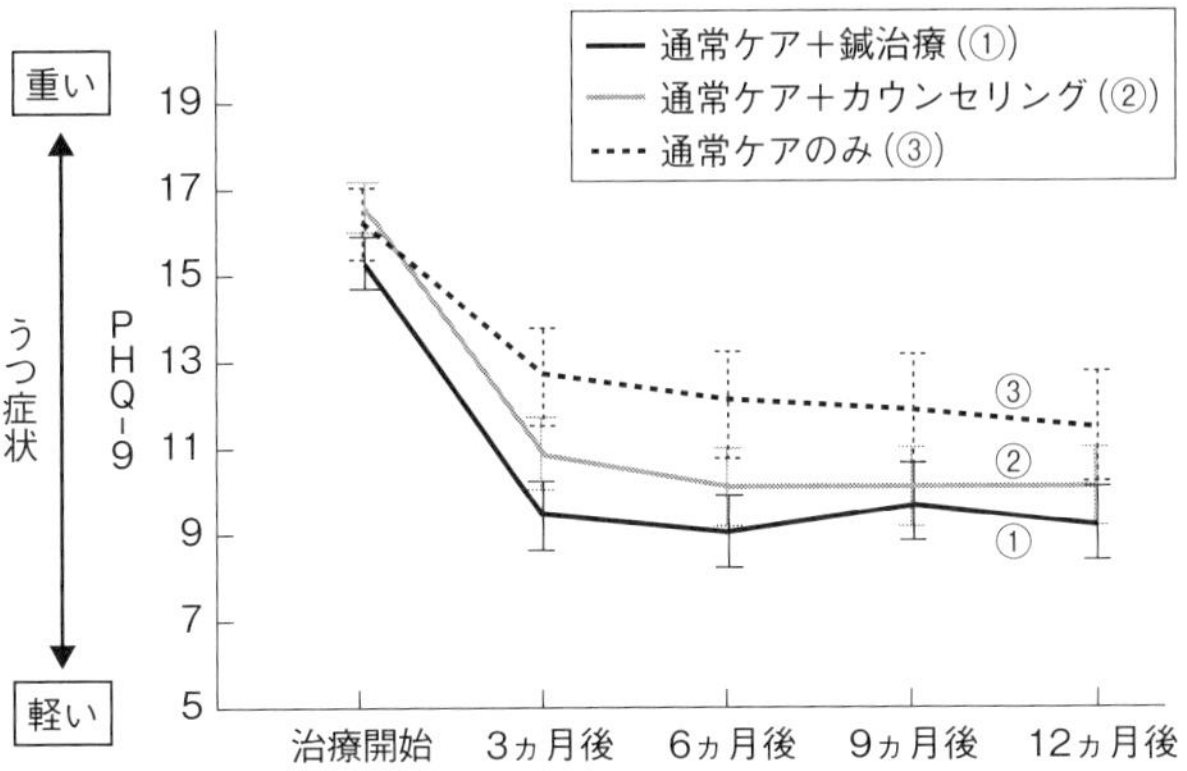

図 2-3　**うつ病への鍼灸治療の臨床試験の結果**

MacPherson, H. *et al*. Acupuncture and Counselling for Depression in Primary Care : A Randomised Controlled Trial. *PLoS Med* 10(9) : e1001518(2013) より一部改変

下行性疼痛調節系のところで述べたとおり、鍼灸の刺激は、脳の中心部にある延髄大縫線核の神経を活性化させ、それによって脊髄後角でセロトニンが分泌されます。あわせて、この刺激によってセロトニンに関係する脳や脊髄の神経系のはたらきが高まることで、睡眠や気分などが改善されることも動物実験などでわかってきています。

マクファーソン教授らは、実際のうつ病患者750人あまりを対象に大規模な臨床試験を行い、鍼灸治療の効果を検証しました。患者を、①通常ケア＋鍼治療、②通常ケア＋カウンセリング、③通常ケアのみの3つのグループにランダムに分け、週1回の治療を最大12回受けてもらったのです。なお、鍼治療は、使用するツボや治療法などは定めず、それぞれのクリニックで行われている治療を行いました。すると3ヵ月後、つまり治療が終わった時点での評価は、鍼治療を加えた①のグループの改善度が高いことがわかりました（図2-3）。そして治療が終わった後も、うつ症状の改善効果が継続することも確認されたのです。

こうしたうつ病への鍼灸治療は、日本やアメリカ、中国などでも同様の臨床試験が行われるなど注目を集めています。実は、うつ病の患者のうち3〜4割には、抗うつ薬だけでは改善が見られないことが明らかになっており、世界的に新たな治療の選択肢が求められている現状がありま す。そのなかで、セロトニンに関わる神経系を刺激して活性化させる可能性のある鍼灸は、標準治療と併用する治療の選択肢として期待されつつあるのです。

つねるより「なでる」——やさしい刺激と幸せホルモン

次にご紹介するのは近年、「幸せホルモン」として広く知られるようになったオキシトシンです。脳の一番奥にある視床下部でつくられ、脳内では神経伝達物質としてはたらきます。出産や授乳、母子関係や性行動などに関わっているほか、ストレスや不安を軽減させたり共感や信頼感を高めたりするはたらきがあります。そして、自閉症などの治療薬としても有効ではないかと盛んに研究されている物質でもあります。また、最近では、鎮痛にも関与していることが明らかになるなど、神経系や免疫系に幅広く関わっていると注目されています。

このオキシトシンと鍼灸との関係が興味深いのは、刺激の強さによって分泌量が変わるということです。ラットを使った実験によると、鍼灸の刺激は視床下部に達して、オキシトシンを分泌する神経の活動を高めます。そして、つねるなどの痛みを伴う刺激よりも、なでるようなやさしい刺激の方が、分泌量が多くなることがわかりました。鍼灸治療には、痛みがほとんどないローラー鍼や接触鍼と呼ばれる器具を使った施術法がありますが、オキシトシンの分泌に関しては、このようにやさしくなでるような刺激の方が効果的である可能性が示されたのです。鍼灸以外でもマッサージやタッチケアといった方法でオキシトシンの分泌が高まることが確認されています。人間が古くから行ってきた愛情・信頼行動である「皮膚に触れる」ことの大切さを象徴する生理反応とも言えるでしょう。そして、ここで知っていただきたいのは、触れる行為は必ずしも家族やパートナーである必要性はなさそうだということです。先ほどご紹介したオキシトシンの分泌実験で使われたラットは、麻酔で眠っている中で施術を受けていることから、施術するのは誰でも関係ないと考えられています。そのため、まずはご自身でツボをやさしく刺激してみることをお勧めします。

ＨＰＡ軸とストレスホルモン

皆さんはストレスホルモンをご存知でしょうか。ことばを聞くだけで、ストレスを感じてしまう方もいらっしゃるかもしれません。鍼灸はこの物質の分泌を抑えてくれるわけですが、まずはこのストレスホルモンについて解説しましょう。

仕事や職場、家庭や友人関係に至るまで、私たちの人生はストレスだらけなのですが、そもそもストレスホルモンは絶対悪ではなく、私たちにとって欠かすことができない大切な役割を担っています。

外部からの物理的な刺激や心理的なストレスを受けると、その情報は神経を介して脳の視床下部に到達します。すると、副腎皮質刺激ホルモン放出ホルモン（CRH）が分泌され、続いて、リレー方式で近くにある下垂体から副腎皮質刺激ホルモン（ACTH）が分泌され、さらに副腎皮質から副腎皮質ホルモン（ストレスホルモン）が放出されます（図2-4）。見慣れないことばが並んで難しく感じるかもしれませんが、この一連の流れは**視床下部―下垂体―副腎皮質系（HPA軸）**と呼ばれ、ストレスから心身を防衛する「闘争・逃走」を行うために、人間に備わった本能的なメカニズムなのです。

このHPA軸のはたらきによって最終的に分泌される副腎皮質ホルモンは、血流を巡って全身に作用します。血圧や血糖値を上げて細胞にエネルギーを送ることで脳や筋肉などの活動を活発にしたり、胃酸の分泌を促して食べ物を消化するはたらきを高めたりします。こうして私たちは運動や代謝機能を向上させ、ストレスに対抗してピンチを脱するために必要な準備を整えること

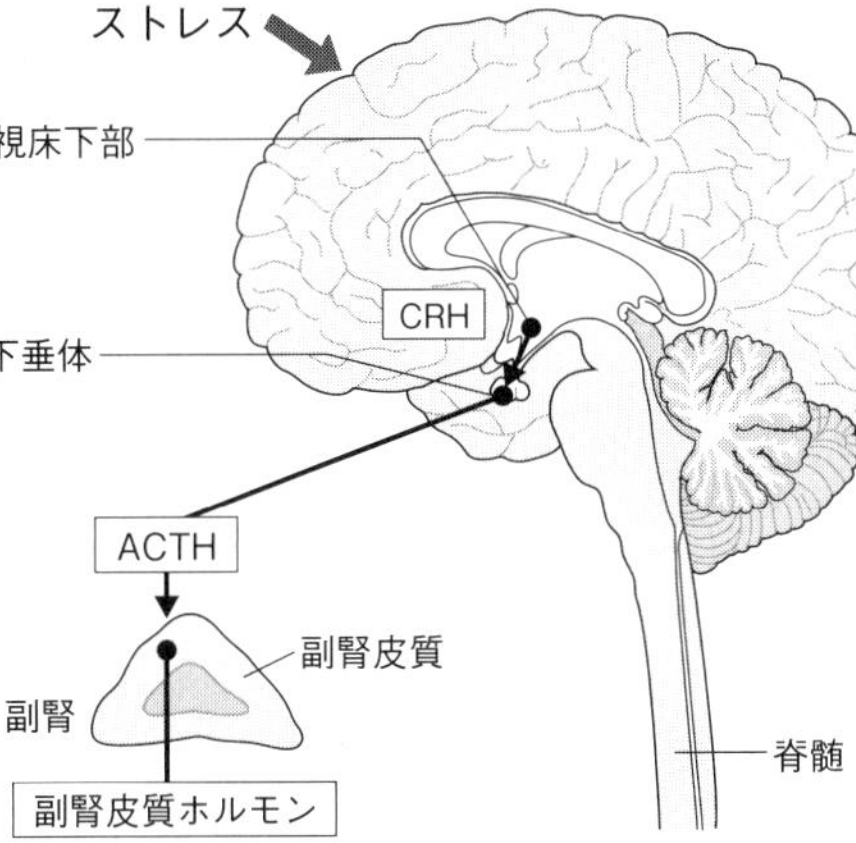

図 2-4　**ストレスに対応する HPA 軸**

ができるのです。

ところが、慢性的なストレスが続き、このＨＰＡ軸の活性化した状態が続いてしまうと、体には負の影響が及びます。高い血糖値によって糖尿病や肥満などのリスクが高まると同時に、副腎皮質ホルモンの慢性的な分泌は、うつ病のリスクを高めたり、免疫機能の異常を引き起こしたりすることにもつながります。つまりＨＰＡ軸の過剰な活動は、本来対処すべきストレスに対処できなくなるだけでなく、さまざまな疾患を招くリスクとなってしまうのです（免疫機能については３節で紹介します）。

鍼灸には、こうしたＨＰＡ軸が過剰に活動した状態を和らげる作用があることが、動物での実験で数多く報告されています。

例えば、アメリカで行われた、寒冷ストレス状態にしたラットを用いた実験では、両足の**足三里**のツボへの鍼刺激が、脳の視床下部でCRHを分泌する神経の活動を抑制してHPA軸の活動を低下させ、ストレスホルモンの分泌を抑えるというメカニズムが確認されています。

また、筆者（山本）が取材した昭和大学医学部でもこのメカニズムに関する研究が行われています。鍼灸や漢方薬の研究を続けている砂川正隆教授の実験では、うつ病状態のラットの頭のてっぺん付近にある**百会**というツボに**円皮鍼**と呼ばれる鍼を取り付け、ストレス症状の変化を調べました。円皮鍼は短い鍼が付いた円いシール状の鍼で、実験では長さ1・2ミリメートルのものが使われました。この円皮鍼を1日間貼り続けたラットでも、副腎皮質ホルモンの分泌が低下し、活性化したHPA軸のはたらきを抑制できることがわかったのです。

足のひざの下にある足三里は古くから足の疲れの改善や健康長寿に良いとされ、また百会はストレス解消や不眠の改善に良いとされています。押し方などは、第5章で紹介していますので、ぜひ試していただければと思います。

2-2 自律神経を介して「整える」

生命維持に欠かせない自律神経

ここまで神経伝達物質やホルモンに焦点を当てながら、鍼灸の刺激が脳のなかやそこを起点として繰り広げるさまざまな作用を見てきました。ここからは、人体の恒常性（ホメオスタシス）を保つために重要な役割を担う自律神経への作用を詳しく見ていきます。

例えば、便秘改善のツボや乗り物酔いに効くツボなど、耳にしたり実際に試してみたりした方もいらっしゃるかもしれません。便秘に良いとされるツボはいくつか知られていますが、有名なのは、手の親指と人差し指の付け根から、やや人差し指寄りにある**合谷**《ごうこく》と呼ばれるツボです。でも、なぜ手にあるツボを刺激することで、お腹の調子が良くなるのでしょうか。そのカギを握るのがまさに自律神経です。脳やホルモンへの作用とも連携し、鍼灸は自律神経にもはたらきかけることで、心と体の状態を整えているのです。

鍼灸の作用を詳しく見ていく前に、まずはこの自律神経についておさらいしておきましょう。

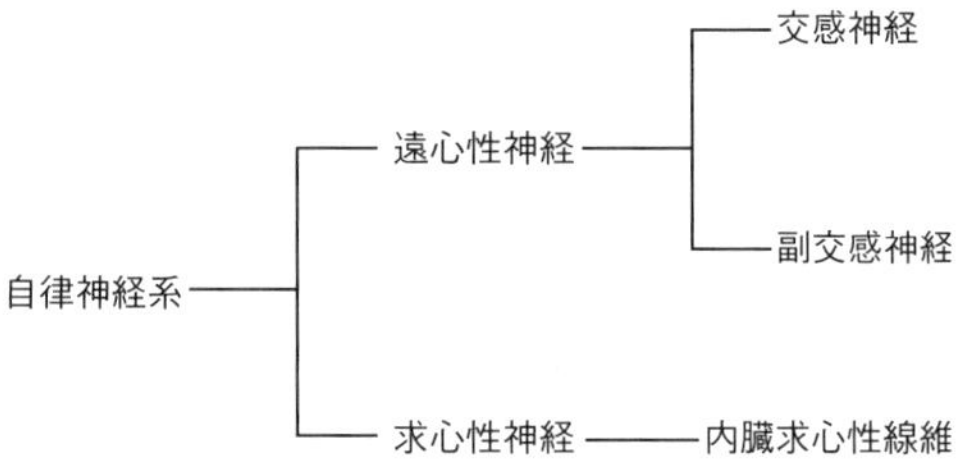

図 2-5 **自律神経の分類**

最近では、「自律神経を整える」など、健康情報番組や書籍のタイトルで目にすることも多いですが、その名の通り、自律的、つまり無意識にはたらいて呼吸や体温、内臓などのはたらきをコントロールしています。

具体的には、脳と脊髄から出ている末梢神経のひとつで、**遠心性神経**（末梢に情報を運ぶ神経）と**求心性神経**（末梢から中枢に情報を運ぶ神経）に分かれます。さらに、遠心性神経は、私たちが活動するときにはたらく**交感神経**と、休息やリラックスするときにはたらく**副交感神経**という、２つの有名な神経に分かれます。また、求心性神経には**内臓求心性線維**があります（図２-５）。

自律神経系の大きな特徴のひとつは、**二重支配**です。ひとつの臓器に、交感神経と副交感神経の両方がつながっていて、２つの神経によって機能が調節されています（図２-６）。そして、もうひとつは**拮抗支配**です。例えば、心臓に関しては、交感神経は、心臓のはたらきを促す方向に、副交感神経は抑える方向に作用します。簡単に言えば、交感神経はアクセル、副交感神経は

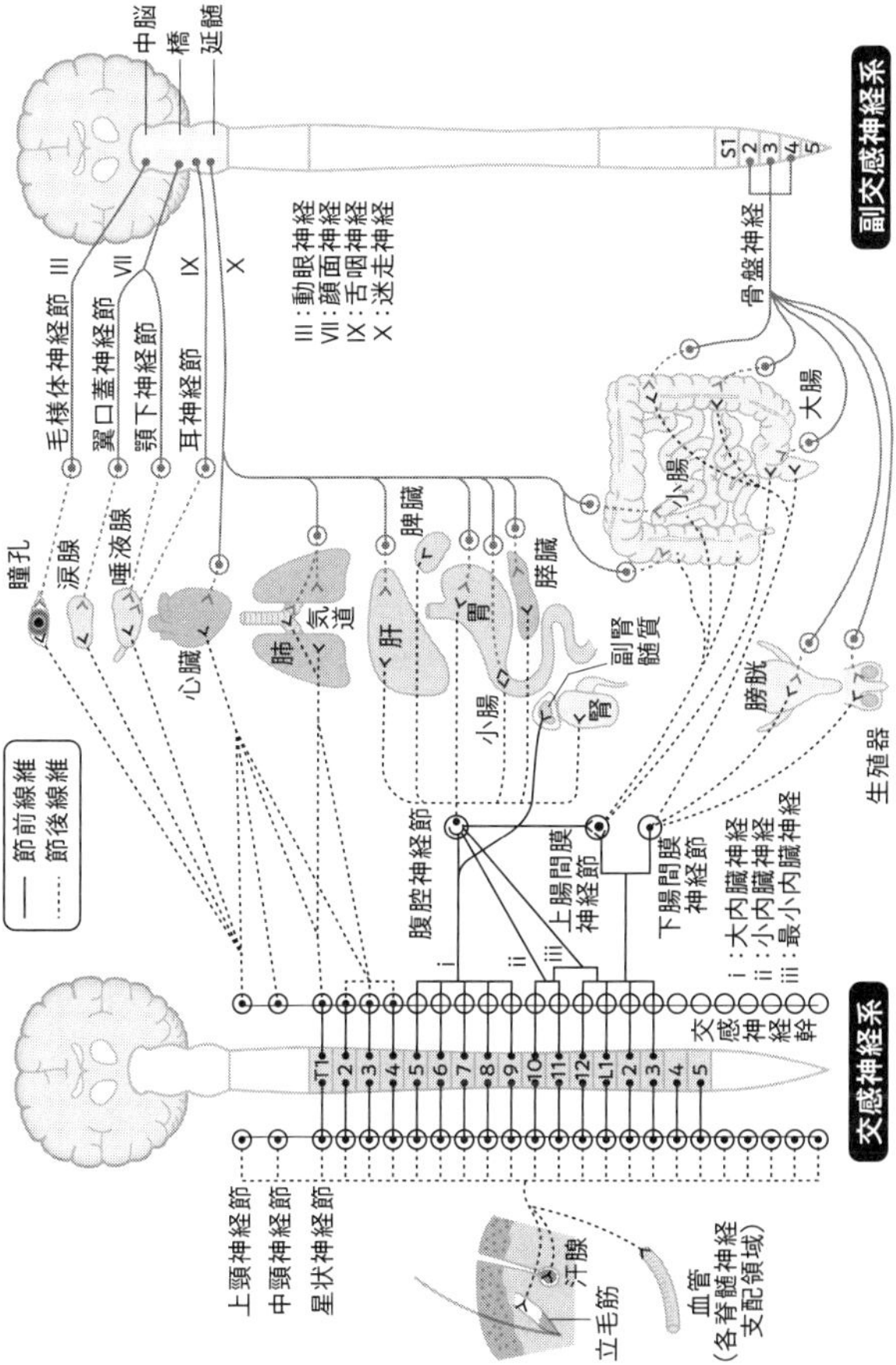

図 2-6 **交感神経・副交感神経と臓器の連絡**

鈴木郁子著『自律神経の科学』（講談社ブルーバックス、2023 年）より

ブレーキと考えていただくと良いかと思います。つまり、心臓という止まってはいけない車（臓器）を、アクセルとブレーキでコントロールしている、というわけです。このように、交感神経と副交感神経のそれぞれのはたらきが常時バランスを取り合うことで、血圧や脈拍、体温、消化吸収などが維持されていきます。ただし、二重支配にも例外があり、汗腺や立毛筋など、交感神経だけの支配を受ける器官や臓器もあります。

では、こうした自律神経を介して、鍼灸による刺激はどのように心身の機能に影響を及ぼすのでしょうか。

鍼灸と自律神経の関係を調べた日本人研究者

鍼灸治療のメカニズムに自律神経が関係していることについて日本で初めて言及したのは、明治時代に富岡製糸場の医師を務めた大久保適斎（1840～1911）です。伝統医学である東洋医学の鍼灸と当時の最先端医療である西洋医学とを駆使して医療を行った人物とされ、著書『鍼治新書』の中で次のように記しています。

鍼が神経の運動枝に作用した場合には、筋の痙攣を鎮め、麻痺を回復させる。
感覚枝に作用した場合には痛みを鎮め、痺れ（知覚鈍麻）を回復させる。

交感神経に作用した場合は内臓機能を調整する。

――『鍼治新書　治療篇』（大久保適斎著　明治25年刊）より※現代語訳は筆者（山本）による

つまり、鍼の刺激は運動枝＝運動神経、感覚枝＝感覚神経、そして交感神経に作用するとし、内臓機能は、交感神経を介して調節されると示しているのです。

その後も西洋医学の観点からさまざまな医師や研究者が鍼灸と自律神経の関係について調べてきましたが、なぜ、手足などへの刺激が内臓の機能を改善するのか、その詳しいメカニズムを説明する研究はほとんど行われませんでした。

こうしたなか、１９６０年代末から１９７０年代にかけて、鍼灸と自律神経の関係について大きな影響を与えた世界初の実験が行われました。

生理学者の佐藤昭夫（１９３４〜２００６）とドイツのシュミットが、ラットを使って皮膚へ刺激を行った際の自律神経の反応を精緻に調べ、そのメカニズムを明らかにしたのです。その実験の一部を簡単にご紹介しましょう（図２‐７）。

麻酔をかけたラットの腹部の皮膚をブラシやピンセットで刺激すると、胃の活動が一時的に低下します。このとき、胃につながる交感神経の活動は活発になりますが、副交感神経（迷走神経）には変化が見られません。つまり、腹部への刺激は、交感神経を介して胃の活動を低下させ

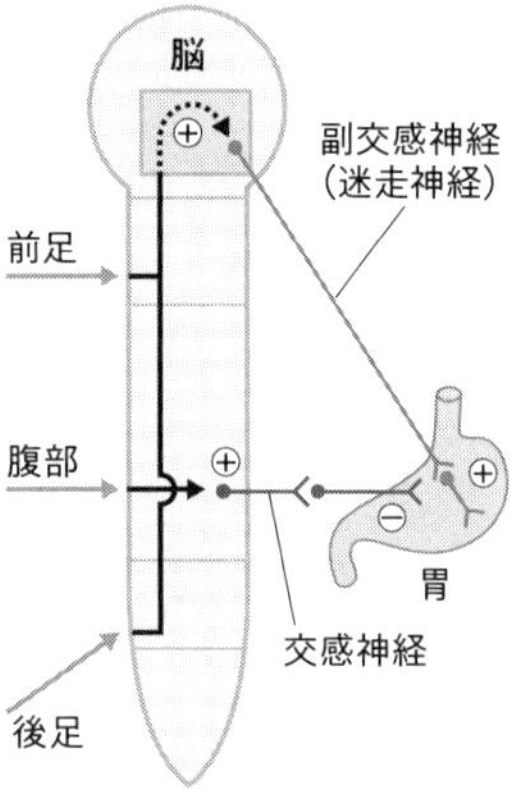

図2-7 **佐藤らの実験の概略図**

鈴木郁子著『自律神経の科学』（講談社ブルーバックス、2023年）より

たと考えられます。

一方、ラットの前足や後足を刺激すると、胃の動きが活発になります。このとき、交感神経の活動には変化が見られず、副交感神経の活動が活発になります。つまり、前足や後足への刺激は、副交感神経を介して胃の活動を促進したと考えられます。

佐藤らはこうした精緻な実験によって、最終的に次のようなメカニズムを発見しました。それは、皮膚や筋肉などへの刺激は感覚神経に入り大脳へと向かいますが、それだけでなく、手前にある脊髄や脳幹で折り返して交感神経や副交感神経に伝わるというものです。こうした大脳を介さない、いわば無意識の反応は、**反射**と呼ばれ、この経路によって内臓のはたらきが調節されているのです。皮膚や筋肉などの感覚は体性感覚と呼ばれることから、佐藤らはこの経路を**体性—内臓反射**と名付けました。そして、１９７３年に「Somatosympathetic reflexes：afferent fibers, central pathways, discharge characteristics」というタイトルの論文で発表したのです。なお、この体性—内臓反射は現在では体性—自律神経反射という名称でも呼ばれています。

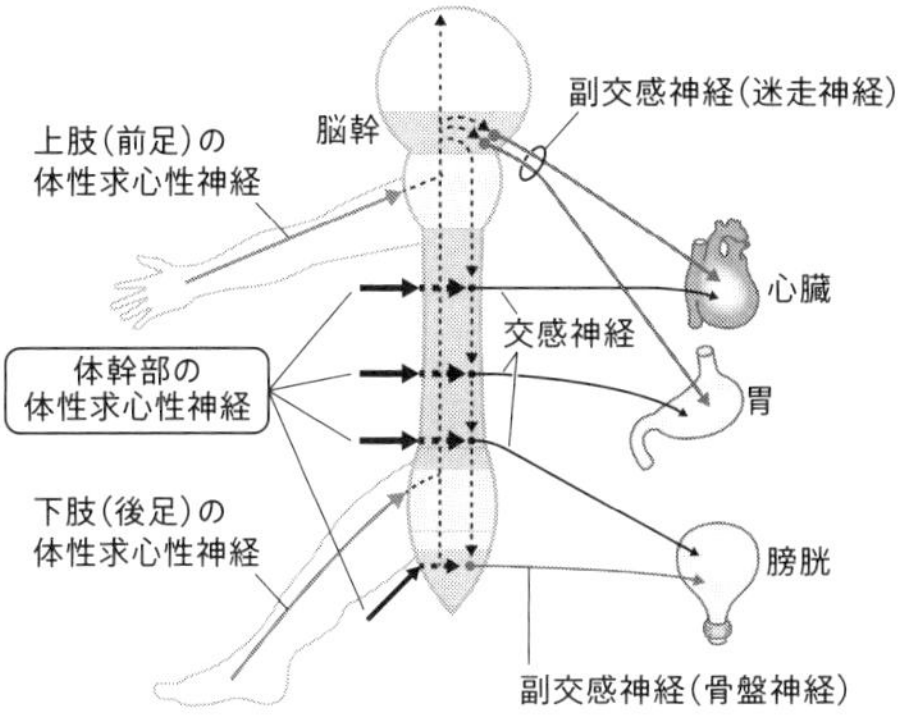

図 2-8　**体性―自律神経反射のメカニズム**
鈴木郁子著『自律神経の科学』（講談社ブルーバックス、2023 年）より

鍼灸の理解を前進させた「体性―自律神経反射」

それでは佐藤らが明らかにした体性―自律神経反射をさらに詳しく見てみましょう（図２－８）。

お腹など体幹部の皮膚に受けた刺激は、感覚神経を通って脊髄の後ろ側にある後角に入ります。そして、脊髄内の神経を経由して側角から出る遠心性自律神経である交感神経を通って胃などの臓器に到達します。一方、手足に受けた刺激は、感覚神経を経て脊髄をさらに上って脳幹に入り、脳幹内の神経を経出して遠心性自律神経である副交感神経を通って、胃などに到達します。

このように、体性―自律神経反射では、鍼灸の刺激を行う場所の違いで交感神経、あるいは副交感神経のはたらきが高まるという異なる作用がもたらされます。その理由は、今述べたように、刺激をする場所ごとに反射経路の中枢＝折り返し地点が異なることが関係しています。

では、実際の鍼灸治療を例にして、体性―自律神経反射のメカニズムを見てみましょう。先ほどご紹介した便秘改善のツボの**合谷**は手にあるので、刺激は手の皮膚から感覚神経を通って脊髄に入り、さらに脳幹へと到達します。そして脳幹で反射が起こり、副交感神経（迷走神経）の活動を高めることで胃や腸のはたらきを促進し、便秘の改善をもたらしていると考えられています。

一方、胃腸の調子を整えるツボとして知られる**中脘**《ちゅうかん》は、おへその上あたりにあるため、刺激はお腹の皮膚から感覚神経を通って脊髄に入り、そこで反射が起こり、交感神経のはたらきを高めることで胃の活動を抑制します。具体的には胃酸の分泌を抑えて胸焼けや胃酸過多を改善すると考えられます。

このように鍼灸治療の多くは、体性―自律神経反射のメカニズムを上手に利用して、血管や血流に関わる症状（高血圧、低血圧、冷え症、ホットフラッシュなど）や、胃腸に関わる症状（消化不良、便秘、下痢など）、また、泌尿器に関わる症状（頻尿、尿漏れなど）の改善をもたらすと考えられているのです。

ツボへのやさしい刺激でも効果はある？

佐藤らが明らかにした体性―自律神経反射を介した鍼灸のメカニズムには、もうひとつ大事なポイントがあります。それは、「刺激を認知（意識）しなくても起こる」というものです。第1章5節では、鍼灸独特の鈍い痛みである「ひびき」の刺激が、痛みを伝えるC線維を興奮させて大脳皮質に作用し、刺激が脳で認知されることを紹介しました。しかし、体性―自律神経反射では、痛みを感じる大脳皮質を介さない脳幹や脊髄での反射によって交感神経や副交感神経の活動が起こります。つまり、体性―自律神経反射のメカニズムは、実際の鍼灸治療でほとんど痛みや刺激を感じないような施術を受けた場合でも、効果がみられる裏付けのひとつになっています。

例えば、日本でよく用いられる鍼はとても細くて刺す深さも浅いため、痛みや皮膚を触った感覚を脳で感じないことが少なくありません。また、第1章でも紹介した刺さない鍼の接触鍼のように、やさしい刺激による施術も古くから行われてきました。ともすると、刺激が強い＝痛い施術でなければ症状改善の効果が得られないのではないか、と考えてしまいがちですが、体性―自律神経反射の発見が契機となり、私たちが感じない程度のやさしい刺激でも効果が得られるメカニズムの解明と理解が進んでいるのです。

もうひとつのストレス系、SAM軸

鍼灸刺激は、先に紹介したストレス反応に関わるHPA軸に加え、自律神経が関わる別のストレス系にも作用します。第1章の6節で少し触れた**交感神経―副腎髄質系（SAM軸）**と呼ばれるメカニズムです（図2-9）。

視床下部に入ったストレス刺激が、CRHを分泌するところまではHPA軸と同じですが、そこからは、交感神経の活性化を経て副腎髄質に作用します。副腎髄質は、副腎の中心部にあり、アドレナリンやノルアドレナリンなどのホルモンが分泌されます。これらは、血糖値や血圧の上昇をもたらし、ストレスに対抗する心身の準備を行います。

ふしぎなことに、鍼灸の刺激は、このSAM軸をときに活性化させ、ときに抑制させるという正反対の作用をもたらすことがわかっています。まだ詳しいメカニズムは明らかになっていないのですが、そのカギはどうやら刺激の強さにあるようです。副腎髄質につながる交感神経が、鍼灸刺激の違いによって活性化したり抑制したりすることで真逆の作用をもたらすと考えられています。

体性―自律神経反射を発見した佐藤昭夫らが1984年に発表した実験結果によると、皮膚への痛みが生じるような強い刺激によって交感神経が活性化し、副腎髄質でアドレナリンとノルア

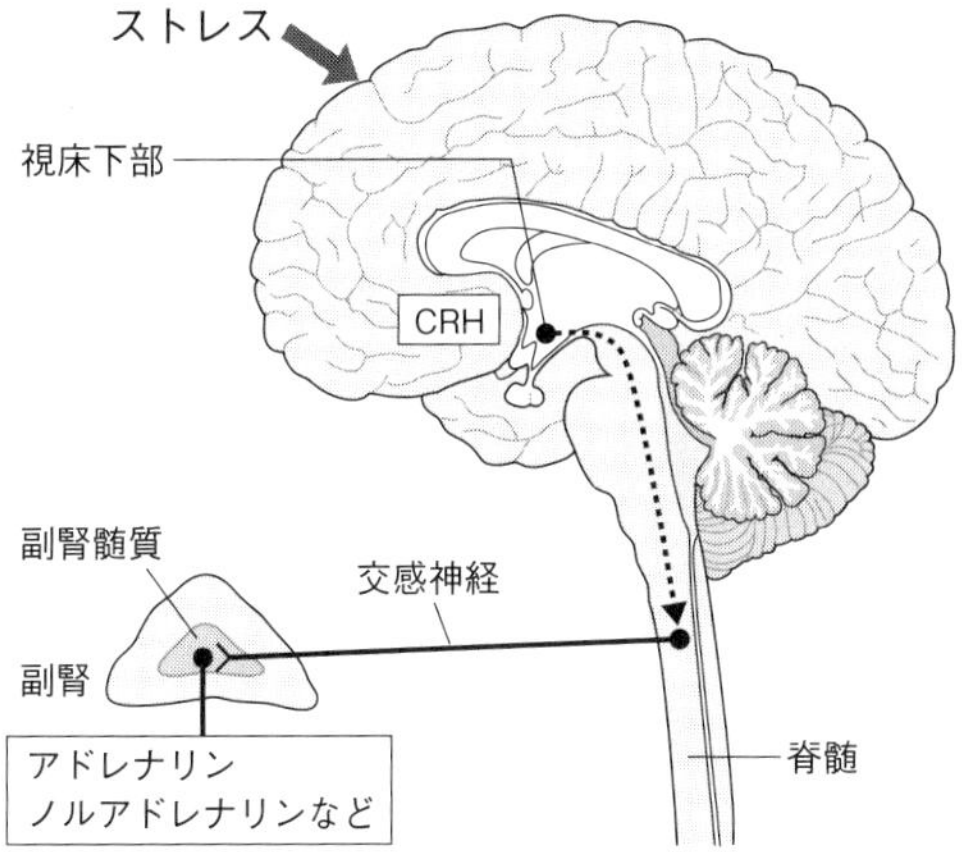

図 2-9　ストレスに対応する SAM 軸

ドレナリンの２つのホルモンが分泌する一方、なでるなどのやさしい刺激では、交感神経の活動が低下し、２つのホルモンの分泌が抑制されることが示されています。これまでに、鍼灸刺激による脳のドーパミン分泌について、神経系の状態によって増加と抑制という真逆の作用が生まれることを紹介しましたが、自律神経のはたらきについても、鍼灸刺激の違いによって同じように真逆の作用がもたらされます。東洋医学では、体の状態を一定に保つ恒常性（ホメオスタシス）が重視されますが、プラスとマイナス両面の作用をもたらす鍼灸は、まさに恒常性の維持・回復に役立つ施術と言えるでしょう。こうした特徴については、次節の免疫への作用でも紹介していきます。

2-3 免疫機能を調節するメカニズム

「お灸と免疫」の研究の軌跡

「三里に灸すうる《ゆ》より、松島の月まづ《先》心にかかりて《ヽ》」
（三里に灸をすえるなど、旅の支度にかかるうちに、早くももう松島の月が心に浮かんで）
――松尾芭蕉　潁原退蔵・尾形仂＝訳注『新版　おくのほそ道　現代語訳／曾良随行日記付き』より

江戸時代の俳人、松尾芭蕉の『おくのほそ道』の序文には、ひざの下にある**足三里**のツボにお灸をすえることが、旅の準備に大切であることが記されています。日本では中世以降、「三里」への灸は日頃の体のケアや病気の治療に広く使われてきたのです。

そして、20世紀に入ると東京帝国大学などの研究機関で、お灸が効くメカニズムのひとつとして、免疫細胞に注目した研究が始まります。

なかでも、お灸の免疫への作用に注目して精力的に研究を行ったのが、九州帝国大学の原志免《しめ》太郎《たろう》（1882〜1991）です（図2-10）。原は、ウサギの体の10ヵ所にそれぞれ7回ずつ灸をすることを一度の施術として、それを11回6週間続けた場合、その後、13週間にわたり白血球の増加が続くことを確認しました。

また、結核菌に感染させたモルモットに灸を施術する実験を行い、結核の治療や予防に一定の効果があることも示しました。具体的には、灸を行った初期には、白血球のうち最初にはたらく免疫細胞である好中球が増え、一定時間が経過した後には病原体を攻撃する主力であるリンパ球が増え、免疫機能が改善されることが確認されたのです。

現代の免疫学では、免疫機能は大きく2段階に分けられます。生まれつき体に備わり最初に反応する**自然免疫**、次いで異物に応じた攻撃方法をとる、後天的な仕組みの**獲得免疫**です。自然免疫には、好中球やNK細胞、マクロファージなどがあり、獲得免疫には、主にT細胞やB細胞といったリンパ球が含まれます。灸の施術によって、時間の経過とともに増える免疫細胞が変わるという原の研究は、免疫細胞の活動の流れを裏付ける成果を導き出していると言えます。

その後も、原は足三里へのお灸に関する研究や

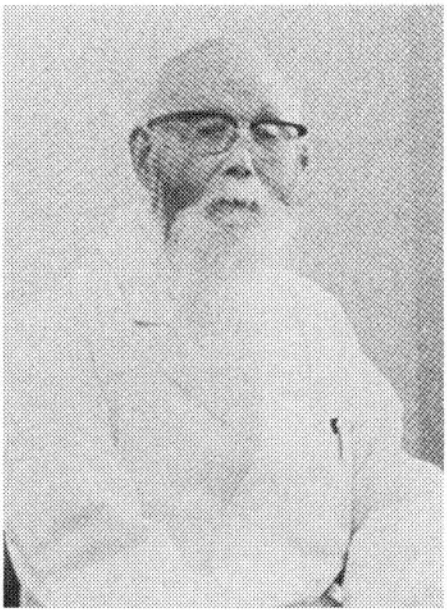

図2-10 **原志免太郎**
お灸と免疫機能の関わりについて精力的に研究を行った
写真提供：ヴォルフガング・ミヒェル　九州大学名誉教授

普及に取り組み、100歳を超えるまで医師を続けました。そして、108歳で亡くなる直前に当時の男性で長寿日本一になり、世間を驚かせました。

解明が進む鍼灸と免疫の関係

では、なぜ鍼灸によって免疫機能が改善するのでしょうか。20世紀後半以降、免疫の複雑なシステムの解明が進むとともに、鍼灸刺激の免疫への作用についても、詳しくわかってきていま す。そして、この免疫への作用の解明は、東洋医学で古くから重要とされてきた考え方を裏付けるものになると考えられています。例えば、日頃の生活習慣に気を配り病気にならないようにする**養生**という考え方がありますが、これは、体に備わる免疫機能、いわゆる免疫力を整えることにつながります。ですので、鍼灸の免疫への作用を知ることは、これまで証明されてこなかった東洋医学の根本的な考え方を知ることにつながると筆者（山本）は考えています。ここからは新発見が相次ぐ鍼灸の免疫に及ぼす作用について詳しく見ていきましょう。

炎症反応の抑制と促進

免疫システムが関わる鍼灸治療の対象として、関節リウマチ、炎症性腸疾患、さらには第1章で取り上げた慢性痛が挙げられます。

こうした疾患に共通しているのは、**慢性炎症**です。本来、炎症反応は、外傷や細菌・ウイルスなどに対抗し治癒を行うために免疫細胞が活動することで起こります。しかし、この炎症反応が慢性化することによって、さまざまな病気を引き起こすことが知られています。こうした場合、免疫細胞のはたらきを調節し、炎症反応を抑制させることが必要です。

他方、今触れた本来的な役割に立ち返れば、病原体の感染を防いだり、患部を治癒させたりするため炎症反応を促進させることが必要な場合もあります。こうした場合、鍼灸の刺激によって免疫細胞のはたらきを高め、炎症反応を促します。つまり鍼灸治療は、免疫細胞のはたらきを調節し、炎症反応をコントロールすることで、病気の症状を改善したり、予防したりする効果を持つことが、最近の研究でわかってきているのです。先ほどご説明したとおり、免疫は細菌やウイルスなどに対して最初に発動する自然免疫と、その次に動き出す獲得免疫に分かれます。そのそれぞれに鍼灸がどのように影響を与えているのか、まずは、自然免疫から見ていきましょう。

自然免疫を発動させる鍼灸刺激

病原体などに対して最初に発動される自然免疫は、あらゆる動物が兼ね備えている生体防御のシステムで、東洋医学で重視される**自然治癒力**にも大きく関係していると考えられています。自然免疫を担う細胞はいくつもありますが、鍼灸治療に最も大きく関係していると考えられるのは

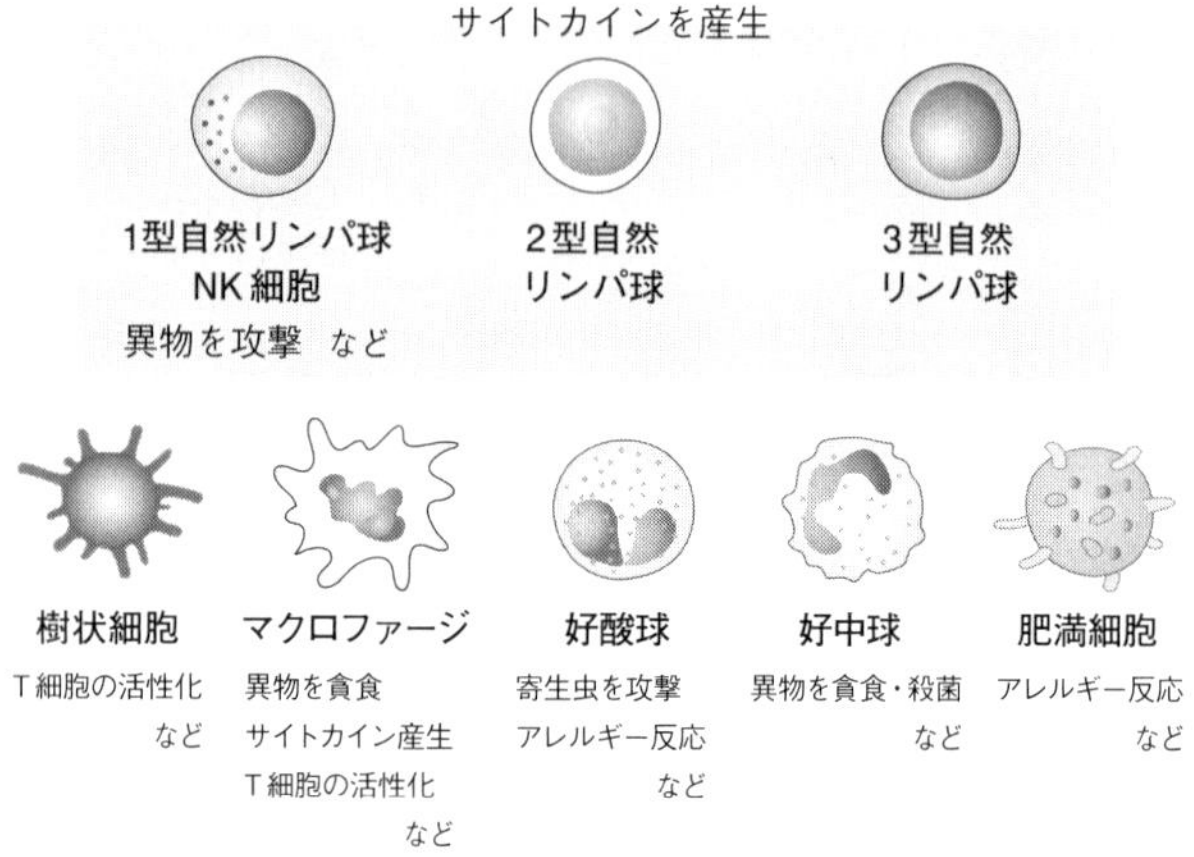

図2-11　**自然免疫を担う主な免疫細胞の種類と作用**
小安重夫. 自然リンパ球の開拓者. *nature* ダイジェスト 2014年1月号　Vol.11 No.1を参考に作成

肥満細胞と呼ばれる免疫細胞です（図2-11）。別名、マスト細胞とも呼ばれ、体中の血管周囲、特に皮膚や皮下組織、肺、消化管、肝臓などに広く分布しています。なぜ、肥満細胞と呼ばれるかというと、いわゆる肥満とは関係なく、細胞の中に、炎症を引き起こす物質である炎症性サイトカインやアレルギー反応をもたらすヒスタミン、そして血管を拡張させるプロスタグランジンなどの生理活性物質を多く貯蔵するため、細胞自体が太っているかのように大きくなることが由来です。

　肥満細胞は、鍼灸刺激を受けると細胞内に蓄えた炎症性サイトカインやプロスタグランジンなどを放出します。すると、こうした物質の影響で、血管の壁を構成する細胞と細胞の間にある隙間が広がり、血液中のほかの免疫細胞が炎症部分に出て行きやすくなります。さらに、ケモカインという、白血球（好中球）を呼び寄せる物質も産生され、炎症反応が促進されます。

では逆に炎症反応を抑える際はどうでしょうか。この役割のために鍼灸の刺激が作用するのは、自然免疫として大きな役割を果たす**マクロファージ**という免疫細胞です。マクロファージには、肥満細胞と同じように炎症を引き起こす物質を産生し、かつ細菌やウイルスなどを排除する状態（M1）と、炎症を抑えて細胞分裂や修復を調節するという全く逆の役割を持つ状態（M2）があり、これらの状態を常に行き来することで免疫状態を調節しています。

これまでの動物実験などから、鍼灸刺激は、体性―自律神経反射を介し、最終的に産生されるアセチルコリンによって、マクロファージの状態をM2に変化させることが確認されています。つまり炎症を抑える作用をもたらしていると考えられているのです。

このほか、鍼灸刺激は好中球やNK細胞などに関しても、活性化を促す作用を持つことが多くの実験で確かめられています。このように、鍼灸は自然免疫を担う免疫細胞にはたらきかけて、体の免疫機能を維持する作用を持っているのです。

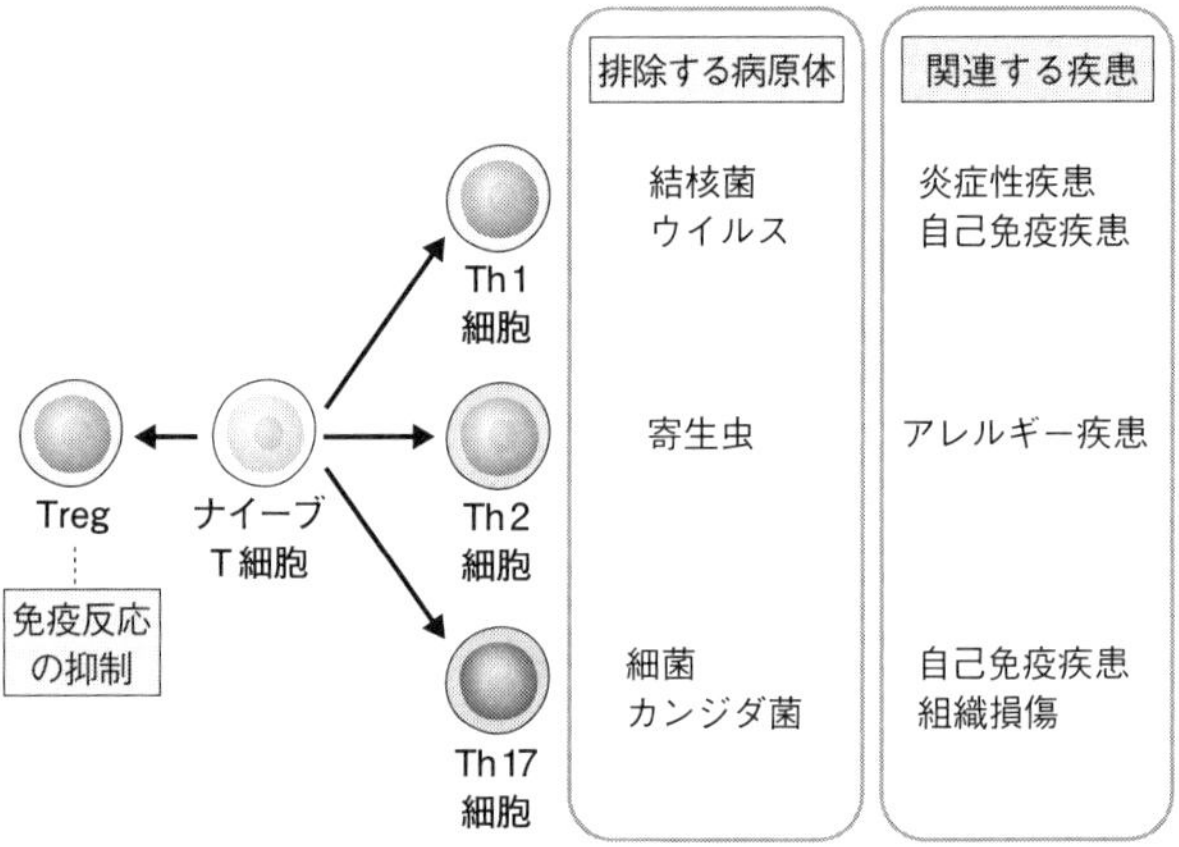

図2-12 T細胞の分化と種類

ヘルパーT細胞と鍼灸

獲得免疫は、病原体などを特異的に見分け、それを記憶することで再び同じ病原体に遭遇したときに効果的に病原体を排除できる仕組みです。適応免疫とも呼ばれています。その司令塔としての役割を果たしているのが**ヘルパーT細胞（CD4陽性T細胞）**です。ヘルパーT細胞は胸腺で生まれ、ナイーブT細胞として胸腺の外に放出されます。その後、体の中で病原体の種類に応じて異なる炎症反応を引き起こすTh1、Th2、Th17という3種類の**エフェクターT細胞**に分化して、それぞれがターゲットとする異物の排除に最適な免疫反応を誘導するのです（図2－12）。

一方、免疫反応は適切な時期に終息する必要もあり、また、自らのタンパク質や食物には反応してはなりません。もし免疫系が過剰に活性化し続けたり、自己のタンパク質や食物や花粉などの無害な物質に反応したりすると、関節リウマチや炎症性腸疾患などの自己免疫疾患、花粉症などのアレルギー疾患を引き起こします。そこで、ヘルパーT細胞のなかにはエフェクターT細胞を抑制し免疫反応を適切に制御するT細胞＝**制御性T細胞（Ｔｒｅｇ）**が存在します。Ｔｒｅｇはさまざまなメカニズムで免疫反応を抑制し、生体の恒常性（ホメオスタシス）の維持に重要な役割を果たしていることがわかっています。また、Ｔｒｅｇを人為的に増強できれば自己免疫疾患やアレルギー疾患の治療に結びつくとも考えられています。

そして、喘息や関節リウマチのモデル動物を用いた研究から、鍼灸刺激は、ヘルパーT細胞の分化を制御して、Ｔｈ１などのエフェクターT細胞やＴｒｅｇの数の不均衡を是正したり、Ｔｒｅｇのはたらきを活性化させたりするなどの作用を持つことがわかってきました。

鍼灸刺激が免疫細胞に作用する５つの経路

では、鍼灸刺激はどのような「経路」を介して自然免疫や獲得免疫としての機能を担う免疫細胞に作用し、炎症反応をコントロールするのか、より詳しく見ていきましょう。これまでに解説してきた脳のはたらきや神経伝達物質、自律神経やホルモンなどが大きく関わっていますので、ぜひ読み返しながら進んでください。

経路① 傷つくことで免疫細胞が集合――局所での免疫作用

まず、ツボに鍼灸刺激を与えたとき、その周辺の皮膚や筋肉で起こる免疫作用を見てみましょう。鍼が刺さったりお灸による軽度のやけどが起こると、皮膚や皮膚下の細胞が傷ついたり壊れたりします。すると、自然免疫のマクロファージや、好中球、肥満細胞、ＮＫ細胞が集まり、死んだり壊れたりした細胞を処理して修復しようとはたらき始め、炎症反応が起こります。また、鍼やお灸による細胞損傷などだけでなく、ツボ押しによる圧迫やお灸の熱によっても刺激が起こります。すると、皮膚や皮下組織にある感覚受容器でインパルスに変換され、その一部が、神経細胞をつなぐ道筋である軸索の軸索側枝に入り、神経の末端を刺激して神経性の炎症が引き起こされ、免疫細胞がはたらき始めます。第１章でも紹介した軸索反射による炎症反応です（図１－６参照）。

このように、局所ではこの２つのメカニズムによって免疫細胞が活性化し、炎症反応が起こります。その結果、皮膚や皮下組織の修復が促されると考えられています。実際、外傷ややけどに鍼灸治療をすることで、治癒が早まったり、傷痕が残りにくくなったりするという症例報告も多数なされています。こうして見ると、鍼灸はあえて体を傷つけて刺激を与えることで、人体が兼ね備えている「体を守り回復させる免疫システム」を駆動させ、治療を促進しているとも言えるでしょう。

経路②　ＨＰＡ軸のはたらきを取り戻す

ツボに入った鍼灸刺激は、局所だけでなく全身の神経系を介して免疫機能を調節することがわかってきており、これまでに４つの経路が明らかになっています。

最初に紹介するのは、本章の１節で紹介した人体のストレス反応を司るＨＰＡ軸の経路です。ストレスを受けると、その情報は視床下部を経由して最終的に副腎皮質に到達し、副腎皮質ホルモン（ストレスホルモン）が分泌されます。副腎皮質ホルモンは、血糖値や血圧などを上昇させ、ストレスに対抗する身体の活動性を高めることはお伝えしました。一方、意外なことに免疫機能については、抑制と活性化の両方の現象が確認されています。

まず免疫機能の抑制について説明していきましょう。副腎皮質ホルモンが、ＮＫ細胞、肥満細胞などの免疫細胞にある受容体に結合すると、そのはたらきが抑えられ、炎症性サイトカインなどの産生が減少したり、免疫細胞の数が少なくなったりすることが確認されています。つまり、過剰な副腎皮質ホルモンは免疫機能を低下させ、病原体などに感染しやすくさせてしまうと考えられています。

次に免疫機能の活性化についてです。過剰な副腎皮質ホルモンは、3種類あるエフェクターT細胞のバランスを狂わせて、炎症反応を促進させるケースも報告されています。エフェクターT細胞にはTh1、Th2、Th17の3つがあることは前述しましたが、副腎皮質ホルモンは、アレルギー反応を担うTh2の割合を過剰にしてしまい、アレルギー疾患を悪化させる可能性があると考えられています。

HPA軸（副腎皮質ホルモン）と免疫機能の関係は、まだ詳しくわかっていないことも多いのですが、いずれにしてもHPA軸の過剰な活動は、免疫細胞のはたらきに悪影響を及ぼすことは確かなようです。また、副腎皮質ホルモンの慢性的な分泌は、血糖値や血圧の上昇が続くことによって血管などで炎症反応が引き起こされ、糖尿病や肥満などの疾患につながります。

本章の1節でも説明しましたが、鍼灸によるツボへの刺激は、HPA軸の起点となる視床下部の神経に作用し、HPA軸の過剰な活動を抑制、つまり副腎皮質ホルモンの分泌を低下させることが動物の実験で明らかになっています。このように、鍼灸は、正常なHPA軸のはたらきを取り戻し、免疫機能の正常化をもたらすと考えられているのです。

経路③　SAM軸のはたらきを調節

先ほどのHPA軸と同じく、人体のストレス反応を調節するSAM軸も鍼灸刺激によって調節されることは本章の２節で紹介しました。

この軸では、視床下部に入ったストレス刺激がＣＲＨを分泌するところまではＨＰＡ軸と同じですが、そこからは、交感神経の活性化を経て最終的に副腎髄質に作用し、アドレナリンやノルアドレナリンなどのホルモンが分泌されます。この２つのホルモンが、心拍数を上昇させたり血管を収縮させたりして、ストレスに対抗する身体の活動性を高めることは前述のとおりです。

そして、この２つのホルモンも、基本的にＮＫ細胞をはじめ免疫細胞のはたらきを低下させます。そのため、ストレスが続きＳＡＭ軸の活動が慢性化すると、免疫機能が下がり感染症のリスクなどが高まると考えられています。

こちらも先ほど紹介しましたが、痛みを感じるような皮膚への強い刺激では、交感神経が活性化し、アドレナリンとノルアドレナリンの２つのホルモンが分泌する一方、なでるなどのやさしい刺激では、交感神経の活動が低下し、２つのホルモンの分泌が抑制されることが示されています。つまり、鍼灸の刺激の種類によって、免疫機能も調節できる可能性があるというわけです。

経路④　脾臓へとつながる炎症反射

炎症反射とは聞き慣れないことばですが、自律神経のひとつである**迷走神経**と脾臓を介して起こる抗炎症作用のことを言います。

迷走神経は、脳から腹部まで達する長大な神経で心臓や内臓、血管などを支配する重要な役割を担っています。また、迷走神経は、求心性（血管や臓器などから脳へ情報を送る）と遠心性（脳からの情報を血管や臓器に送る）に分けられます。そして、この迷走神経につながる脾臓は、左脇腹にある重さ100グラムほどの臓器ですが、獲得免疫の主役となるT細胞やB細胞が集まる重要な臓器です。臓器や血管の免疫状態に関する情報は、求心性迷走神経を通って脳幹に到達し、反射的に遠心性迷走神経を通って脾臓に送られます。体のなかで炎症反応が過剰な場合、脾臓に送られたシグナルによってノルアドレナリンが分泌され、これにT細胞が反応してアセチルコリンという別のホルモンを分泌します。そして、このアセチルコリンが血流を介して全身に行き渡り、自然免疫を担うマクロファージの活動を低下させ、炎症性サイトカインTNF－αの産生が減少することで炎症反応が抑制されるのです（図2－13）。この一連のメカニズムは、2002年にアメリカの免疫学者であるトレーシーによって*Nature*誌で発表され、「炎症反射」と名付けられたのです。

これまでの動物研究では、合谷のツボや迷走神経の枝が分布している耳への鍼灸刺激のインパルスが脳幹を経由して遠心性迷走神経を刺激し、脾臓でのこの作用を増強することが確認されています。

さらに、近年では、耳に電気刺激を行い、炎症反射を促して炎症性の疾患を治療する方法とし

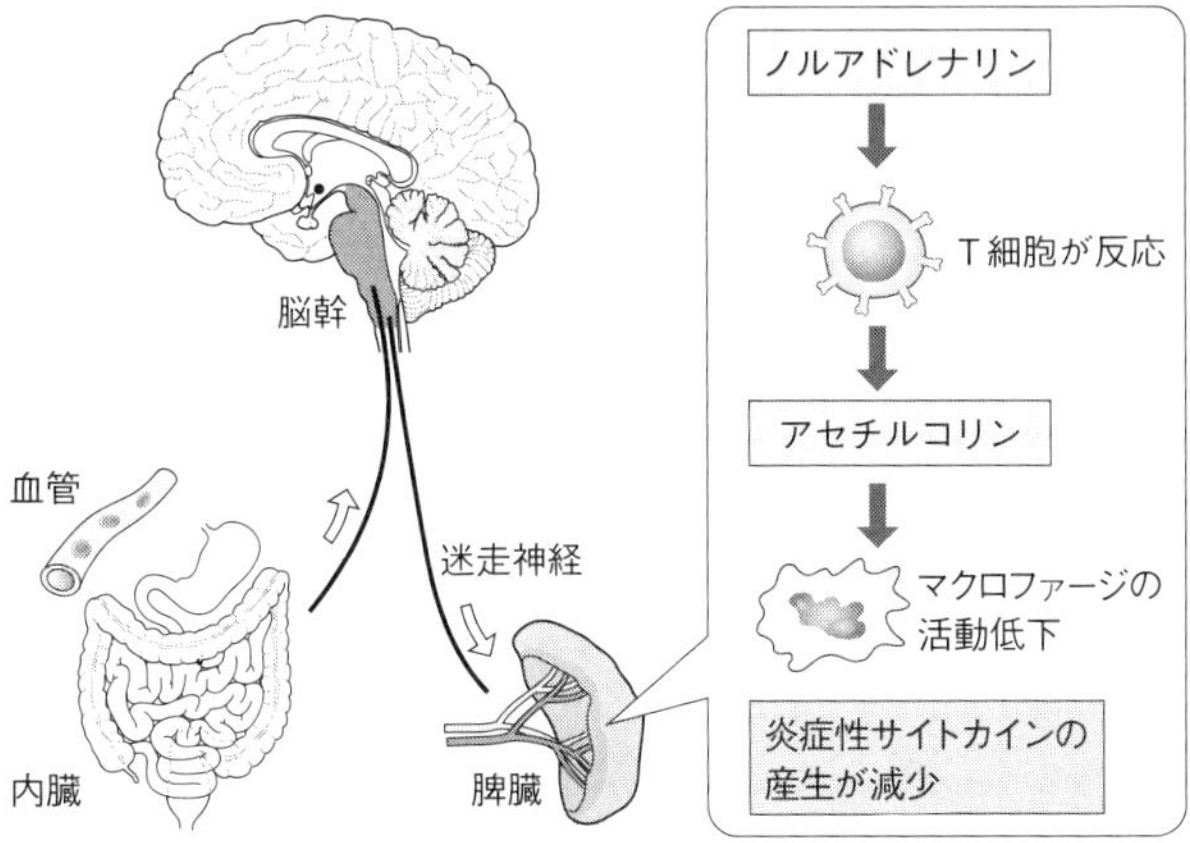

図2-13　炎症反射のメカニズム

てｔａＶＮＳ（transcutaneous auricular Vagus Nerve Stimulation）が考案され、アメリカやヨーロッパなどでも注目されています。元々炎症を抑える薬剤として、経路②で紹介したＨＰＡ軸で産生される副腎皮質ホルモン（ステロイド）などが使われますが、高血糖や高血圧などの副作用が生じるリスクがあります。炎症反射ではその心配がないため、関節リウマチなど、免疫細胞が過剰にはたらいてしまう自己免疫疾患などの治療への有効性が期待され、現在、ｔａＶＮＳの臨床研究が各国で進められています。なお、日本での臨床研究については、本章の６節で詳しく紹介します。

経路⑤　足三里―迷走神経―副腎髄質

古くから健康に良いとされている足三里への

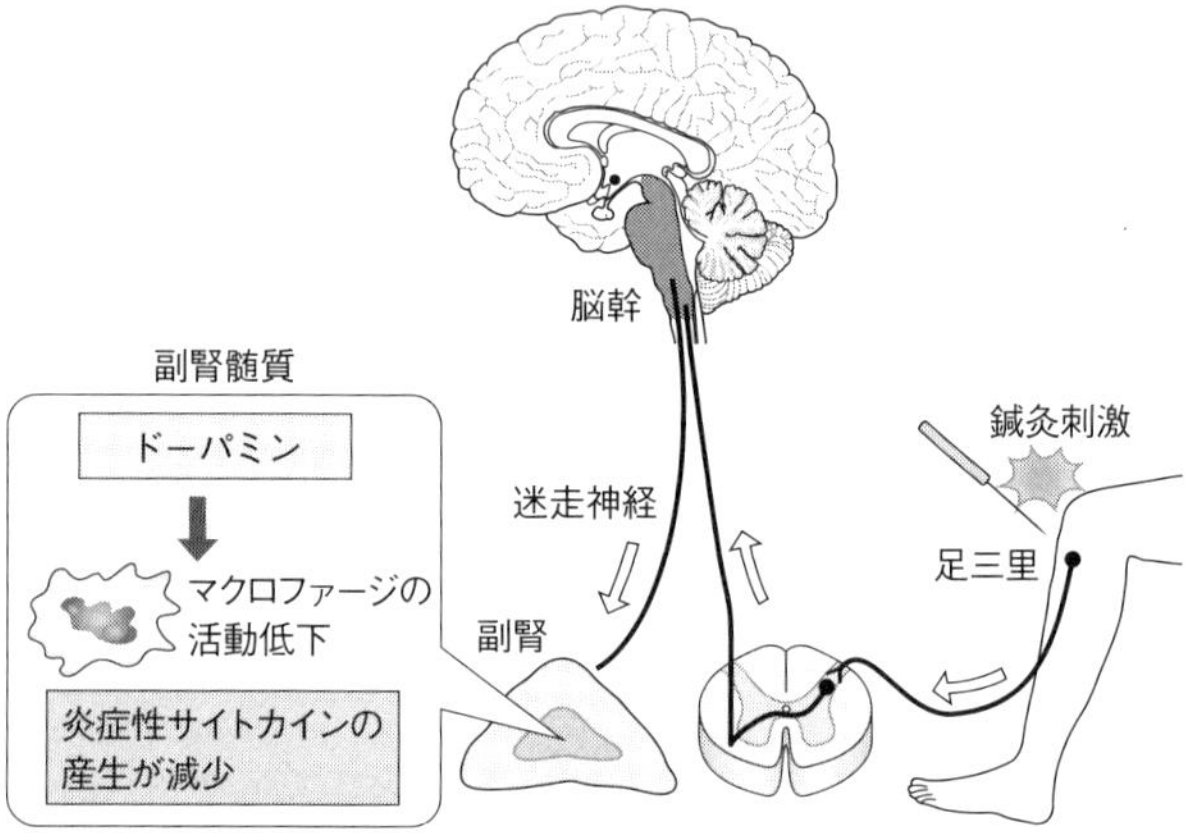

図 2-14 **足三里—迷走神経—副腎髄質のメカニズム**

鍼灸治療は、動物の実験で結核の予防や治療に一定の効果があると報告されています。ではどのようにして免疫機能に作用しているのでしょうか。2014年、アメリカやメキシコの免疫学者らは**足三里—迷走神経—副腎髄質**を介した鍼通電による抗炎症メカニズムを*Nature Medicine*誌に発表しました（図2-14）。炎症反射でも、同じ迷走神経を経由していますが、足三里というツボを起点とすることや、作用を及ぼす臓器やホルモンが全く異なるという新たな経路が発見され、免疫学や生理学の分野でも大きな話題となりました。

彼らは、重篤な全身性炎症反応症候群である敗血症のモデルマウスを使って実験を行いました。具体的には、一方のマウス群にのみ足三里に鍼通電を行ったのです。すると鍼通電をしなかったマウス群は、２日目までにすべて死亡しましたが、鍼通電を行ったマウス群では、炎症反応を示すサイトカインＴＮＦ－αなどが減少し、50％が生存しました。

そこで、このメカニズムを詳細に調べると、足三里のツボに入ったインパルスは坐骨神経を通った後、脊髄を経由して脳へ到達していました。そして、脳幹を経て遠心性迷走神経を興奮させ、副腎髄質を活性化させることがわかりました。副腎髄質は副腎の中心部にあり、アドレナリン、ノルアドレナリン、ドーパミンの３つのホルモンを分泌します。ドーパミンは、脳内ではやる気などの気分に関わっていますが、マクロファージやＴ細胞などの免疫細胞がドーパミンを受け取る受容体を持っていたり、樹状細胞ではドーパミンを合成していたりすることが解明され、免疫のはたらきにも関与していることがわかってきています。実験では、副腎髄質で分泌されたドーパミンが、血液を介して全身のマクロファージなどの免疫細胞に作用して活動を抑制、つまり、炎症反応を抑えることが明らかになりました。

足三里は松尾芭蕉が活躍した江戸時代よりもはるか昔から健康に良いとされてきましたが、こうした研究によって長年の謎が科学的に解明されつつあるのです。

2-4 なぜ、ツボはそこにあるのか？

ここまでは、鍼灸が人体に作用するさまざまなメカニズムを見てきましたが、本章も終盤に差し掛かってきたところで、皆さんがずっと疑問に思っていることに触れてみたいと思います。そもそも、ツボとは何なのでしょうか、なぜ、「その場所」にあるのでしょうか。実は、鍼灸治療の根本であるツボの実態は、中国の古典で示されて以来、いまだ科学的には解明されていません。しかし近年、さまざまな研究によってツボの生理学的・解剖学的な特徴が少しずつ解き明かされてきています。ここからは、ツボの正体に関する新たな考え方や最新研究を見ていきます。

世界最古の冷凍ミイラ「アイスマン」

まず、鍼灸や東洋医学の起源・歴史をも覆す可能性がある発見をご紹介しましょう。2023年10月、筆者（山本）が番組取材で訪ねたのは、イタリア北部、アルプスの麓に位置する街・ボルツァーノ。目的は、地元の博物館に保管されている世界最古の冷凍ミイラ「アイスマン」です。1991年、イタリアとオーストリアの国境の標高約3200メートルの氷河で氷漬けになっていたところを偶然発見され、世界的な大ニュースとなりました。調査の結果、5300年前に暮らしていた50歳ほどと見られる男性と判明。熊の毛皮を縫い合わせた帽子や、山羊などの皮でできた上着やズボン、弓矢や斧などの狩猟用具も見つかったことから考古学史上希にみる発見とされています。

実は、このアイスマンの調査で最も謎とされたのが、体の各所に見つかった入れ墨です（図2-15）。ひとつの大きさは約5センチメートルほどで、×印や2〜4本の線が描かれているものなど、極めてシンプルな形をしていますが、何のためだったのでしょうか。調査にあたった古病理学者のアルベルト・ツィンク博士によると、当初、研究チームでは、「部族の証」や「成人の証」など、さまざまな推測がなされましたが、決定的な結論には至らなかったと言います。こうしたなか、研究チームの東洋医学に詳しいメンバーから出たのが、「入れ墨とツボの位置に類似点があるのでは？」という驚きの仮説でした。

そこで、見つかった61ヵ所の入れ墨の位置と、ツボの位置を照らし合わせてみると、ほぼすべての入れ墨がツボの位置とおおよそ一致していたのです。例えば、背中の腰の近くにある入れ墨は、腎兪《じんゆ》や胃兪《いゆ》、三焦兪《さんしょうゆ》などのツボ、右胸の下あたりの入れ墨は期門《きもん》というツボの位置と重なっていました。

しかし、位置の類似だけでは単なる偶然という意見も否定できません。そこで、研究チームが

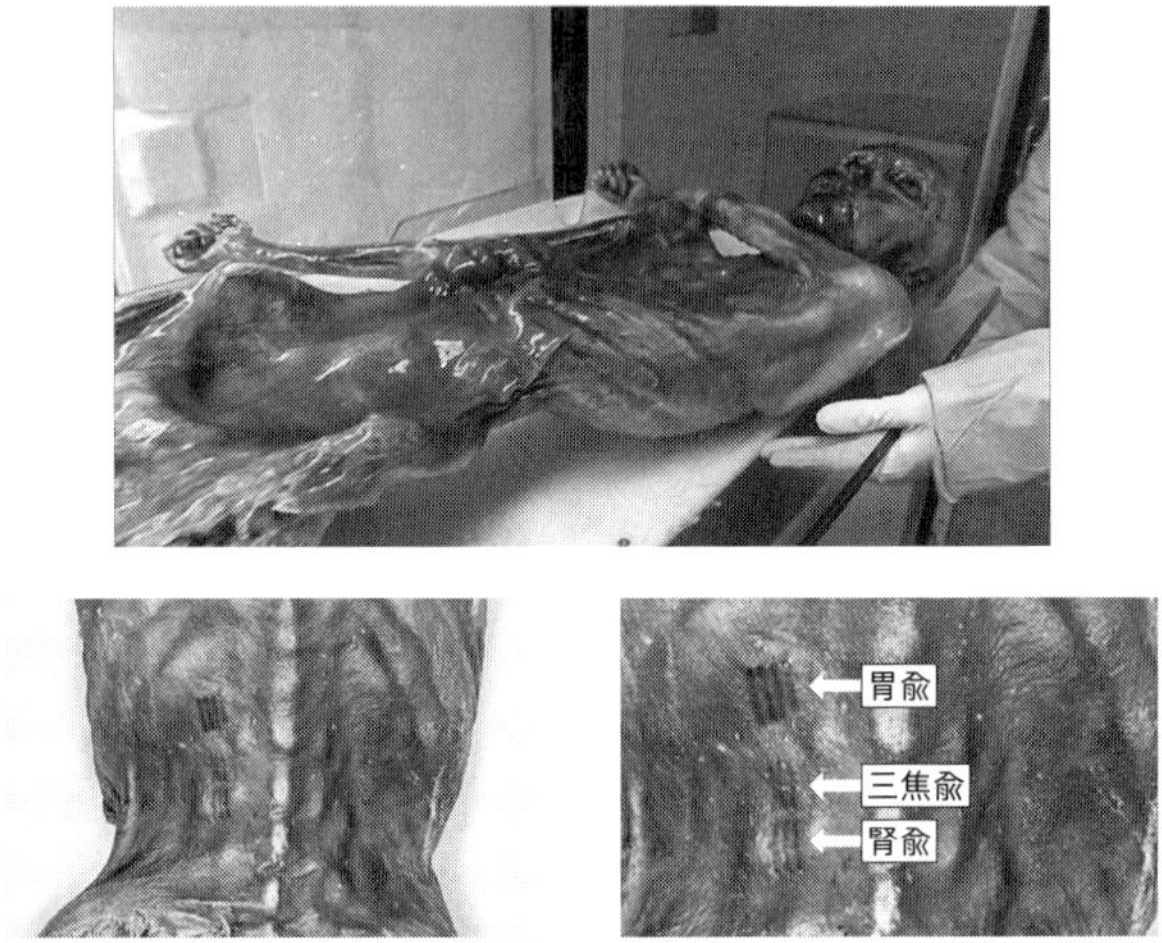

図 2-15 アイスマンの入れ墨とツボの関係

上：発見されたアイスマン
下左：腰のあたりの入れ墨　下右：ツボの位置との比較
画像提供：South Tyrol Museum of Archaeology

検証したのは、Ｘ線写真やＭＲＩ、そして胃や腸の内容物などの分析から得られたアイスマンの健康データです。すると、アイスマンは、ひざや足首の軟骨がすり減っており、その影響で腰に負担がかかり、腰痛を患っていたと推測されました。腰の部分の入れ墨とほぼ一致する場所にある腎兪などのツボは、まさに腰痛改善に使われることから、入れ墨とツボとの関係に必然性があると研究チームは考えました。また、胃や腸の内容物からは、アイスマンがヘリコバクター・ピロリ（ピロリ菌）に感染し、胃を悪くしていたこともわかりました。右胸の下の入れ墨のところにある期門は、胃の調子を整えるときに使われることから、これも必然性があると考えられたのです。こうして、研究チームが検討を重ねた結果、「入れ墨＝ツボの位置」説が最有力となったそうです。もちろん、決定的な証拠はありませんが、状況証拠は揃っているようなのです。

皆さんは、どう思われるでしょうか。筆者（山本）は、この説を支持するとともに、アイスマン（ヨーロッパアルプス地方）以外でも、はるか昔には世界各地で同じようなツボを使った治療が大なり小なり行われていたと考えます。

ツボと「圧痛点」との類似

では、ツボの場所のふしぎに迫っていきましょう。

体中にある多くのツボが持つ客観的な特徴として、指で押すと痛く感じる部分であることが挙げられます。こうした、押すと痛く感じる部分は「圧痛点」と呼ばれます。また、肩こりや腰痛などの症状が重くなると患部の周りのツボを押したときの痛みも強くなる、という経験がある方も少なくないでしょう。このような痛みは、一般的には筋肉がこる＝硬くなることから生じます。第1章で説明しましたが、筋肉の動きが低下したり、逆に過剰な繰り返しの動作が続いたりすると筋肉が緊張してこわばり、血流が低下します。すると、老廃物が蓄積したり、炎症が生じたりするなどして筋肉の組織の一部が変性し、過敏なポイントである圧痛点が現れることがわか

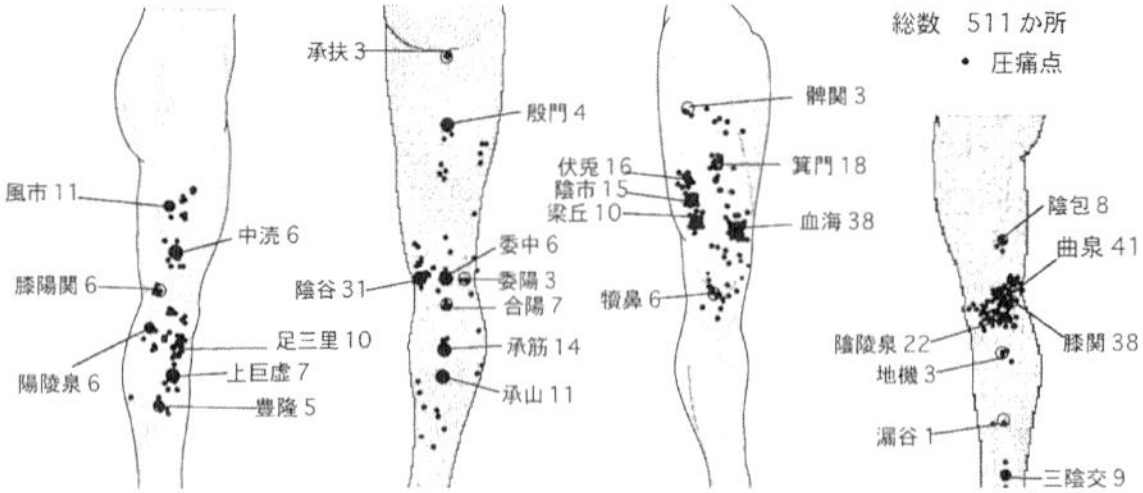

図 2-16　変形性膝関節症における圧痛点とツボの比較

中澤寛元, 北條達也, 勝見泰和. 下肢圧痛点と経穴、モーターポイントとの関係およびその深部痛覚閾値について . *PAIN RESEARCH* 15巻1号, 23-31（2000）より

っています。そして、この圧痛点ですが、線維筋痛症などの治療で使われる**トリガーポイント**＝「痛みの引き金となる点」とも共通点が多いとされています。アメリカのある調査では、慢性痛を持つ患者のおよそ8割にトリガーポイントが存在すると報告されています。

話を戻しますが、実はこの圧痛点が生じやすい場所が、東洋医学のツボの位置と類似していることについて、多くの研究で指摘されています。

例えば、変形性膝関節症の患者では、ひざの関節が動きにくくなることから、脚の筋肉に負担がかかり、圧痛点が生じます。圧痛点の位置とツボの位置を比較した図2－16を見てみると、圧痛点はツボの周りに多くあることがわかります。このような事実から、一定数のツボは、体の姿勢や動作の負担がかかりやすい場所にあると考えられているのです。アイスマンのケースでも、ひざなどを悪くしたことで腰に負担がかかり、結果的に腰痛を患っていたという分析がありました。つまり、人間の体の構造上、腰や肩、ひざなど、物理的な負担が局所にかかりやすいポイントが一定数存在し、そこが圧痛点＝ツボなのではないか、という捉え方が見えてきます。もちろん、すべてのツボを説明することはできませんが、身体的な痛みに関係するツボの多くは、この考え方が当てはまります。体の動きや姿勢など、運動力学的な視点からツボの意味を見出すことができるのです。

ツボは内臓の状態を映し出す「特異的スポット」か

次に、体の内部（内臓）と末梢（手足など）のふしぎな関係から見えるツボの正体に迫っていきます。

皆さんは、**関連痛**という症状をご存知でしょうか。西洋医学の診断では、「原因となる場所だけでなく、隣接する場所や離れた場所にも生じる痛み」とされています。具体的には、心臓への血流障害が原因である狭心症の際に、胸だけでなく左肩周辺に痛みを感じるケースや、肝炎などの影響で右肩が痛くなったりするケースなどが知られています。でも、どうしてこのような現象が起こるのでしょうか。その秘密は、脊髄にあると考えられています。通常、狭心症が起こると、心臓で発生した痛み信号は、感覚神経を通って脊髄に到達し、脳へと伝わって「（胸が）痛い！」と感じます。

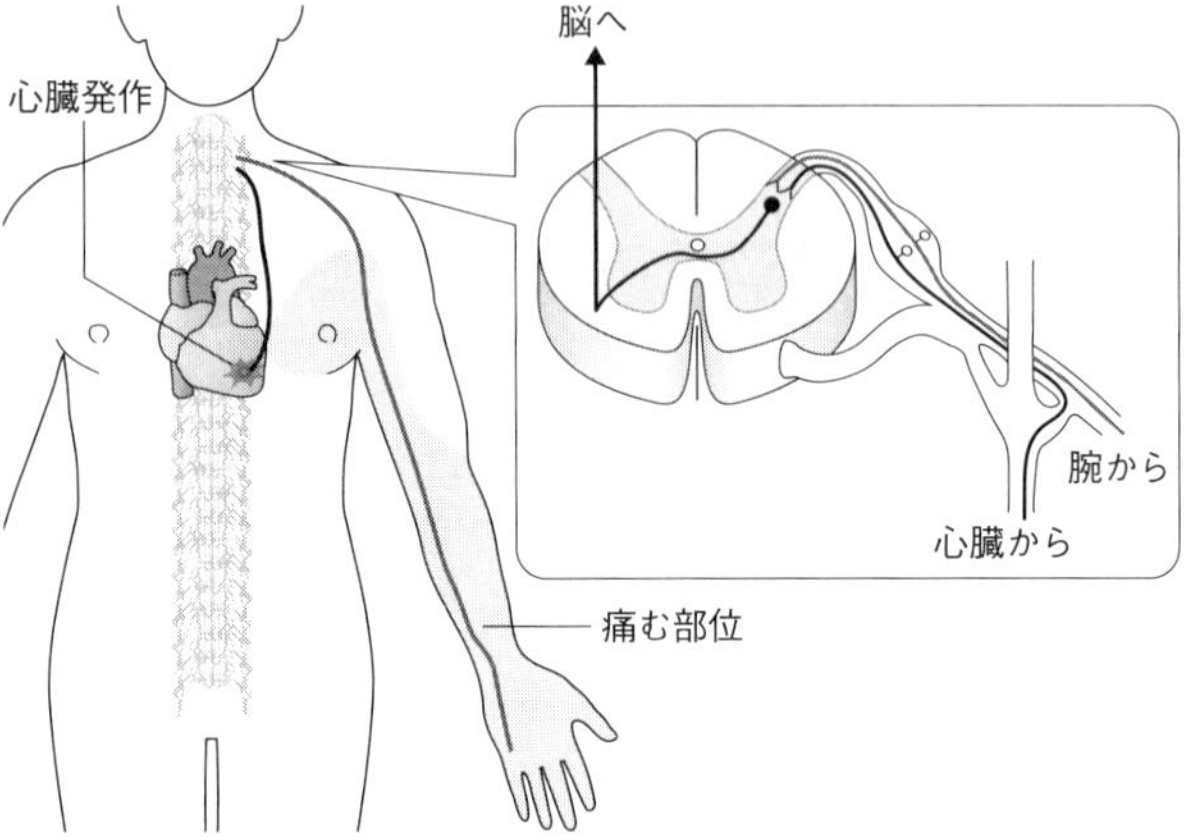

図 2-17 **脊髄を介した関連痛のメカニズム**

この心臓からの感覚神経がつながる脊髄後角には、左腕（左肩）、胃などからの感覚神経もつながっています。そのため、痛みの信号が別の部位からの感覚神経（狭心症の場合は、左腕からの感覚神経）に伝播してしまうことがあり、関連痛が生じると考えられています。つまり、脊髄が持つ構造的な〝エラー〟によって、心臓の痛みが肩や腕の痛みとなってしまうのです（図2－17）。

さらに、このような内臓からの痛み信号が脊髄で別の感覚神経に伝播した結果、痛み信号がその感覚神経を逆行して末端に到達し、周辺（皮膚下）で神経性の炎症が起こるという現象も確認されています。

少しアプローチが長くなりましたが、この関連痛にまつわる体のメカニズムがツボの正体に

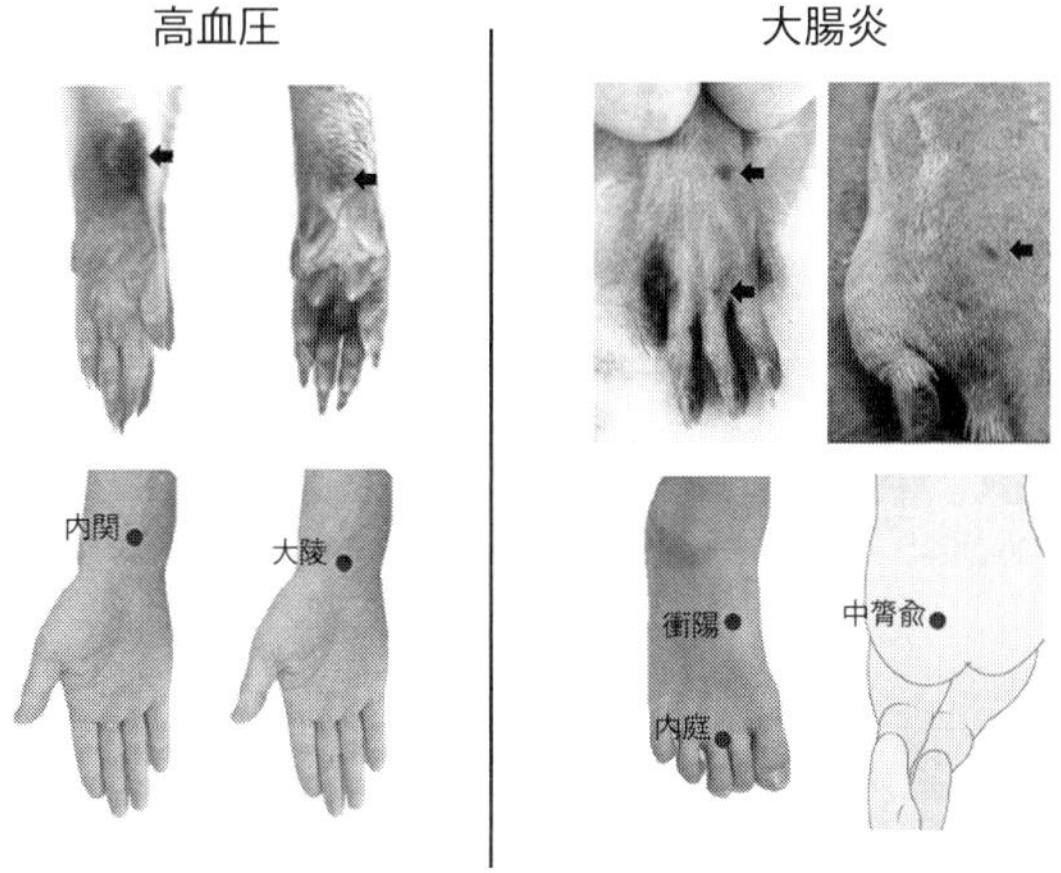

図 2-18 **ラットに出現した炎症性スポット**
Kim, Do-Hee *et al*. Acupuncture points can be identified as cutaneous neurogenic inflammatory spots. *Sci Rep* 7：15214(2017) より一部改変

関係しているのではないか、という実験が韓国の研究チームによって２０１７年に発表されています。

実験では、高血圧の症状と大腸炎の症状があるラットが、それぞれ準備されました。研究チームでは、これらのラットの静脈から特殊な色素を注入しました。すると、体表のいくつかの場所で血管から色素が漏れ出て、直径数ミリメートルのスポット（小さな点）が出現したのです。これは、先ほど紹介した内臓の痛み信号（ここでは、高血圧と大腸炎による炎症信号）が脊髄を介して別の感覚神経を逆行し、末端周辺（皮膚下）で神経性の炎症が発生したためと考えられています。より詳しく説明すると、その炎症の影響で神経末端から分泌されたCGRP（生理活性物質）などのはたらきによって血管の透過性が高まり、色素が漏れ出てしまったからだと考えられるのです。実験データを平均すると、1匹あたり高血圧ラットでは7つ、大腸炎ラットでは4つのスポットが見られました。また、すべてのラット（高血圧18匹、大腸炎13匹）のスポットの位置を詳しく調べたところ、高血圧ラットでは、67％が内関《ないかん》、大陵《だいりょう》などのツボと一致し、大腸炎ラットでは75％が衝陽《しょうよう》、内庭《ないてい》などのツボと一致したというのです（図2-18）。

さらに、研究チームが高血圧ラットに出現したスポットの一部に鍼治療を行ったところ、血圧の上昇が抑えられることが確認できました。同じように大腸炎ラットのスポットへの鍼治療でも、体重減少の改善などが認められました。

この研究では、東洋医学で古くから考えられてきた、ツボは心身の不調を示す反応点であり、心身の不調を改善する治療点でもある、という特徴を実験的に検証しており、ある一定のツボの正体が、内臓の病態を原因とした神経性の炎症スポットであることを示唆しています。

世界で初めて示されたツボの「解剖学的な証拠」

この節で最後に紹介するのは、2021年に*Nature*誌で発表された、世界で初めてツボに特徴的な神経構造があることを精緻に確認した画期的な研究です。足三里のツボは、免疫機能のと

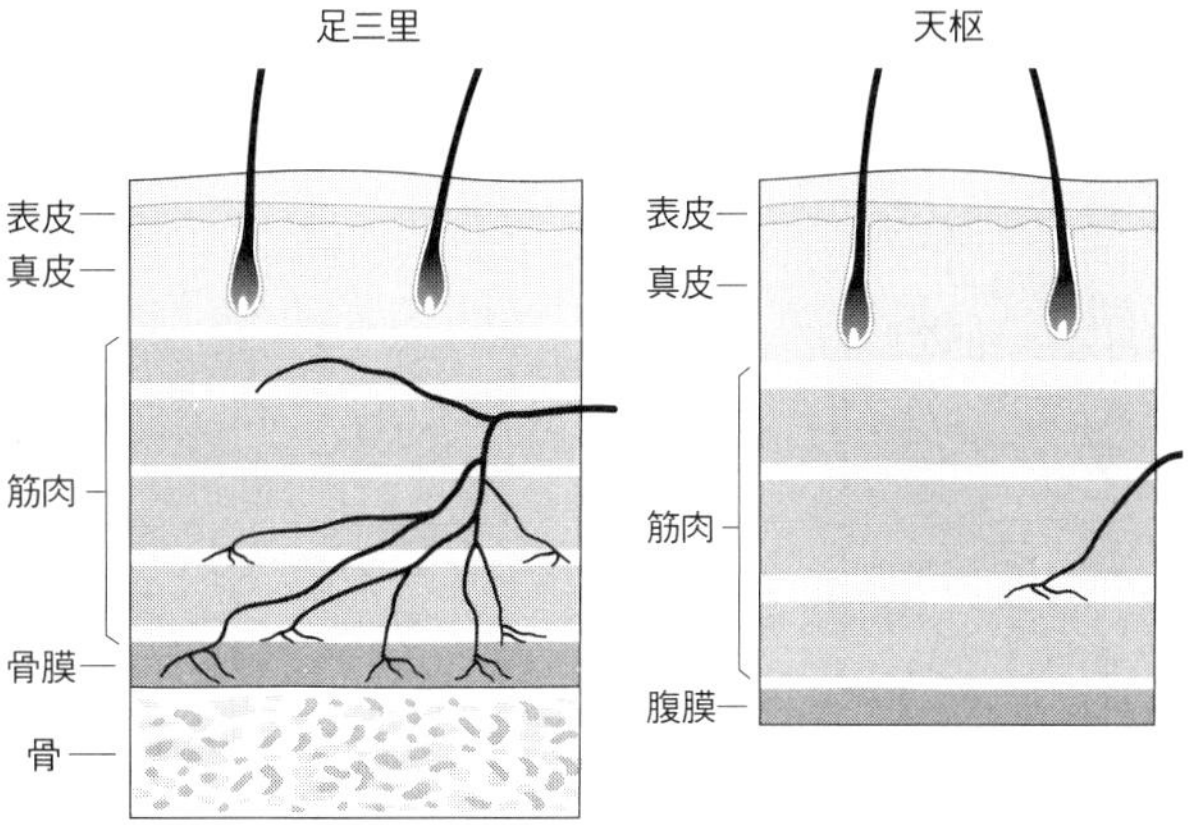

図 2-19 **足三里と天枢のツボの神経分布の比較**
Liu,S *et al*. A neuroanatomical basis for electroacupuncture to drive the vagal-adrenal axis. *Nature*, 598：641-645(2021) より一部改変

ころで詳しく紹介しましたが、足三里—迷走神経—副腎髄質を介して抗炎症作用をもたらす、ツボの中でも特異的な存在でした。そこで、アメリカのハーバード大学と中国の復旦大学の共同研究チームが、足三里のツボにどのような解剖学的な秘密があるのかを詳しく調べました（図２－19）。

実験は一部の神経細胞の遺伝子を改変したマウスを用いて、オプトジェネティクス（光遺伝学）や、逆行性トレーサーなど、分子生物学の研究で用いられる最新解析技術を駆使して行われました。まず研究チームは、脊髄後角と足三里を結ぶ感覚神経を調べ、たくさんの神経線維の中から迷走神経を介した抗炎症作用をもたらす特定の感覚神経を発見しました。その神経は、足三里のツボの深部で多く分岐し、シグナルを受け取りやすい分布構造になっていました。さらに、同様の抗炎症作用に関わる感覚神経は、お腹にある天枢《てんすう》というツボにも確認されましたが、その分布密度を比べると10倍も低かったのです。また、この感覚神経を切断したマウスの足三里や、この感覚神経が分布していない部分に鍼通電を行っても、炎症を抑制する効果は見られませんでした。

つまり、足三里には抗炎症作用をもたらす独特の神経構造があり、ツボの周辺や他のツボ（天枢）とも異なることが示されたのです。この発見は、世界で初めて精緻に示されたツボの「解剖学的な証拠」として、中国をはじめ世界中で大きな反響を呼びました。ツボにはまだ多くの謎が残されていますが、こうした最先端の科学的手法によって、他のツボの構造がどうなっているのか、ツボにはどのようなタイプがあるのかなど、その正体が次々と明らかになってくるのではと筆者（山本）は期待しています。

2-5 経絡の正体とはなにか

前節では、ツボの謎に関する研究を紹介しましたが、ここでは経絡についての考え方や最新の研究を紹介します。第1章で少しご説明しましたが、経絡は、複数のツボとツボを結び、東洋医学でいう「気《き》」や「血《けつ》」などの流路とされ、さらには内臓とも密接な関係を持つことから体の恒常性を保つ重要な役割があるとされています。しかし、その存在は解剖学的には明らかになっていません。最新の科学では、どのような捉え方がされ、研究が行われているかを見ていきます。

アナトミー・トレインとはなにか

ファシア（Ｆａｓｉａ）ということばをご存知でしょうか。元来は、筋肉を包む膜組織である筋膜を指していましたが、近年では、内臓を包む膜や靱帯、腱も含むことばとして使われることが多くなっています。また、従来は、その役割は組織を覆い守るだけとされてきましたが、最近では、臓器と臓器をつなぐ結合組織としての役割や、体内物質の通り道としての役割などが見出され、研究が進められています。

このファシアのひとつである「筋膜のつながり」と経絡との間に類似性があることを提唱しているのが、イギリスのマッサージ・セラピスト、トーマス・マイヤース氏です。

彼は、複数の筋肉をまたいでつながっている筋膜の〝連結〟の様子に着目し、新たな解剖学の捉え方として「**アナトミー・トレイン**」という概念を提唱し、世界で注目を集めています。では一体どのような考え方なのでしょうか。

アナトミー・トレインは日本語では「筋膜経線」と呼ばれています。体の一部に負担がかかっ

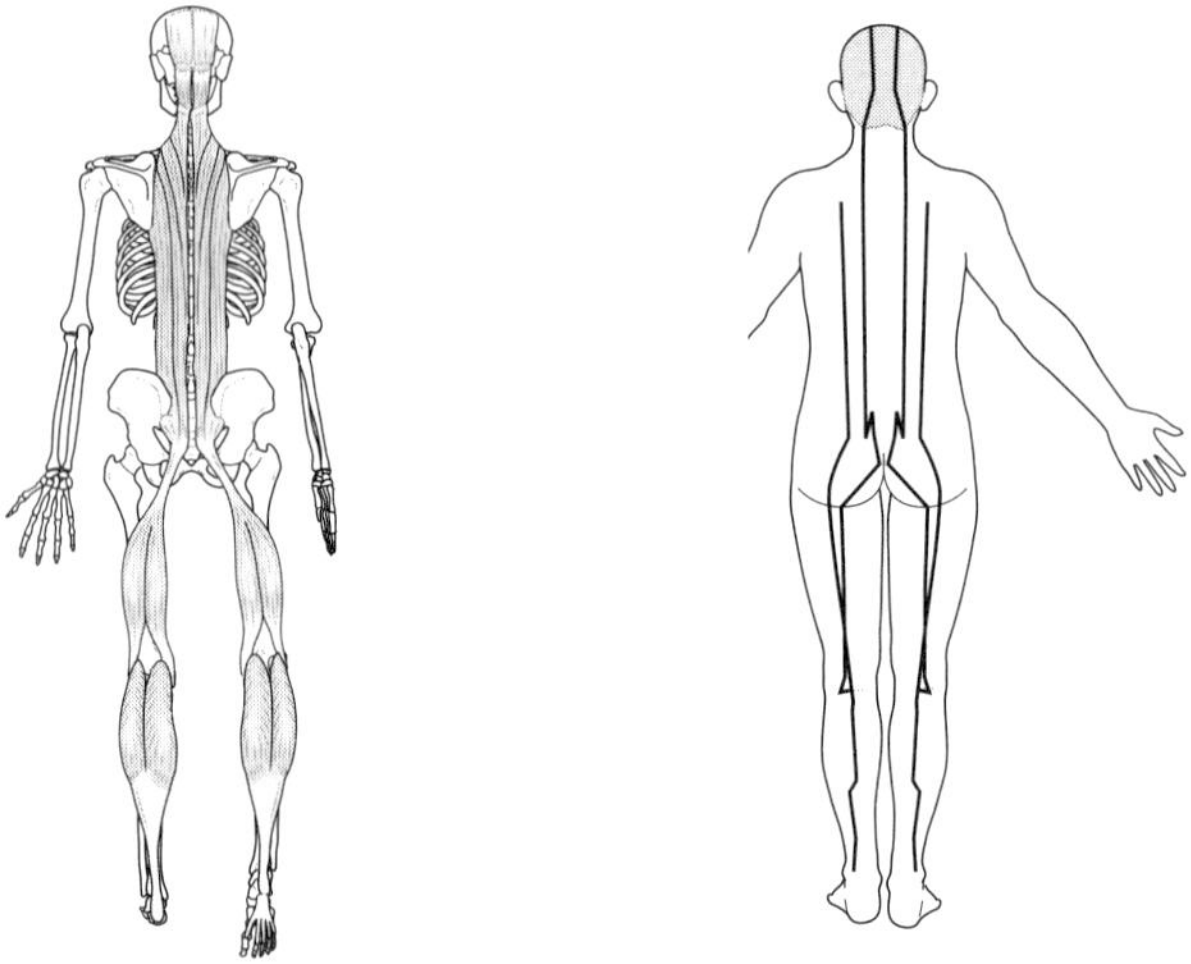

図 2-20 **左：筋膜経線の SBL　右：経路の「足の太陽膀胱経」**
左図はトーマス・W・マイヤース著、板場英行/石井慎一郎　訳『アナトミー・トレイン　徒手運動療法のための筋膜経線［web 動画付］第 4 版』（医学書院、2022 年）をもとに作成

たときに、その張力を感じ合う（＝その影響が及ぶ）筋膜のつながりは線路のように「ライン」と呼ばれ、全身であわせて12本のラインがあるとされています。

もっと簡単に説明すると、それぞれのライン＝線路は、筋膜や腱でつながっていて、筋肉は駅のような存在と考えます。つまり、それぞれの駅（筋肉）は独立していますが、線路（筋膜など）でつながっているので、ひとつの駅で問題があれば、その影響は全体に及ぶというわけです。

実は、この筋膜経線の多くが、鍼灸の経絡と相似しています。例えば、体の裏側にあり、足元から背中、頭まで

に至る経絡である足の太陽膀胱経《たいようぼうこうけい》は、筋膜経線のＳＢＬ：Superficial Back Lineと同じようなルートなのです（図２－20）。

さらに、少しややこしいのですが、実は、鍼灸には経絡によく似た経筋《けいきん》という理論も存在します。これは、マイヤース氏の「アナトミー・トレイン」と同じように、筋肉のつながりを示す概念で、経絡のうち12本の経脈のライン上にある筋肉がつながっているというものです。

このように「経絡・経筋」と「筋膜経線」は、実にふしぎな類似性なのですが、洋の東西を問わず、体の痛みや治療に「筋膜（筋肉）のつながり」が見出された可能性もあると筆者（山本）は考えています。

経絡が見えた？　進む科学的解明

経絡の存在について、実験的な手法での探索も進んでいます。２０２１年に発表された中国の研究では、健常者のボランティアの協力を得て、手首にある内関のツボを使って実験が行われました。ツボの表面から2～3ミリメートル下にある真皮層に注射器で蛍光色素を注入し、色素の移動ルートや時間を詳しく観察したのです。その結果、19回の実験のうち15回で、蛍光色素は内関からひじの内側にあるツボである曲沢《きょくたく》方向へと、実線や破線のような軌跡を伴い移動するこ

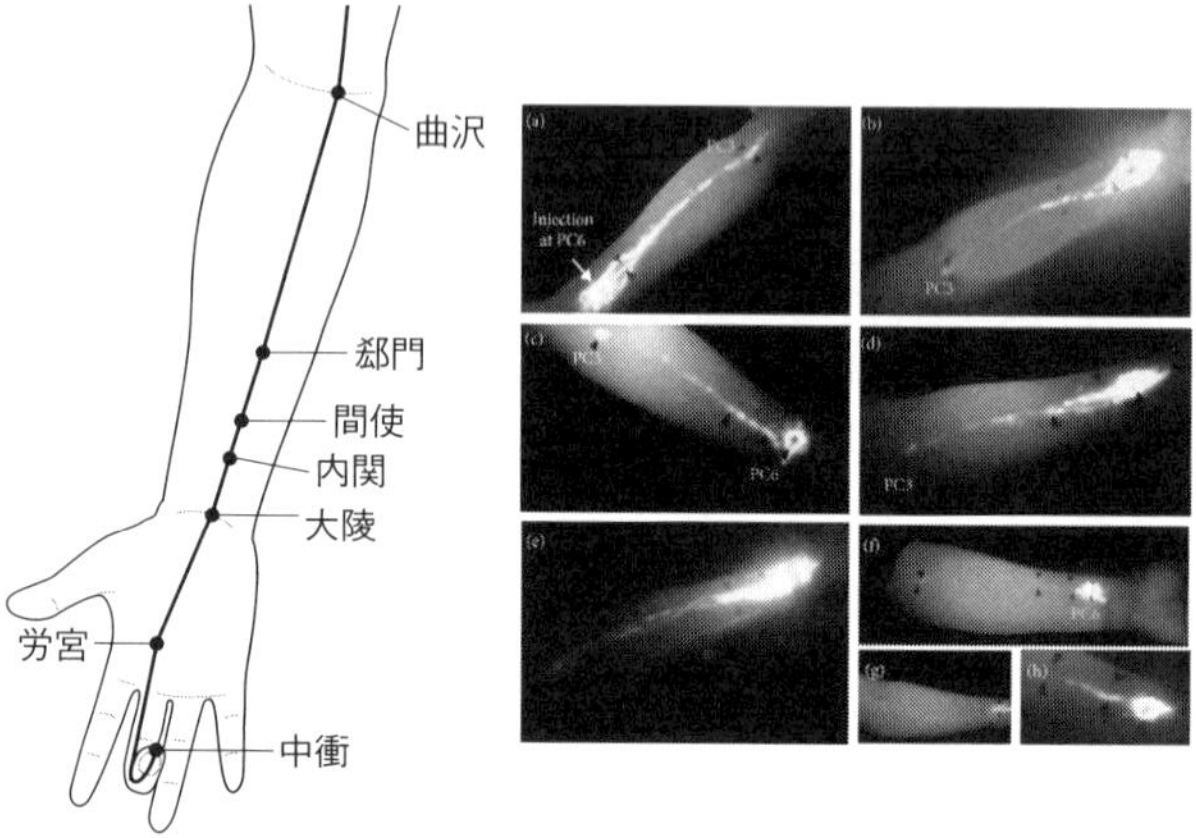

図2-21 左：内関と曲沢のツボを結ぶ経絡　右：色素の移動ルート
右図は Li, T *et al*. In Vivo Visualization of the Pericardium Meridian with Fluorescent Dyes. *Evid Based Complement Alternat Med* 2021：5581227(2021) より

とが確認されました（図2－21）。被験者によっては、約10分で蛍光の線がはっきりと確認でき、1時間後に蛍光の強さがピークに達しました。一方、内関に隣接する場所に同じように蛍光色素を注入しても、顕著な現象は見られませんでした。

半信半疑の読者もいらっしゃるかもしれません。ただ、このような経絡の謎に挑む実験や検証は、過去にも動物や人を対象にして幾度か行われており、結果にはばらつきがあるものの同様の現象が確認されています。

しかし、この経絡のラインを示す蛍光色素の移動は、皮膚下でどのような器官や組織を介しているのでしょうか。今回の実験では、超音波診断装置を使って色素の移動ルートが調べられており、その結果から、動脈や静脈などではなく、ファシアとの関連が指摘されています。なかでも、研究チームが推測するのは、経絡はファシアの中を流れる**間質液**の通り道である、という仮説です。間質とは、細胞と細胞の間にある隙間を指します。間質液とは、その隙間にある血液やリンパ液以外の体液のことで、ファシアでは網目状のコラーゲン組織の中を流れているとされています。実は、この間質液についてはファシアと同じく、近年ようやく詳しい解明が始まったばかりで、まだまだ未知の機能や役割を担っている可能性があります。近い将来、こうした体の機能が明らかになるとともに、経絡の謎も解き明かされるかもしれません。

2-6　未来の医療を変える鍼灸の可能性

鍼灸による再生医療への道

２つの章にわたって紹介してきた鍼灸ですが、いよいよ最後の節に入ります。ここでは、これまでに紹介しきれなかった最新研究、そして、将来の医療における可能性についてお伝えします。

まず最新研究として、鍼灸と再生医療研究について見ていきましょう。この2つの単語がすぐに結びつかないという方もいらっしゃると思います。

最近注目されている主な再生医療の研究としては、幹細胞を使って臓器を修復する技術や治療法がありますが、実は鍼灸、特に鍼通電を用いた神経や血管の再生についても基礎研究や臨床試験が進められています。そのきっかけのひとつになっているのは、伝統的に行われている脳梗塞のリハビリテーションとしての鍼灸治療です。日本では健康保険の対象とされていませんが、運動機能の回復や神経のしびれなどの改善が多数報告されています。脳や脊髄のような中枢神経系の損傷した部分は元に戻りませんが、脳の一部では神経細胞が新生され、未熟な状態の神経細胞が損傷した部分に移動することで神経を再生するはたらきがあります。最近の研究で、鍼灸によってそのメカニズムが活性化する可能性が見えてきました。

2016年、中国の研究チームは、脳卒中モデル動物への鍼通電の研究についてメタアナリシスの結果を発表しました。メタアナリシスとは複数の研究結果を統合し、より信頼性の高い結果を求める統計解析手法のことです。それによると、鍼通電によって神経細胞の元になる**神経幹細胞**の自己複製が促され、新生する神経細胞が増加することや、未熟な神経細胞が損傷した部分に移動する割合が増えることが確認されました。解析結果からは、こうした効果によって神経障害の改善や脳浮腫が軽減されることが示唆されたのです。

また、手や足に力が入らない、手足にしびれが生じるなどの末梢神経障害についても鍼通電によって神経の新生が起こり、症状が回復することが多くの研究で明らかになりつつあります。動物を用いた実験でわかってきた主なメカニズムとしては、末梢神経への鍼通電の刺激が、軸索を取り囲む髄鞘《ずいしょう》を形成・維持する細胞であるシュワン細胞を活性化させ、末梢神経の再生が促される、というものです。

こうした中枢での神経幹細胞の自己複製や、末梢でのシュワン細胞の活性化の要因のひとつとして考えられているのは、鍼通電の刺激によって神経細胞から放出される脳由来神経栄養因子（ＢＤＮＦ）や、神経成長因子（ＮＧＦ）の存在です。この２つの物質は、神経細胞の維持や活性化に重要な役割を果たすタンパク質として知られています。

これまでの研究から、鍼通電で脳や末梢の神経を刺激して興奮させることで、これらの物質の合成・分泌が促進されることが明らかになっています。いくつかの動物実験では脳の記憶を司る海馬においてＢＤＮＦの増加や神経新生が確認されていることから、鍼通電の作用は、認知症の改善にも期待できるとして研究が進められているのです。

さらに、血管新生についても、脳卒中の動物モデルを使った詳しい分析の結果が２０２２年に報告されました。注目されたのは、血管内皮細胞増殖因子（ＶＥＧＦ）やエリスロポエチン（ＥＰＯ）と呼ばれる血管新生に関わる物質です。実験では、こうした因子の合成に関わる伝達経路が、鼻の下にあるツボ、**水溝**《すいこう》への電気刺激によって活性化し、血管内皮細胞などを刺激して血管新生がもたらされている可能性を示しています。

そして、骨折の治療にも、鍼通電の作用が認められています。

実は、1960年代から骨折の治療には電気治療が行われていて、鍼通電もその理論を応用しています。**骨の圧電気現象**と呼ばれ、発見したのは京都府立医科大学整形外科学教室の保田岩夫（1909〜1983）です。具体的には、骨に圧力などが加わると電位が発生するのですが、この電位が「骨を強化せよ」というシグナルとなり、マイナス側に骨の形成を担う骨芽細胞が、そしてプラス側に破骨細胞が集まり、自然に対応した形の骨が形成されるというものです（図2-22）。保田はこの理論を応用し、電気によって骨の形成を促進する治療法を開発したのです。

この理論に基づく鍼通電は、鍼を介して骨の近くに電気を通すことが可能です。そのため、効率的に骨形成を促す治療法として用いられています。

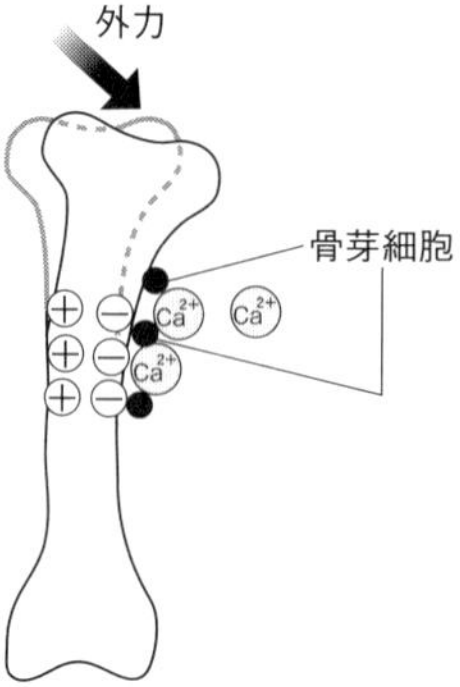

図2-22 骨の圧電気現象

将来の医療における鍼灸治療

最後に、将来の医療における鍼灸の持つ可能性について紹介したいと思います。まず、筆者（山本）が注目するのは鍼通電（＝電気鍼　ＥＡ：Electrical Acupuncture）です。先ほど紹介した神経や血管、骨の新生に関する研究からもわかるように、神経や細胞を効果的に刺激でき、また、周波数や電圧を細かく設定できるため、治療法の均一化を図りやすいというメリットがあります。

近年、こうした電気や磁気、超音波などを使って神経を刺激し、治療を行う方法は**ニューロモデュレーション**と呼ばれ、これまで多く使用されてきた神経系の病気や障害だけでなく、内臓の病気や全身の炎症性疾患の治療まで対象が広がっています。鍼通電もそのひとつとして、さまざまな疾患の治療への応用が注目されているのです。

近年では、鍼を用いず電極をツボに貼り付ける経皮的経穴電気刺激（ＴＥＡＳ：Transcutaneous Electrical Acupoint Stimulation）も、中国や欧米で研究や臨床への導入が進んでいます。これは、従来の経皮的電気神経刺激療法（ＴＥＮＳ）が持つ非侵襲的（鍼を刺さない）な特徴と、経穴が持つ特性を生かした鍼灸治療のメリットを両得した新たな治療法で、施術も簡易なことから多くの治療に使われていく可能性があります。

期待される難病治療・予防医療へのｔａＶＮＳ

さらに、このＴＥＡＳのひとつとして最も注目されているのは、経皮的耳介迷走神経刺激（ｔａＶＮＳ：transcutaneous auricular Vagus Nerve Stimulation）です。これは、迷走神経を介した免疫メカニズムである炎症反射を狙った治療法です。迷走神経を刺激する治療法としては、元々は電子機器とバッテリーを首の根元に埋め込んで迷走神経を刺激する迷走神経刺激（ＶＮＳ）装置が、てんかんの治療で使用されていました。しかし、装置を体内に埋め込むというハードルの高さがあったため、耳のツボに電極を取り付けて耳近くに伸びる迷走神経の枝（耳介枝）を刺激するｔａＶＮＳが、非侵襲的な方法として開発されたのです。

そして、このｔａＶＮＳが期待されているのが、関節リウマチや全身性エリテマトーデスなどの自己免疫疾患の治療です。自分の組織を攻撃してしまう免疫細胞を制御する治療には、全身の免疫反応を抑制するステロイド剤や免疫抑制剤などが用いられていますが、高血圧などの副作用もあり、治療が難しい場合もあります。そこで、体に備わる抗炎症メカニズムである炎症反射をｔａＶＮＳで活性化し、自己免疫疾患を治療する試みがアメリカなどで始まっています。

さらに、ｔａＶＮＳは、自己免疫疾患以外の病気の治療にも広がっています。筆者（山本）が取材したのは、北海道大学病院で２０２３年11月にスタートした、間質性肺炎に対するｔａＶＮ

Ｓの臨床試験です。日本で初めての臨床試験となります。

　間質性肺炎という病名は、耳なれない方も少なくないと思います。空気が入る肺胞の壁に炎症が起こって硬くなってしまい呼吸ができなくなる病気のことで、ほとんどの場合、根本的な治療が難しいとされています。臨床試験では、患者にｔａＶＮＳ装置の使い方をレクチャーし、自宅で毎日1時間の電気刺激を行ってもらって、症状の緩和や進行の抑制具合について詳しく調べていきます。

　この臨床試験の発端となったのは、研究チームのひとり、北海道大学遺伝子病制御研究所の免疫学者・村上正晃教授が参加する国の大型科学研究プロジェクト「ムーンショット型研究開発事業」です。「炎症を制御して健康長寿を実現する新たな治療法の開発」が目標のひとつとされ、ｔａＶＮＳが治療法のひとつとして研究対象に選ばれました。

　村上教授は、筋肉にかかる重力や心理的なストレスなどの刺激によって、病気を引き起こす原因となる病原性の免疫細胞が体のなかで活性化してしまうという現象＝**ゲートウェイ反射**を発見し、「病は気から」のメカニズムなどを科学的に研究しています。そのなかで、鍼灸の効果やメカニズムにも関心を持ち、炎症を制御する方法としてｔａＶＮＳに注目したと言います。

　さらに、このムーンショットの目標には、ｔａＶＮＳなどの治療法を予防医療として実現することが掲げられています。そのターゲットは、関節リウマチなどの自己免疫疾患をはじめ、糖尿病やアトピー性皮膚炎、認知症、血管障害なども加えた、広義の**慢性炎症疾患**です。こうした疾患では、病気を発症する前から臓器に微小な炎症が発生し、それが拡散・拡大していくことで病気を発症するというメカニズムがわかっています。

そこでプロジェクトでは、体内に発生した微小な炎症をいち早く察知し、taVNSなどの治療法で炎症を抑制して病気を未然に防ぐという「未病時オートマティック医療」の開発を進めています。これはまさに、東洋医学でいう「**治未病**《ちみびょう》＝病気になってしまう前に養生をして、健康状態を維持する」に通じるものであり、東洋医学が大切にしてきた健康への向き合い方が、最新の科学を取り入れて実現されようとしていると筆者（山本）は考えます。まさに今、鍼灸は伝統的な治療法ではなく、医療のパラダイムシフトをもたらす可能性が期待されているのです。

ここまでの第1章と第2章を通して、鍼灸刺激が人体のあらゆる生理メカニズムにはたらきかけ、その機能を回復させている様子を見ていただきました。もちろん、まだ知見が不足していたり、詳細なメカニズムが不明だったりする部分も少なくありませんが、鍼灸の科学的な解明は急速に進んでいるのです。

そして次章は、こちらも多様な効果とメカニズムがわかってきた漢方薬がテーマです。鍼灸に勝るとも劣らない、驚きの発見が相次ぐ最新研究を紹介していきます。

第3章

漢方薬は体内で「なに」をしているのか

——天然の生薬が生み出す多種多彩な作用

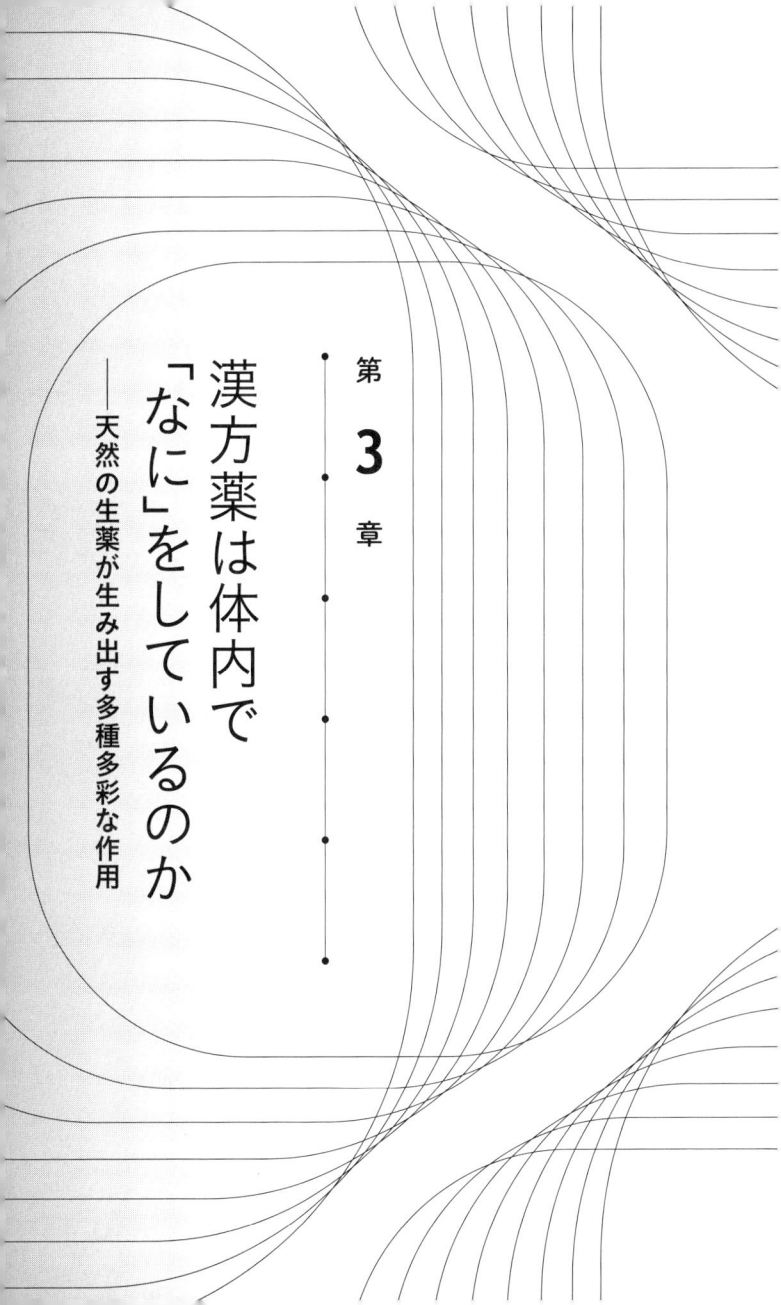

3-1 そもそも漢方薬とはなにか

漢方薬の由来

漢方薬の英訳を知っていますか。漢方薬の英訳はKampo medicineと言います。本書を手にした方の多くは既にご存知かもしれません。

そもそも「漢方」という名称は、江戸時代中期にオランダから新たに入ってきた医学を「蘭方」と呼び、それまで日本で主流だった医学を**「漢方」**(中国の漢に由来)と呼ぶようになったことから始まったとされています。

中国を起源とする伝統医学では、自然界に存在する植物、動物、鉱物などの薬効となる部分**(生薬)**を複数組み合わせて病気の予防や治療に利用してきました。

歴史を振り返ると、この伝統医学は、5世紀から6世紀にかけて、朝鮮半島を経由して日本にもたらされ、遣隋使や遣唐使の時代には中国からも直接持ち込まれるようになりました。その後、日本国内の風土や気候に合わせることで独自の発展を遂げてきたのです。

漢方医学（日本の伝統医学）	中医学（中国の伝統医学）	韓医学（韓国の伝統医学）
漢方薬	中薬（中成薬）	韓　薬
Kampo medicines	traditional Chinese medicines	traditional Korean medicines

図3-1　**漢方医学、中医学、韓医学の分類**

起源は同じであるものの、それぞれの国で異なった医学体系を形成しているため、日本、中国、韓国で、それぞれ「漢方医学」「中医学」「韓医学」と区別して呼ばれ、用いられる薬剤も「漢方薬」「中薬」「韓薬」と対応した名称があります（図３－１）。このような背景を踏まえ、漢方薬の英訳がKampo medicineである理由のひとつに、漢方薬が日本固有の伝統医学であることを世界にアピールするため、戦略的に使い始めた経緯もあります。なお、米国国立医学図書館が運営している医学論文データベースのＰｕｂＭｅｄにおいてもKampoは２０００年から正式に医学用語として登録されており、収載されている論文数も２０００報を超えています（２０２４年１月現在）。

医薬品としての漢方薬

さて、本章を読み進めるにあたり、日本の漢方薬が独自に発展してきたことを示すうえで知っておいてほしいことがあります。それは、日本で製造販売されている漢方薬の一部が薬事承認、つまり医薬品として製造販売されていることです。そのため、医療用漢方製剤（病院で処方される保険適用の漢方薬）や一般用漢方・生薬製剤（薬局などで消費者の判断で購入できる漢方薬）は厚生労働省が示す基準や業界団体が作成した厳格な自主基準に従い、製品の安全性と品質を確保する取り組みが行われています。例えば、クズの周皮を除いた根が基原（＝薬用部位）となる生薬のカッコンは、その乾燥物に対してプエラリンという成分が２・０％以上含まれているなどの含量規格が定められています。

繰り返しになりますが、漢方薬の原材料は自然界の植物、動物、鉱物です。ワインは産地や製造年によって味や風味が異なることが魅力のひとつかと思いますが、漢方薬が産地や製造年によって有効な成分の含量や臨床的な効果が異なる、ということでは困ります。しかし、厳密な品質管理が行われていることによって、例えば「葛根湯」として販売されている製品であれば、どこのメーカーのものを使っても同じ効果が得られるのです[*1]。有効な成分も、国内で製造販売されている漢方薬（処方薬、市販薬）であれば基本的に含量が大きく異なるようなことはありません。なお、２０２０年時点で、医薬品として承認された漢方薬は２９４処方（一般用漢方製剤）、医療保険の適用のあるもの（医療用漢方製剤）が１４８処方あります[*2]。

「気血水」とはなにか

本書にはこれまでにも気《き》や血《けつ》ということばが登場していますが、東洋医学において**気血水**《きけつすい》は、人の体を構成する基本的な要素として位置づけられています。人体が臓器、細胞、遺伝子などで構成されていると考える西洋医学とは少し様相が異なるのです。その詳細については東洋医学の成書に譲ることにしますが、この後の漢方薬のメカニズムにも登場するこれらのことばの意味を、これまでの章よりも少しだけ詳しく見てみましょう。

「気」

生命を維持するためのエネルギーのようなものと位置づけられています。「病は気から」「気が滅入る」「元気・やる気」といったことばがあるように、人が生きていくために最も必要なものと考えられています。気が停滞する状態を気鬱《きうつ》、順行すべき気が逆行する状態を気逆《きぎゃく》、気の量

＊1　漢方薬が医薬品であることを説明するため便宜的に「葛根湯はどこのメーカーも同じ」と書きましたが、実はメーカーによって生薬の含量が少しだけ異なっています。理由として、メーカーごとに医療用漢方エキス製剤の製造販売承認を受ける際、根拠とする漢方医学の出典が異なっていたためとされています。漢方薬が医薬品として製品化されるはるか昔、医師は患者の状態に合わせて生薬の含量を微調整するといった、いわゆる「さじ加減」が行われていました。ですが、今では、漢方エキス製剤として規格化されているために医師が生薬の含量を微調整することはできません。そのため、さじ加減を大切にする医師のなかには、この患者にはA社の葛根湯、この患者にはB社の葛根湯といった具合に使い分けを行っているケースもあります。

＊2　日本漢方医学教育協議会編『基本がわかる　漢方医学講義』（羊土社、２０２０年）による。

が不足している状態を気虚《ききょ》などと言います。

「血」

体の中の赤い液体、つまり血液を指すとされますが、気と同様に生命を維持するうえでの重要な要素と位置づけられています。血には全身に栄養を運んで精神活動や身体活動を維持する役割があると考えられています。血の流れが悪い状態を瘀血《おけつ》、血の量が不足した状態を血虚《けっきょ》などと言います。

「水」

血液以外の水分を指すとされ、唾液や汗、リンパ液などが含まれます。水が不足すれば肌荒れや便秘、水の流れが滞ればむくみや鼻水といった具合に、人体のなかで最も多い構成要素である水分の調節を司っているものと考えられています。水が体のなかで偏在した状態を水毒《すいどく》、水滞《すいたい》などと言います。

東洋医学では、これら3つの要素がバランスよく循環していることが健康につながると考えられています。一方で気血水のバランスが崩れると、さまざまな不調や病気につながるとされています。そして、漢方薬は気血水のバランスを整えるために使用されます。例えば、気虚や血虚といった状態に対しては、それぞれの要素を補う作用を持つ漢方薬が処方されます。具体的には、気虚には補中益気湯《ほちゅうえっきとう》、六君子湯《りっくんしとう》、血虚には七物降下湯《しちもつこうかとう》、当帰芍薬散《とうきしゃくやくさん》、気と血ともに不足した気血両虚には十全大補湯《じゅうぜんたいほとう》、人参養栄湯《にんじんようえいとう》などが代表的な漢方薬として用いられています。

漢方薬と西洋薬の接点

漢方薬は、自然界に存在する植物、動物、鉱物などが原材料であることは前述したとおりです。そう聞くと「人工的に化学合成された物質である西洋薬とは異なる非科学的なもの？」と捉えてしまう人もいるかもしれません。確かに、科学ということばが存在すらしていない数千年前から、「草の葉や根を食べたら、症状が改善した」というような経験を積み重ねることで漢方薬が生み出されてきました。しかし、漢方薬を巡るメカニズムの研究、人への効果に関する臨床試験の成果は目覚ましいものがあります。こうした成果については後ほど触れることにして、ここでは、漢方薬（生薬）をヒントに医薬品が開発されているケースを紹介し、両者の接点を見てみましょう。

代表的なものとして挙げられるのがエフェドリンです。日本の薬学の祖とされている長井長義博士は、１８８７年に生薬であるマオウからエフェドリンという純物質を単離・同定することに成功しました。その後、エフェドリンに気管支拡張作用があることなどが確認され、現在も鎮咳薬として使われ続けています。

東洋医学（漢方医学）と西洋医学は、異なる視点やアプローチを持っています。ですが、近年では両者の統合も進んできています。例えば、西洋医学の診断手法や治療法と漢方医学の考え方や漢方薬を組み合わせて、より効果的な治療法を模索する取り組みが行われています。また、序章でも触れたように、医学教育の現場においても、2001年に医学教育モデル・コア・カリキュラムに漢方医学が卒前教育の項目として加わりました。それを受けて現在では、すべての大学医学部で漢方医学の講義が行われています。さらに医療現場において活用されている診療ガイドラインにも、多くの漢方薬が推奨される治療として採り上げられるようにもなってきているのです。

では、こうした漢方薬の〝現在地〟を踏まえたうえで、いよいよ具体的なメカニズムに目を向けてみましょう。

3-2 漢方薬に含まれる生薬

漢方薬は、植物、動物、鉱物などの天然物からなる生薬を調合してつくられることはこれまでにも触れてきましたが、日本で医療用に使われている生薬は、１３７種類になります（２０２２年現在：日本漢方生薬製剤協会調べ）。そのなかにはケイヒ（桂皮：シナモン）やみかんの皮を乾かしたチンピ（陳皮）など、私たちの身近な食材を原料にしたものも少なくありません。図３－２では主な生薬とその薬理成分、そして薬理作用をまとめました。例えばカンキョウですが、体を温めることで有名な生姜を蒸してから乾燥させてつくる生薬です。主な成分は**ショーガオール**で、血管拡張作用や抗炎症作用などがあり、科学的にも体を温めたり体調不良の改善に役立ったりするはたらきが確認されています。また、チンピには、**ヘスペリジン**という成分が含まれていて、胃のはたらきを高めるだけでなく、意外にもウイルスの増殖を抑える作用も報告されています。古くから、冬にみかんの皮を入れたお風呂で温まったりする習慣がありますが、先人たちの知恵に驚きを隠せません。このあと解説していく漢方薬に含まれる生薬についても紹介していますので、この一覧を確認しながら読み進めることをお勧めします。

図 3-2 主な生薬一覧

撮影 / 大西陽

カンキョウ（乾姜）

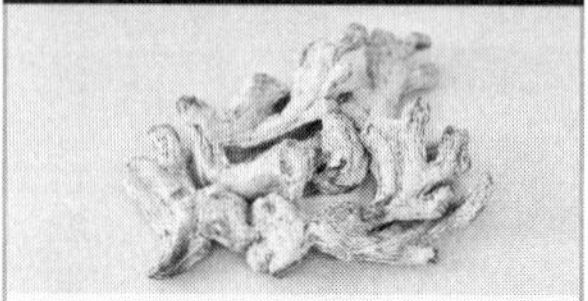

主な成分

シヨーガオール

主な作用

血管拡張、抗炎症

カンゾウ（甘草）

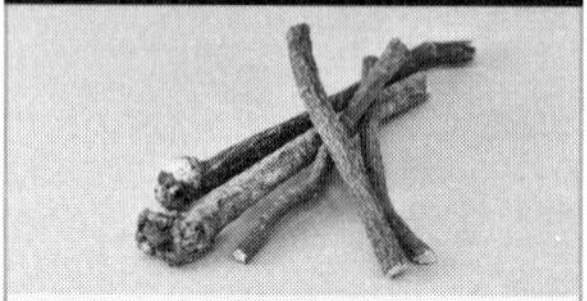

主な成分

グリチルリチン

主な作用

胃液分泌抑制、鎮痛

ケイヒ（桂皮）

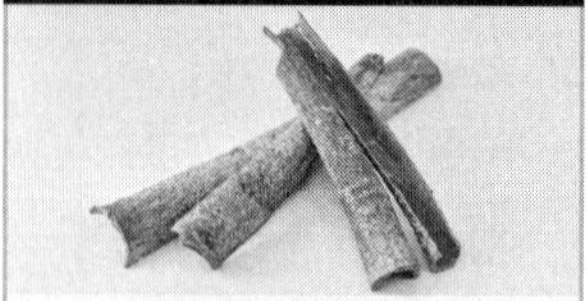

主な成分

シンナムアルデヒド

主な作用

発汗・解熱

サイコ（柴胡）

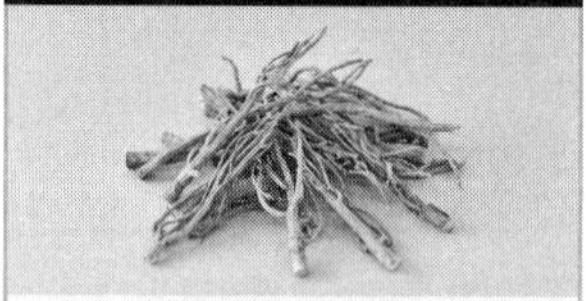

主な成分

サイコサポニン

主な作用

鎮痛、抗炎症

サンショウ（山椒）

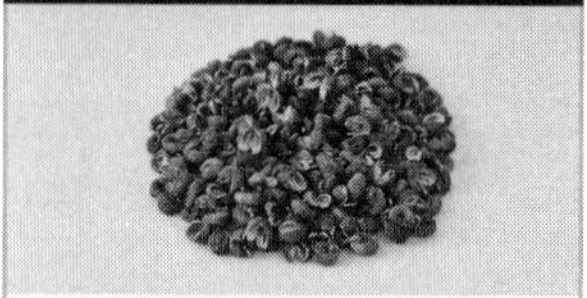

主な成分

サンショオール

主な作用

腸血流促進、抗菌

シャクヤク（芍薬）

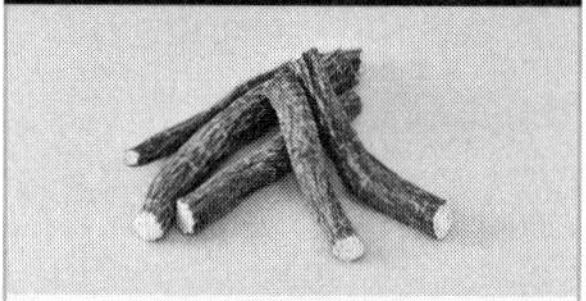

主な成分

ペオニフロリン

主な作用

鎮痛、抗炎症

ソウジュツ（蒼朮）

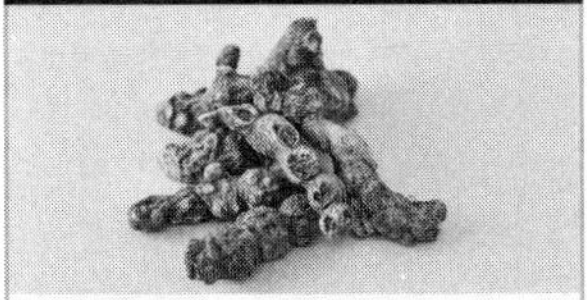

主な成分
アトラクチロジン
主な作用
利尿、抗炎症

チンピ（陳皮）

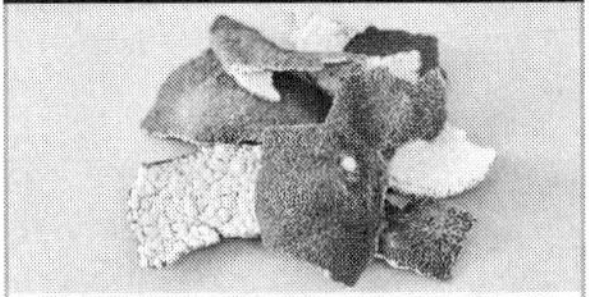

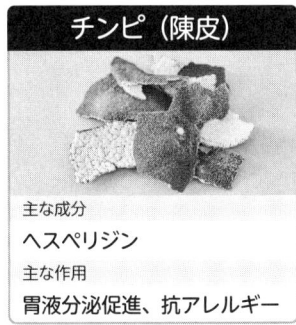

主な成分
ヘスペリジン
主な作用
胃液分泌促進、抗アレルギー

トウキ（当帰）

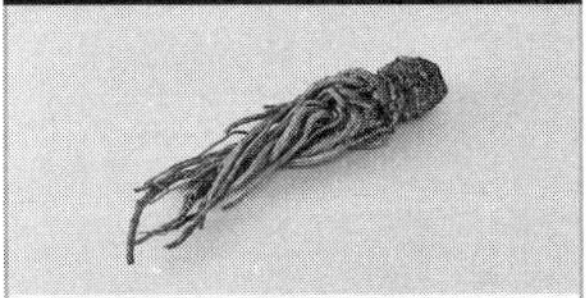

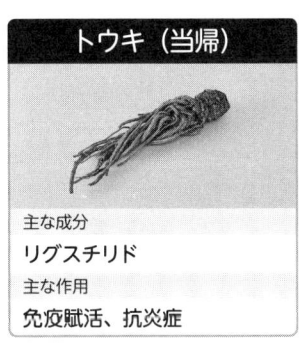

主な成分
リグスチリド
主な作用
免疫賦活、抗炎症

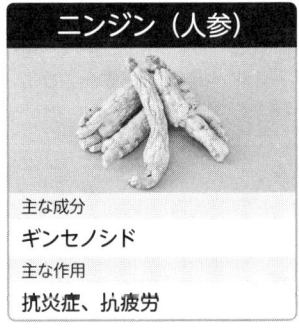

ニンジン（人参）

主な成分
ギンセノシド
主な作用
抗炎症、抗疲労

ブクリョウ（茯苓）

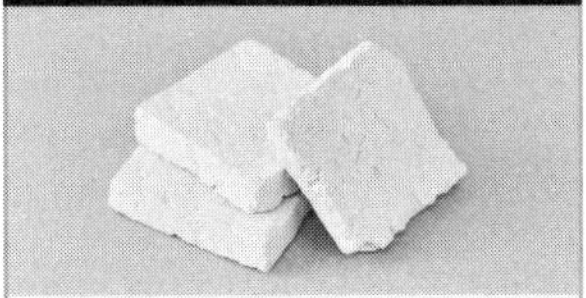

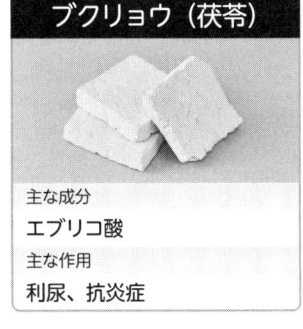

主な成分
エブリコ酸
主な作用
利尿、抗炎症

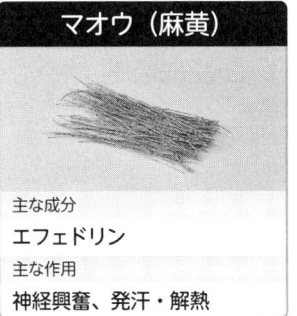

マオウ（麻黄）

主な成分
エフェドリン
主な作用
神経興奮、発汗・解熱

3-3 気力と体力を補う三大補剤の力 ――補中益気湯、十全大補湯、人参養栄湯

では、ここからは日本で使われている主な漢方薬について、最新研究からわかってきた具体的な効果やメカニズムについて見ていきます。なお、本章では西洋医学の現場での使用例やメカニズムに焦点を当てているため、漢方医学的な診断や内容をより深く知りたいという方は、ぜひそうした成書もご参照ください。また、本章では臨床試験(ランダム化比較試験。詳細は第4章)の結果を紹介していますので、西洋医学的な視点で漢方薬の検証が進んでいることを実感していただけると思います。ただ、実際に使用する際は医師・薬剤師に相談し、決められた用法・用量を守ってご使用ください。

それでは、まずはじめに紹介するのは、**補剤**《ほざい》と呼ばれるグループです。筆者(山本)が補剤の取材を始めたのは、2020年。当時猛威を振るっていた新型コロナウイルス感染症の後遺症の治療の現場でした。疲労感や倦怠感、関節などの体の痛み、抑うつや不眠、そして味覚障害など、さまざまな症状に対して補剤が使われていたのです。読者のなかにも、コロナウイルス感染

後の治療で、漢方薬を処方された方がいらっしゃるかと思います。

補剤は、健康な体に必要な「気力」や「体力」、「血液」などを〝補ってくれる〟と東洋医学では考えられています。そのため古くから、病気に伴う疲労感や倦怠感、食欲不振などの不調の改善に使われてきました。ここでは、補剤のなかで、最もよく使われている**補中益気湯**《ほちゅうえっきとう》、**十全大補湯**《じゅうぜんたいほとう》、**人参養栄湯**《にんじんようえいとう》の３つについて取り上げます。

補中益気湯――免疫細胞が集まる拠点＝腸との関わり

生薬：ニンジン、ソウジュツ（ビャクジュツ）、オウギ、トウキ、タイソウ、サイコ、チンピ、カンゾウ、ショウキョウ、ショウマ

補中益気湯には、抗疲労作用のあるニンジンや、抗炎症作用を持つソウジュツやサイコなど10種類の生薬が含まれます。補剤のなかで最も使われていて、体力虚弱で元気がない人の消化機能の衰弱や倦怠感の改善に用いられています。人を対象にした臨床試験でも、がんの手術後や化学療法中の体力維持・回復などで効果が報告されています。そして、先ほども触れたように２０２０年に流行した新型コロナウイルス感染症に対しても、予防や後遺症状を緩和するために多く使われました。広島大学の小川恵子教授らが行った臨床試験では、医療従事者に補中益気湯と後ほ

ど紹介する葛根湯を継続的に服用してもらったところ、免疫機能の強化や感染率の低下、症状の悪化を防いだことが報告されています。

では、補中益気湯は具体的にどのようにして症状を改善しているのでしょうか。最新の研究でわかってきたのは、さまざまな免疫機能に作用するメカニズムです。これまでの動物を用いた研究からは、補中益気湯を投与すると、T細胞、マクロファージ、NK細胞などの免疫細胞のはたらきが活性化されて病原体の感染を抑えたり、あるいは免疫細胞のはたらきを抑制して過剰な炎症を鎮めたりする作用が明らかになっています。

そして研究からは、こうした作用をもたらしているのは、生薬のカンゾウに含まれる**グリチルリチン**や、ニンジンに含まれる**ギンセノシド**などの成分であることもわかっています。グリチルリチンは体内に入ると腸でグリチルリチン酸に変換されて薬理成分となりますが、このグリチルリチン酸は抗炎症作用を持つ西洋薬としても使われています。また、ギンセノシドもがん細胞の増殖を抑える作用など、さまざまな生理作用が注目されています。この2つの生薬は、補中益気湯を含め、この節で紹介するすべての補剤に含まれることから、補剤が持つ免疫機能改善に共通にはたらいていると考えられています。そして、その範囲は、胃や腸などの消化管、気道や肺、さらには皮膚など、まさに体中の免疫機能を改善することが確認されているのです。

なかでも注目されるのは、腸の免疫機能に対する作用です。古くから補中益気湯は「食欲不振

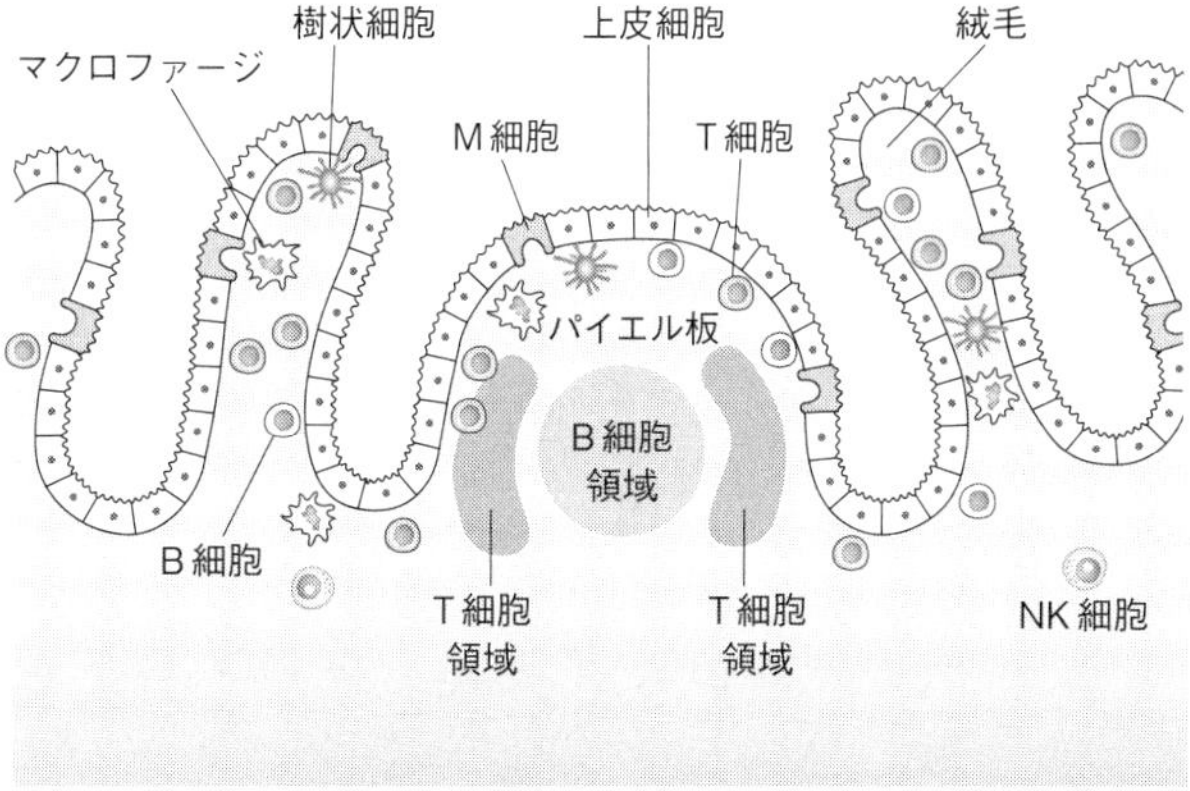

図3-3　**補中益気湯が作用する腸のパイエル板**

に始まる不調」に効果的であるとされていますが、実は、胃腸のはたらきを改善することは、消化や吸収を改善するにとどまりません。腸には、口や鼻から侵入してくる病原体などへの感染を防御するために、免疫細胞の約７割が存在しています。つまり腸は、私たちにとって最も重要な免疫器官であり、全身の健康状態を左右する重要な臓器なのです。

そこで、北里大学の研究チームは、この腸の免疫システムの要となる**パイエル板**（図３－３）と補中益気湯の作用について詳しい実験を行っています。パイエル板は、腸の壁に多数存在し、さまざまな免疫細胞が集まる拠点となる器官です。動物を使った実験では、補中益気湯を服用させると、パイエル板のＴ細胞のはたらきを増強させ、ＩＦＮ－γの産生を増やすなど、免疫機能を高めるはたらきが確認されました。古くから伝えられてきた漢方薬の効果やメカニズムが、科学的にも明らかになってきているのです。

十全大補湯――アンチエイジング研究でも注目

生薬：ニンジン、オウギ、ソウジュツ（ビャクジュツ）、ブクリョウ、トウキ、シャクヤク、ジオウ、センキュウ、ケイヒ、カンゾウ

十全大補湯には、抗疲労作用があるニンジンや抗炎症作用があるブクリョウ、発汗・解熱作用があるケイヒなどの10種類の生薬が含まれます。

十全大補湯は、倦怠感や食欲不振に加え、冷えや貧血などの症状改善に使われます。臨床試験では、がんの手術後の予後や化学療法の副作用の改善、病気に伴う貧血の改善などの効果が報告されています。

動物を使った最新の研究からは、補中益気湯と同じくT細胞やマクロファージ、NK細胞などに作用し、免疫機能を改善することが確認されています。

また、貧血など、血液に関するメカニズムも明らかになってきています。マウスを用いた実験では、十全大補湯を投与したところ造血幹細胞が有意に増加することが確認されています。さら

に、造血幹細胞を増殖させる成分を調べた研究では、生薬に含まれる**リノレン酸**や**オレイン酸**がその主成分であることもわかっています。

一方で、分子生物学のアプローチから注目されているのは、**抗老化（アンチエイジング）作用**です。２０２１年に北里大学の岡田典弘博士らが発表した研究では、人為的に老化を促進したマウスを使って、遺伝子（ＤＮＡ）の解析が行われました。

まず、研究チームが注目したのは、体のなかで新しい細胞がつくられるときに起こる遺伝情報の転写（コピー）についてです。通常では、遺伝子の持つ情報が正しく、次々と読み取られていくのに対し、老化速度の速いマウスでは、遺伝子の情報を読み取るときにエラーが発生します。そして、これが積み重なることで細胞の機能が障害を受けてしまい、老化が早まってしまうと考えられています。そこで、研究チームは、老化マウスに十全大補湯を投与して遺伝子の読み取りエラーの頻度が変化するのかを実験しました。そして、３・５週間後に老化マウスの遺伝子を調べてみると、読み取りエラーの数が、健康なマウスと同じレベルに下がっていたことがわかりました。つまり、漢方薬が遺伝子のレベルで老化の進行を抑える可能性があることが見えてきたのです。

十全大補湯では、このほかにも筋肉を維持する作用などについても研究が進んでおり、補剤が持つという「気力」や「体力」を補う効果について科学的な裏付けが進んでいるのです。

人参養栄湯——研究が進む認知機能との関係

生薬：ニンジン、トウキ、ジオウ、ビャクジュツ（ソウジュツ）、ブクリョウ、シャクヤク、チンピ、オンジ、オウギ、ケイヒ、ゴミシ、カンゾウ

人参養栄湯には、抗疲労作用を持つニンジンをはじめ、精神安定作用を持つオンジや鎮痛作用を持つゴミシなど、12種類の生薬が含まれます。

人参養栄湯は、倦怠感や食欲不振、貧血などの症状改善に使われます。臨床試験では、がんの術後の予後や放射線治療の副作用などの改善が報告されており、また、最近では高齢者の認知症やフレイル（加齢により心身が疲れやすく弱った状態）についても研究が進められています。

最新の研究からわかってきたメカニズムとしては、補中益気湯や十全大補湯と同じくT細胞やマクロファージ、NK細胞などに作用し、免疫機能を改善することが確認されています。

それでは、ここからは研究が進む認知機能との関わりを見ていきましょう。マウスの実験では、人参養栄湯によって神経細胞の老化現象が回復することや、脳内の**神経成長因子**（**NGF**）や**脳由来神経栄養因子**（**BDNF**）の分泌が促されることなどがわかってきています。

ではなにがそのような現象をもたらしているのでしょうか。大きく関係していると考えられて

いるのは、人参養栄湯に含まれる生薬のひとつ、オンジに含まれる**オンジサポニン**です。多年草のイトヒメハギの根を乾燥させたオンジは、古くから健忘の改善に効果があるとされ、オンジのみを投与したマウスでも、神経細胞への抗老化作用や神経成長因子の分泌増加などが確認されています。また、同じく動物研究から、脳機能の低下による社交性の低下やうつ行動の改善にも人参養栄湯やオンジが有効だとする報告も相次いでいます。補剤が持つとされる「気力」＝精神・神経へのはたらきかけについても、メカニズムが明らかになりつつあるのです。

しかし、注意も必要です。近年、こうした研究結果から「中年期以降の物忘れを改善する」作用については認められていますが、この原稿の執筆時点では認知症をはじめとする精神疾患の予防や改善に効果があることまでは確認されていません。過剰な期待を持たずに正しく使用することが求められています。

3-4　古来から注目！　風邪やウイルスと漢方薬——葛根湯、麻黄湯、香蘇散

日本で最も有名な漢方薬のひとつに挙げられるのが、風邪などの症状に処方される**葛根湯**《かっこんとう》では

ないでしょうか。実は、この葛根湯をはじめとするいくつかの漢方薬は、風邪やインフルエンザなどの治療に古くから使われてきました。そのルーツのひとつが、約1800年前の中国の医学書『傷寒論』です。当時流行していた疫病による発熱や頭痛、下痢などの急性期の症状に対処するために編纂され、葛根湯などの処方が紹介されています。「漢方薬は1ヵ月以上飲み続けないと効果が出ない」などの印象をお持ちの方もいらっしゃるかもしれませんが、漢方薬は慢性的な症状だけでなく、古くから急性疾患にも使われてきたのです。最近では、新型コロナウイルス感染症の初期症状に対しても葛根湯や**麻黄湯**《まおうとう》などが多く処方されており、現代でも漢方薬は急性疾患に対応できることが示されています。

また、**香蘇散**《こうそさん》という漢方薬には、風邪症状の改善だけでなく、うつ症状やストレス症状を緩和する効果が報告されています。ここでは、どのように風邪やウイルス、さらにはストレスに対してはたらくのか、詳しいメカニズムを見ていきます。

葛根湯——免疫機能の調節と解熱作用

生薬：カッコン、マオウ、タイソウ、ケイヒ、シャクヤク、カンゾウ、ショウキョウ

葛根湯には、解熱作用を持つカッコンや、発汗・解熱作用を持つケイヒなどの7種類の生薬が

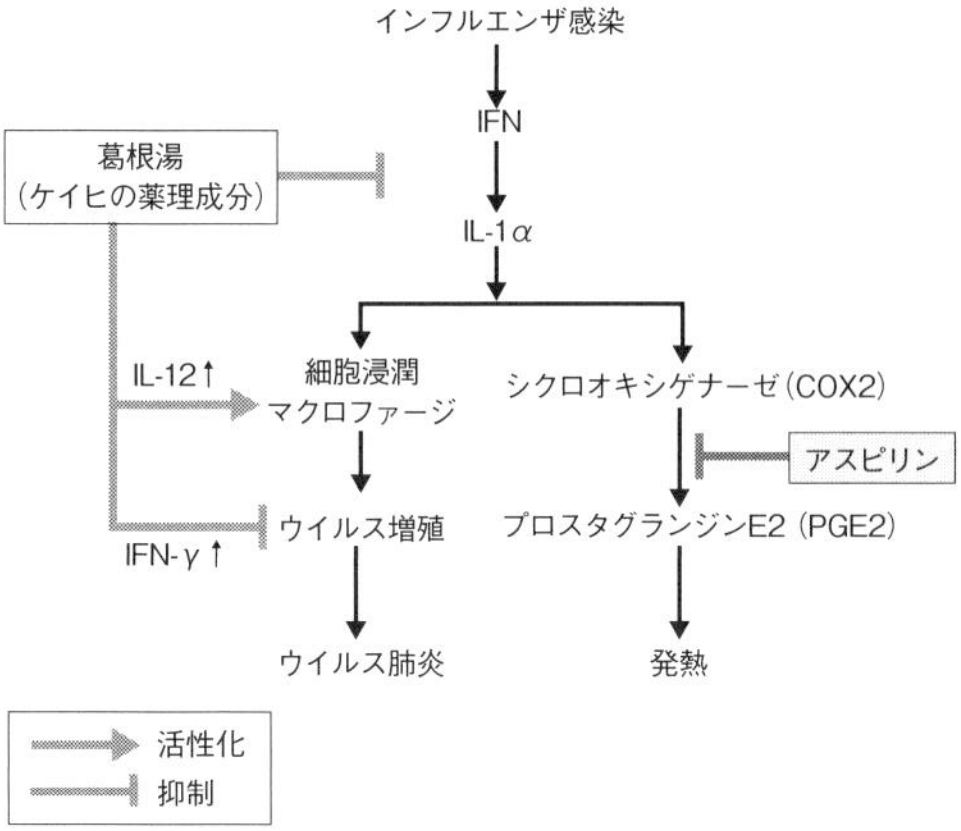

図 3-4　葛根湯がインフルエンザ症状を改善するメカニズム
加藤士郎．感冒の漢方治療．ファルマシア Vol. 56 No. 3（2020）より一部改変

含まれます。

葛根湯は、主に風邪の初期症状（発熱、悪寒、頭痛、鼻炎など）に処方されます。薬局でも入手できることから、ご存知の方も多いと思います。臨床試験では、市販の総合感冒薬と同等の効果があることが報告されています。

葛根湯のメカニズムに関する動物研究は、多数行われています。そのなかでも特に詳しくわかってきたのは、葛根湯を構成する生薬のひとつ、**ケイヒ**に含まれる薬理成分の作用です。

まず、発熱を抑えるメカニズムについて図を見ながら説明していきます（図３－４）。

ウイルスに感染すると、それに対抗するため細胞からインターフェロン（ＩＦＮ）という細胞間の相互作用を起こすサイトカインのひとつであるタンパク質が産生されます。それによって炎症を促進するインターロイキン（ＩＬ）のひとつ、ＩＬ－１αが過剰に増えます。これがさらにシクロオキシゲナーゼ（ＣＯＸ２）という酵素の増加をもたらし、最終的に**プロスタグランジンE2（PGE2）**という痛み物質が過剰に合成されます（同図の右側）。そして、このＰＧＥ２が脳の視床下部に作用し、体温の調節機能の異常を引き起こすため発熱が起こります。

ケイヒに含まれる薬理成分は、免疫細胞のマクロファージなどに直接作用して、このルートの上流にあるＩＬ－１αの産生を抑えることで解熱作用をもたらすことがわかっています。なお、よく使われるアスピリンなどの解熱剤は、ＣＯＸ２→ＰＧＥ２の経路を抑制することで解熱作用をもたらしています。同じ解熱作用でも、葛根湯とアスピリンで、作用する所が異なるのです。

一方、葛根湯がウイルスの増殖を抑えるメカニズムについては、ケイヒの薬理成分がマクロファージやＴ細胞、ＮＫ細胞などの免疫細胞に作用し、ＩＬ－12やＩＦＮ－γなどの炎症性サイトカインの産生を増やすことで免疫細胞を活性化させ、インフルエンザウイルスの増殖を抑えることが明らかになっています（同図の左側）。このように、葛根湯は体の免疫機能を調節して発熱を抑えたり、ウイルスの増殖を抑えたりすることで症状を緩和しているのです。

麻黄湯――ウイルス増殖の「どこ」を抑える？

生薬：マオウ、キョウニン、ケイヒ、カンゾウ

麻黄湯には、気管支拡張作用などで知られるマオウや、咳を抑えるキョウニンなど4種類の生薬が含まれます。

麻黄湯は、風邪のさまざまな症状、またインフルエンザに対して処方される漢方薬です。臨床試験でも、インフルエンザの症状の早期改善が報告されています。

一方、動物を使った研究では、麻黄湯の抗ウイルス作用に関して、先ほどの葛根湯とは異なるウイルスの増殖を抑制するメカニズムがわかってきています。

ウイルスは体のなかに入ると、図３－５のように「細胞に①吸着→②侵入→③膜融合→④脱殻（ウイルスの膜が破れ細胞の中に遺伝情報を放出）→⑤転写・翻訳・複製→⑥出芽→⑦放出」というサイクルを繰り返して増殖していきますが、動物を使った研究によると、麻黄湯はこのサイクルのうち、「侵入→脱殻」のプロセスを食い止めることが判明しています。

具体的に見ていきましょう。まず、侵入したウイルスは図のようにエンドソームという器官に取り込まれます。通常、細胞はエンドソーム内に取り込んだ物質を消化するため、エンドソームの内部を酸性化しますが、ウイルスの場合、酸性化するとウイルスを構成する膜とエンドソームの膜が融合（膜融合）します。その結果、脱殻が起こりウイルスの増殖プロセスが進んでしまう

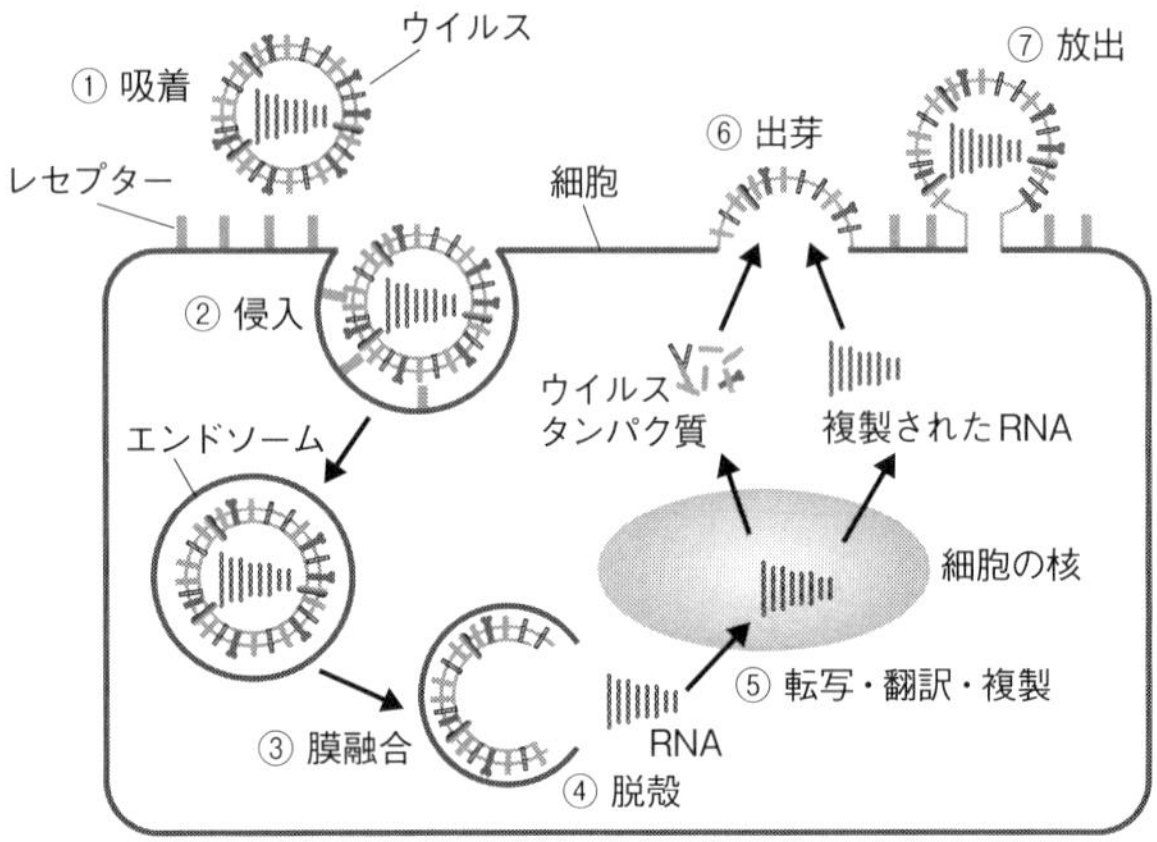

図 3-5 **インフルエンザウイルスの増殖サイクル**

のです。これまでの研究から、麻黄湯を構成する生薬のひとつ、マオウに含まれる**タンニン（エピカテキン）**という薬理成分の抗酸化作用によって、このエンドソームの酸性化が阻害されることでウイルスの膜融合を抑制し、脱殻をさせないようにしていると考えられています。

さらに、先ほども紹介した生薬のケイヒにも、ウイルスが増殖するサイクルを抑制する作用があることがわかってきています。ウイルスが細胞内に侵入し、遺伝子情報が転写・翻訳されたあとに起こるタンパク質合成、つまり新たにつくられるウイルスの元となるタンパク質の形成が、ケイヒに含まれる**シンナムアルデヒド**という成分によって阻害されることが確認されているのです。このほかにも麻黄湯には、ウイルスの増殖を抑える作用があるとされ、現在も研究が進められています。

香蘇散――うつ・ストレス症状に対するメカニズム

生薬：コウブシ、ソヨウ、チンピ、カンゾウ、ショウキョウ

ここまで、風邪やウイルスへの作用を見てきましたが、続いてはうつ症状やストレス症状に関わる作用を見ていきましょう。ここで登場するのは香蘇散という漢方薬です。鎮痛作用があるコウブシや、抗うつ作用があるソヨウなど、５種類の生薬が含まれています。

香蘇散は、風邪の初期症状の際、特に胃腸が弱い人によく用いられます。動悸や発疹などの副作用があるマオウを含まないため、高齢者や妊娠中の女性にも使われます。

歴史をひもとくと、中国の南宋時代にさまざまな疫病の治療に処方されたとの記述が残されていて、日本では戦国時代から多用されています。なかでも有名なのが、加藤清正が豊臣秀吉に朝鮮出兵を命じられたときのエピソードです。加藤の軍勢が敵に囲まれて籠城したとき、多くの兵が気鬱の病（うつ・不安症状）に悩まされるなか、軍の医師によって香蘇散が多く処方されたというのです。そして現代でも香蘇散は、風邪の症状だけでなく、うつ症状やストレス症状を緩和することが数多く報告されています。

でもなぜ、風邪に使われる漢方薬が、うつ症状を緩和するのでしょうか。北里大学の伊藤直樹博士らの研究チームは、マウスを使ってメカニズムを調べる実験を行いました。

実験では、人為的にうつ状態にしたマウスに対し、香蘇散を体重100グラムあたり0・1グラム、9日間投与しました。その結果、香蘇散を投与したマウスでは、水を与えたマウスより40%以上もうつ症状（行動の低下）が改善されたのです。そこで、研究チームが注目したのは、うつ症状に関わる**HPA軸**と呼ばれるメカニズムです。第2章でも紹介しましたが、HPA軸はストレス反応を制御するメカニズムで、「視床下部―下垂体―副腎皮質系」を軸として、副腎皮質ホルモン（ストレスホルモン）を分泌します。通常、副腎皮質から分泌されたストレスホルモンの量が増えると、視床下部や下垂体の受容体で感知され、視床下部からのホルモン（CRH）や下垂体からのホルモン（ACTH）の量が低下し、ストレスホルモンの過剰な分泌を抑制するネガティブフィードバックがはたらきます。ところが、過度なストレスなどが続くと、視床下部のストレスホルモン受容体の数が減るなどして、この仕組みが破綻してしまいます。すると、HPA軸が過剰に活性化し、大量のストレスホルモンが分泌され続けてしまい、うつ症状を引き起こすと考えられています（図3－6）。

研究チームが香蘇散を投与してうつ症状が回復したマウスを調べたところ、視床下部にあるストレスホルモンの受容体の数が回復し、それぞれのストレスホルモンの分泌に関わる遺伝子の発

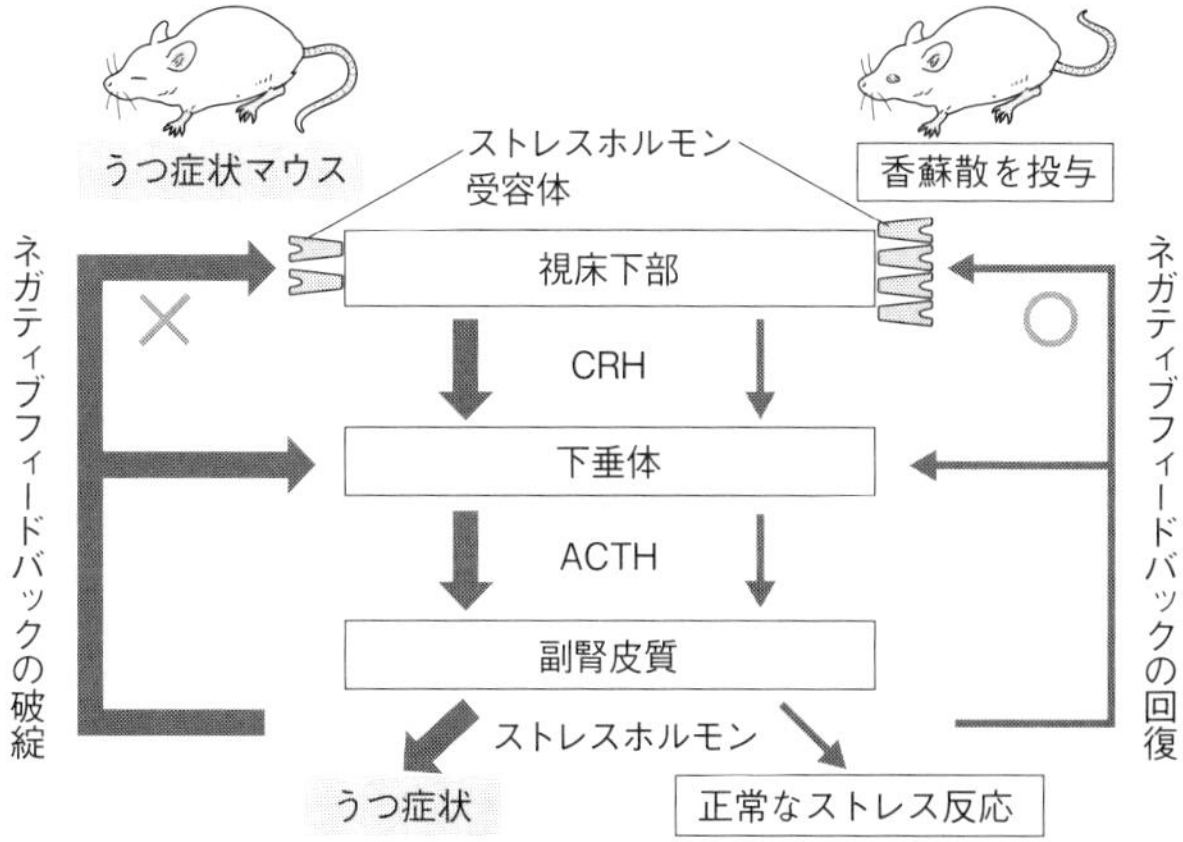

図3-6 **HPA軸に対する香蘇散の作用**

山田陽城．漢方薬の作用機序の解明と臨床応用の現状．*Organ Biology* 25(1), 56-70 (2018) より一部改変

現も低下していました。

つまり、香蘇散の投与によってＨＰＡ軸の活性化が鎮まり、ストレスホルモンの分泌が正常化したことで、うつ症状が改善されたと考えられるのです。

また、こうした作用には、香蘇散の生薬のうち、ソヨウの**ペリルアルデヒド**や**ロスマリン酸**、また、チンピの**ヘスペリジン**や**ノビレチン**などが関わっている可能性があります。このほかにも、香蘇散には、うつ症状と関係が深い脳の記憶を司る海馬の神経細胞を増殖させる作用などが確認されており、古来から伝えられてきたうつ症状に対するメカニズムが実証されつつあるのです。

3-5 女性の健康に役立つ漢方薬

――当帰芍薬散、加味逍遙散、桂枝茯苓丸

女性の多くが悩む症状に、冷え症や月経困難症、更年期障害の症状（更年期症状）などがありますが、こうした症状は西洋医学では治療が難しいケースがあるため、古くから漢方薬が多く使われてきました。また近年では、女性の社会進出が進んでいることもあり、月経不順や月経困難症などの症状の改善に対する、漢方薬の有効性が注目されています。

筆者（山本）が女性の悩みに処方される漢方薬について最初に取材したのは、漢方専門医の今津嘉宏医師のクリニックです。今津医師によると、女性が悩むことの多いこうした症状では、東洋医学の考え方のひとつである**瘀血**《おけつ》＝「血流が滞った状態」が根本にあると言います。舌の状態を観察する**舌診**《ぜっしん》で血流の状態をチェックしますが、漢方薬の服用を続けて症状が改善した患者は、治療前と比べ舌の血色が良くなっていたことが印象に残っています。それでは、病院でも処方されることが多い**当帰芍薬散**《とうきしゃくやくさん》、**加味逍遙散**《かみしょうようさん》、**桂枝茯苓丸**《けいしぶくりょうがん》について見ていきましょう。

当帰芍薬散——体温の上昇とＴＲＰチャネル

生薬：シャクヤク、ソウジュツ（ビャクジュツ）、タクシャ、ブクリョウ、センキュウ、トウキ

当帰芍薬散には、鎮痛作用を持つシャクヤク、抗炎症作用を持つソウジュツ、免疫を活発にする作用を持つトウキなど6種類の生薬が含まれています。

当帰芍薬散は、主に冷え症や月経不順、月経困難症などに処方されています。臨床試験では、貧血の改善や、レイノー病における低下した皮膚温の改善、また、月経困難症の自覚症状を軽減させる効果などが報告されています。

そして血流や冷え症を改善するメカニズムについては、自律神経への作用をはじめ、さまざまなアプローチの研究が行われています。そのなかで筆者（山本）が注目するのは、日本の漢方薬メーカーであるツムラの研究チームによる動物実験です。第1章でも登場した、体の温度センサーの**ＴＲＰチャネル**への作用を介したメカニズムを調べています。

実験ではまず、ラットに当帰芍薬散を投与しました。すると、脊髄にある後根神経節（ＤＲＧ）と呼ばれる神経細胞の集団から、カルシトニン遺伝子関連ペプチド（ＣＧＲＰ）の放出が高

TRPチャネル	活性化する温度	活性化物質
TRPV1	43℃以上	ショーガオール（カンキョウ）、サンショオール（サンショウ）、カプサイシン（唐辛子）など
TRPV3	30℃以上	メントール（ハッカ）、カプサイシン（唐辛子）など
TRPM8	28℃以下	メントール（ハッカ）など
TRPA1	17℃以下？	ショーガオール（カンキョウ）、シンナムアルデヒド（ケイヒ）、アトラクチロジン（ソウジュツ）、メントール（ハッカ）、アリルイソチオシアネート（ワサビ）など

図 3-7 **TRPチャネルに作用する生薬**

戴毅．漢方薬の鎮痛作用におけるTRPチャネルの関与．*PAIN RESEARCH* 36巻3号，163-172(2021) をもとに作成（一部、筆者〈山本〉加筆）

まることで血流が増加し、それに伴って体温も上昇していました。第1章でも登場したCGRPは、中枢神経や、心臓、血管などの神経の終末に存在し、血管拡張をはじめ神経系や免疫系にさまざまな作用をもたらすことが知られています。

では、なぜ当帰芍薬散によってCGRPの放出が高まったのでしょうか。研究チームが調べたのが、DRGなどの神経に存在するTRPチャネルのひとつで、**TRPA1**と呼ばれる温度センサーです。TRPA1は、人では活性化する温度は不明ですが、動物では17度以下で活性化することがわかっています。また、メントールなどの刺激成分でも活性化されることが明らかになっていて、いくつかの生薬の成分でも活性化が確認されています。

そこで、このTRPA1のはたらきを失わせる薬剤を投与したマウスに当帰芍薬散を飲ませたところ、血流改善作用が失われました。つまり、当帰芍薬散の血流改善作用のひとつには、ＴＲＰＡ１がはたらくことによってＤＲＧの活動が高まり、それによってＣＧＲＰが放出されるというメカニズムがあることが確認されたのです。

さらに、ＴＲＰＡ１を活性化させる当帰芍薬散の成分を詳しく調べたところ、ソウジュツに含まれる**アトラクチロジン**であることも突き止められました。近年、生理学や薬理学の分野で注目されるＴＲＰチャネルには、さまざまな温度帯や物質に対応する種類が知られており、漢方薬に含まれる生薬の作用にも関わっていることがわかってきています（図３－７）。

今後の研究の進展によって、漢方薬の新たな効果やメカニズムの発見が進むことが期待されています。

加味逍遙散——不安症状の改善に関わるゲニポシド

生薬：サイコ、シャクヤク、ソウジュツ（ビャクジュツ）、トウキ、ブクリョウ、サンシシ、ボタンピ、カンゾウ、ショウキョウ、ハッカ

加味逍遙散には、抗炎症作用を持つサイコや、鎮痛作用を持つシャクヤク、血小板凝集抑制作用を持つボタンピなど、10種類の生薬が含まれています。

加味逍遙散は、月経不順や更年期症状などによく用いられます。また、ストレスによる頭痛やめまい、不安、不眠などの症状にも処方されています。

更年期障害の患者を対象にした臨床試験では、ホルモン補充療法を受けたグループに比べ、加味逍遙散を服用したグループでは、入眠障害、興奮・イライラ、めまい、手足のしびれが有意に改善されることが報告されています。また、複数の症例報告で、月経前の抑うつ症状や更年期の不安症状の改善に有効とされています。

では、加味逍遙散の精神症状に対するメカニズムは、どこまでわかっているのでしょうか。人為的にうつ症状にしたラットを使った実験では、加味逍遙散を投与した場合、うつ症状による活動の停止時間が短くなり、症状が改善されることがわかりました。また、記憶や行動に関係する脳の海馬を詳しく調べたところ、新たな神経細胞が出現していることも確認されました。つまり、加味逍遙散は、脳の神経細胞にはたらきかけることで、精神症状を改善している可能性が示されているのです。

また、マウスを使った別の研究では、加味逍遙散の投与によって不安から生じる行動の時間が低下することも確認されています。そして、この研究では、どの成分が不安症状の改善に関係しているのか、加味逍遙散に含まれる10種類の生薬を個別に投与して検証しました。その結果、サンシシに含まれる**ゲニポシド**という成分が不安症状の改善に関係していることが突き止められた

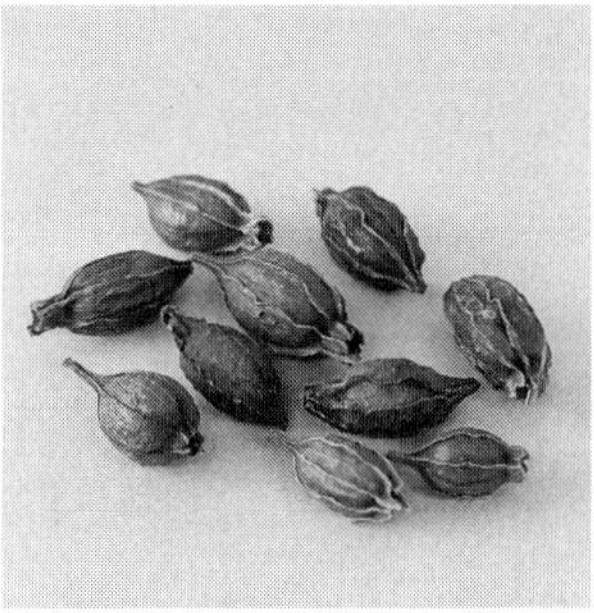

図 3-8　**生薬のサンシシ**
撮影／大西陽

のです。ちなみに、サンシシは、梅雨時に白い花を咲かせるクチナシの実を乾燥させた生薬です（図３－８）。

サンシシの主要な成分であるこのゲニポシドについては、後ほど詳しく紹介しますが、体内で**ゲニピン**という薬理成分に変換され、肝臓の機能を高める作用や抗炎症作用をもたらすことが知られています。さらに近年、ゲニピンの薬理作用として、脳の神経細胞の保護や免疫機能の改善との関わりが明らかになってきており、さらなる解明に注目が集まっています。もちろん、加味逍遙散の効果は、サンシシだけによるものではありませんが、漢方薬が持つ多様なはたらきを理解していくうえでゲニピンの効果やメカニズムは大変興味深い研究テーマとなっています。

桂枝茯苓丸――のぼせと冷えを解決するのはなぜ

生薬：ケイヒ、シャクヤク、トウニン、ブクリョウ、ボタンピ

桂枝茯苓丸には、発汗・解熱作用を持つケイヒや鎮痛作用を持つシャクヤク、血小板凝集抑制作用を持つボタンピなど5種類の生薬が含まれています。

桂枝茯苓丸は、先ほど紹介した瘀血《おけつ》（血流が滞った状態）に用いられる代表的な漢方薬で、月経困難症、月経不順、更年期症状、冷え症などに処方されます。そして臨床試験で注目されているのは、女性の更年期症状のひとつ、**ホットフラッシュ**の改善です。ホットフラッシュは、主に女性ホルモンのエストロゲンの分泌が減少することで自律神経のはたらきが乱れ、顔や上半身のほてりや発汗が起こる症状です。また、ホットフラッシュの多くは、逆に足先などに冷えを感じるケースも見られます。ある研究では、桂枝茯苓丸を服用したグループは、女性ホルモンを補充する治療を受けたグループに比べ、のぼせ・ほてりの改善（顔の血流の低下）および、冷えの改善（足の指先の血流上昇）で、より高い結果が得られています。

では、なぜ上半身と下半身で真逆とも言える症状改善が見られるのでしょうか。実はまだ、この現象を説明できる明白なメカニズムは示されていませんが、考えられる説のひとつは、全身の自律神経のはたらきや血流の改善によって、上半身と下半身のアンバランスな状態が緩和されるというものです。そして、この考え方において注目されている作用のひとつが、桂枝茯苓丸に含まれる生薬のケイヒが持つ血流改善作用です。

香辛料に使われるシナモンとしても有名なケイヒは、強力な生理作用があり、近年の研究では、ケイヒに含まれるシンナムアルデヒドに、血管の内皮細胞のはたらきを改善する作用があることが明らかになってきています。この細胞は血管の内側にあり、**酸化窒素（NO）**などの物質を産生して血管の収縮・弛緩を調節するなど、血流の維持に重要な役割を担っています。ところが、老化や糖尿病（高血糖）などによる酸化ストレスを受けると、そのはたらきが低下し、血流低下や動脈硬化をもたらすことがわかっています。動物を使った研究では、シンナムアルデヒドが血管内皮細胞への酸化ストレスを防ぐことで血流を維持・改善し、さらに動脈硬化を防ぐことも確認されています。桂枝茯苓丸は、こうしたケイヒが持つ血管への作用を中心にして全身の血流を改善し、女性に多い症状を改善していると考えられているのです。

3-6 五苓散——体の水分を調節

生薬：タクシャ、ソウジュツ（ビャクジュツ）、チョレイ、ブクリョウ、ケイヒ

東洋医学における「水」の重要性

ここからは体内の水分に注目して漢方薬のはたらきを見てみましょう。人の体はほとんどが水分と言っても過言ではありません。成人男性では体重の約60％は水分です。ですから体の水分を調節することは健康と切っても切れない関係にあるのです。

そこで登場する漢方薬が**五苓散**《ごれいさん》です。この漢方薬には、利尿作用を持つタクシャや、抗炎症作用を持つソウジュツなどの5種類の生薬が含まれます。

五苓散は、頭痛やめまい、むくみ、二日酔いなどの症状改善に処方される漢方薬です。また、近年では脳浮腫などにも処方されるケースが増えていると言います。臨床試験では、病気や手術後の嘔吐の軽減に対する効果も報告されています。

五苓散は、古くから**水毒**という状態の改善に有効だとされてきました。この章のはじめにご紹介したように、東洋医学では、心身の不調を見極めるとき、「気血水」という考え方が用いられており、この3つが滞りなく循環してバランスの良い状態が保たれることで健康が成り立つと考えられています。五苓散は、この「水」が滞った状態である水毒を改善し、頭痛などに良いとされてきましたが、そのメカニズムは明らかになっていませんでした。

〝水の通り道〟アクアポリンへの作用

ところが近年、五苓散が体の水分調節のメカニズムに作用していることが科学的に明らかにな

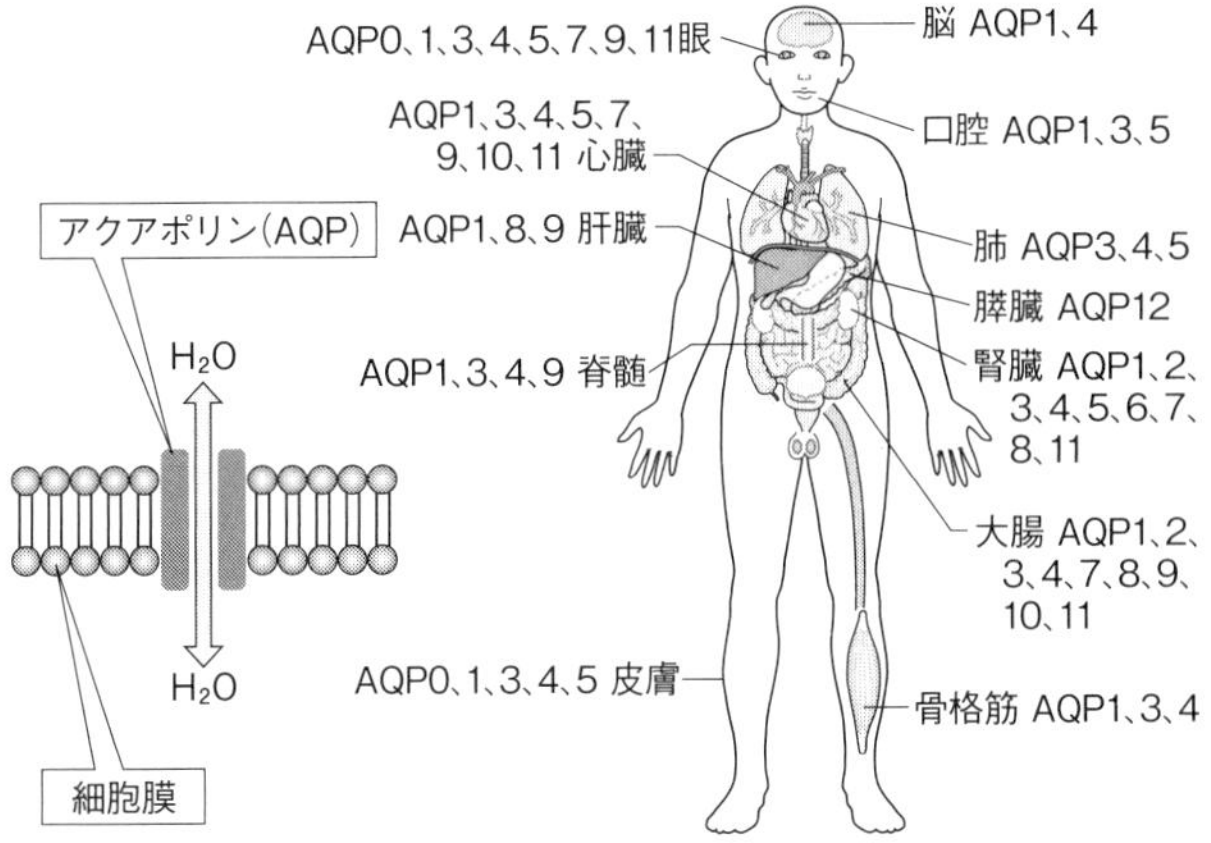

図 3-9　アクアポリンの構造（左）と人での分布（右）

Azad, A. K. *et al*. Human Aquaporins:Functional Diversity and Potential Roles in Infectious and Non-infectious Diseases. *Front Genet* 12:654865（2021）を参考に作成

りました。そのカギを握っていたのは、私たちの体の細胞を囲む細胞膜にある**アクアポリン**というタンパク質です。細胞の内側と外側を結ぶ水専用の通り道になっていて、細胞内の水分量を調節しています（図３－９）。１９９２年に発見されて以来、人では13種類が確認され、体の部位によって、その分布が異なることもわかっています。

熊本大学などの研究チームは、脳などに多く存在するアクアポリン４に注目し、人為的に体内の水分量を過剰にしたマウスを使った実験を行いました。このマウスは、何も処置をしなければ、過剰な水分が脳の血管などの細胞にあるアクアポリンを通過し、脳内の水分量が増加してしまいます。しかし、五苓散を投与した場合、その成分によってアクアポリンの通り道が塞がれることで水を通すはたらきが阻害され、脳内の水分量の増加が抑制されることがわかりました。

さらに、健康なマウスに五苓散を与えてもアクアポリンのはたらきは阻害されず、脳内の水分量に変化は見られませんでした。つまり、五苓散は、体内の水のバランスが異常なときにだけアクアポリンのはたらきを阻害していることがわかったのです。また、研究チームは、アクアポリンのはたらきを阻害する具体的な成分についても研究を続け、ソウジュツに含まれる金属の**マンガン**が主に作用していることも突き止めました。古くから「水」の調節をしていると考えられてきた五苓散のメカニズムが、アクアポリンという新たな科学的発見によって裏付けがなされていることに、長い歴史を経て編み出された漢方薬の奥深さがあると言えるでしょう。

3-7 小青竜湯――アレルギー反応を改善

生薬：ハンゲ、カンキョウ（ショウキョウ）、カンゾウ、ケイヒ、ゴミシ、サイシン、シャクヤク、マオウ

国民の2人に1人　アレルギーとはなにか

皆さんはアレルギー症状にお悩みでしょうか。とても身近な疾患で、日本では国民の2人に1人に何らかのアレルギー疾患があると言われています。ちなみに筆者（山本）は、子どものころからアトピー性皮膚炎に悩まされていますし、最近では花粉症の症状も気になります。実はこうしたアレルギー症状に対して処方されている漢方薬もあります。それが**小青竜湯**《しょうせいりゅうとう》です。鎮静作用を持つハンゲや、抗炎症作用を持つカンキョウなど8種類の生薬が含まれます。

小青竜湯は、主に気管支炎やアレルギー性鼻炎の改善に処方される漢方薬です。臨床試験でも、鼻アレルギーや気管支炎の改善が数多く報告されています。

では、小青竜湯はどのようにアレルギー症状を改善するのでしょうか。詳しく見ていく前に、まず、アレルギー反応の仕組みを簡単に説明しましょう。アレルギーとは、花粉や食べ物、薬剤などのアレルゲンが体内に入ると、それに対して過剰な免疫反応が起こる現象のことです。まず、鼻や気管の粘膜にアレルゲンが入ると、T細胞やB細胞などの免疫細胞が過剰にはたらき、アレルゲンに特異的に反応する**IgE**と呼ばれる抗体が大量につくり出されます。さらに、このIgEは、同じ免疫細胞である肥満細胞の受容体に結合します（図3－10左）。そこにアレルゲ

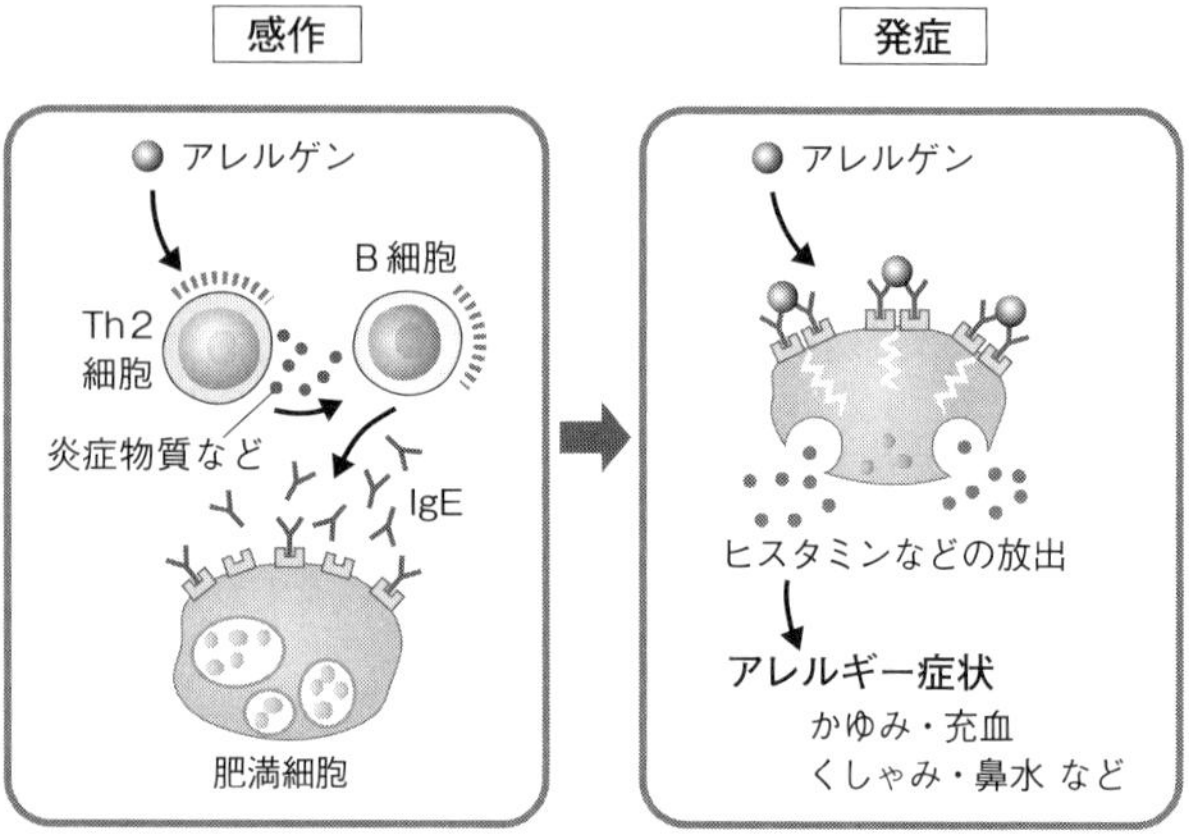

図3-10 **アレルギー症状のメカニズム**
左図は感作、右図は発症を表す

ンがやってきて、肥満細胞の表面にあるIgEと結合すると細胞の活動が活性化し、**ヒスタミン**などの炎症物質が放出されます。このヒスタミンなどの物質によって炎症反応が起き、かゆみや鼻水などの症状がもたらされるのです（同図右）。

小青竜湯の多様な〝戦略〟

これまでに行われたアレルギー症状を呈したマウスを使った実験から、小青竜湯がアレルギー症状を改善するさまざまな作用が明らかになってきています。まず1つめは、肥満細胞からのヒスタミンの放出が抑制されるというメカニズムです。この肥満細胞によるヒスタミンの放出には、代謝調節、細胞分化・増殖などに関与する**サイクリックAMP**という細胞内情報伝達物質が関わっています。この物質が肥満細胞のなかで少ない場合、ヒスタミンが放出される仕組みになっているのですが、小青竜湯を投与したマウスでは、このサイクリックＡＭＰが増加することで、ヒスタミンの放出が抑制されると考えられています。そして成分で見ると、マウスの肥満細胞を使った研究で、小青竜湯の生薬のひとつ、シャクヤクに含まれる**ペオニフロリン**や**ペオノール**という薬理成分が、このヒスタミンの放出を抑制することが確認されています。

一方、別の研究では、ヒスタミンの刺激を受け取る役割を担う鼻粘膜の細胞にある受容体にも、小青竜湯が作用することがわかってきました。アレルギー状態では、細胞のヒスタミンＨ１受容体が多くなり、ヒスタミンの刺激をたくさん受け取ることで、症状が持続・悪化することが知られています。ところが、小青竜湯を投与したマウスでは、鼻粘膜のヒスタミンＨ１受容体の増加が抑えられ、症状が緩和することがわかったのです。同じ実験では、アレルギー反応を引き起こすＩｇＥの産生に関わる炎症性サイトカインＩＬ－４の量が、小青竜湯によって低下することも確認されています。このＩＬ－４はヒスタミンＨ１受容体の増加にも関わっていることがわかっているので、小青竜湯はＩＬ－４の低下を介してヒスタミンＨ１受容体の数を減少させていると考えられています。

また、昭和大学の安達直樹博士らが行った最近の研究では、別のルートでアレルギー反応を抑える作用もわかってきました。アレルギー性鼻炎では、鼻の粘膜にある上皮細胞からＩＬ－33と呼ばれる炎症性サイトカイン、つまり炎症を引き起こす物質が過剰に放出されることが知られています。ラットを使った実験では、小青竜湯を投与した場合、IL－33の放出が低下することが確認されました。

このほかにも、小青竜湯には、アレルギー反応を抑制するさまざまな作用が確認されており、鼻アレルギーの診療ガイドラインでも、使用が強く推奨されています。漢方薬のなかで、臨床での応用が進んでいるもののひとつと言えるでしょう。

3－8　牛車腎気丸――しびれや痛みを改善

生薬：ジオウ、ゴシツ、サンシュユ、サンヤク、シャゼンシ、タクシャ、ブクリョウ、ボタンピ、ケイヒ、ブシ

老化や衰弱による症状を改善

牛車腎気丸《ごしゃじんきがん》には、血糖を下げる作用を持つジオウや、抗炎症作用があるサンシュユ、男性ホル

モンを増強する作用があるサンヤクなど10種類の生薬が含まれていますが、特に注目したいのはブシです。ブシは、猛毒で有名なトリカブトの根を乾燥させてつくられています。その毒性の正体は主に**アコニチン**という成分によるもので、心臓などのはたらきを強めて心臓発作や呼吸困難を引き起こします。少しこわい印象を受ける方もいらっしゃるかと思いますが、そのまま用いるのではなく根を蒸したり加熱したりして毒性を弱めてから生薬としています。まさに、「毒薬変じて薬となる」ということわざの通りですね。

牛車腎気丸は、下半身の冷えやしびれ、足や腰の痛み、むくみなどの改善に処方されます。このような症状は、東洋医学では**腎虚**《じんきょ》という状態だと考えられています。腎とは生命のエネルギーである「気」を蓄える場所であり、そのはたらきが衰える、つまり老化によって症状が出ているとされます。つまり、牛車腎気丸は、老化や病気による体力低下や下半身の衰えに伴う症状に処方されます。臨床試験では、糖尿病で生じるしびれの改善などが報告されています。

痛みの神経ルートに作用

では、牛車腎気丸がしびれや痛みを抑えるメカニズムはどうなっているのでしょうか。これまでの動物を使った研究では、牛車腎気丸が、痛みなどの感覚に関わる末梢神経や中枢神経に作用していることがわかってきています。ここでは、先ほど紹介した生薬のブシに含まれるアコニチンなどの成分が関係する脊髄でのメカニズムを詳しく見ていきましょう。

第1章でもご説明しましたが、痛みやしびれの信号は、手や足などの末梢から感覚神経を経て脊髄に入り、脳で痛みとして感知します。そして痛みが慢性化していると、脊髄の中で痛みの信号を中継する役割を担う神経細胞のはたらきが過剰になっていることがあります。すると信号が増幅してしまい、脳で感じる痛み感覚を高めてしまうのです。これまでに行われた研究では、アコニチンなどのブシの成分がこの神経の過剰な活動を鎮めることで、痛みやしびれが改善することが確認されています。しかも、ブシの成分はダイレクトに神経に作用するのではなく、その活動をサポートする**ミクログリア**と**アストロサイト**と呼ばれる細胞のはたらきを調節することで、神経活動を抑え、痛み信号の伝達を阻害していたのです（図3-11）。

この2つは脳や脊髄にある神経細胞以外の細胞＝**グリア細胞**と呼ばれ、同じグリア細胞の**オリゴデンドロサイト**とともに神経細胞の活動をサポートしたり、免疫細胞のような役割も担ったりしています。

痛みが慢性化した状態では、ミクログリアとアストロサイトはTNF-αと呼ばれる炎症物質を過剰に放出して神経活動を高めてしまいますが、ブシの成分は、この2つの活動を抑制し、TNF-αの放出を抑えることで神経活動を鎮めていると考えられています。

さらに近年、牛車腎気丸には、筋肉などの細胞の代謝を高める作用があることも動物研究から

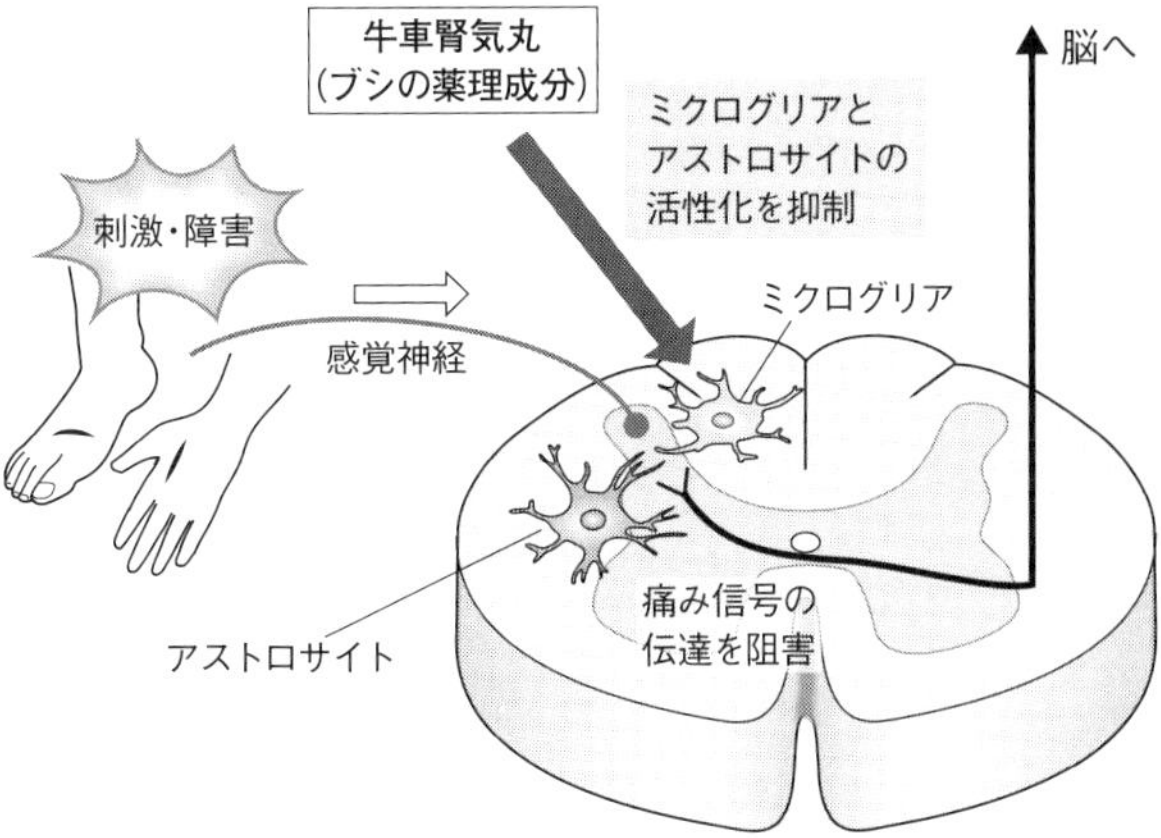

図 3-11　**牛車腎気丸のメカニズム**
萩原圭祐. 牛車腎気丸のグリア細胞を介した鎮痛作用. 漢方医学 Vol.41 No.3(2017) を参考に作成

明らかになってきています。そこで、注目されているのが、いま日本で問題となりつつあるサルコペニアやフレイルを予防するための牛車腎気丸の可能性です。

加齢や病気によって筋肉量が減少し、筋力が落ちることで身体機能が低下してしまうサルコペニアは、心身が疲れやすく弱った状態であるフレイル（虚弱）の原因となり、要介護のリスクが高まるなど、高齢者の健康維持の大きな障害となります。そこで、サルコペニアをもたらす、加齢や病気による体の痛みやしびれ、筋肉の衰えに対して牛車腎気丸を処方することで、高齢者の健康維持に貢献できると期待され、研究が進んでいるのです。

3-9 六君子湯――食欲ホルモンを調節

生薬：ソウジュツ（ビャクジュツ）、ニンジン、ハンゲ、ブクリョウ、タイソウ、チンピ、カンゾウ、ショウキョウ

六君子湯と食欲ホルモン「グレリン」

食事をしていないのに食欲がない、そんな経験はないでしょうか。食欲不振は消化器の不調や病気ですが、その原因は消化器だけでなくほかの臓器や感染症、薬の影響、心の不調など、多岐にわたります。このような食欲不振の際に力を発揮する**六君子湯《りっくんしとう》**には、抗炎症作用を持つソウジュツや、胃液の分泌を促進するチンピなど8種類の生薬が含まれます。

六君子湯は、主に食欲不振（機能性ディスペプシア）や胃食道逆流症などの症状改善に処方される漢方薬です。臨床試験でも、単なる食欲不振だけでなくさまざまな病気に付随する胃の不調の改善が報告されています。

現在、こうした胃のはたらきを改善するメカニズムとして注目されているのは、**食欲ホルモン**として知られる**グレリン**の分泌を促進する作用です。グレリンは、１９９９年に日本の児島将康博士らが発見した、主に胃から分泌されるホルモンです。脳で食欲を調節する役割を持つ視床下部にはたらきかけて食欲を増進させたり、さまざまなホルモンを分泌する下垂体に作用して成長ホルモンの分泌を促進させたりするなど、重要な役割を担っています。

では、どのようにして六君子湯がグレリンの分泌を促すのでしょうか。意外にも、そのメカニズムには、精神の安定に関わる神経伝達物質であるセロトニンが関わっています。セロトニンは、不足するとうつ症状などの原因となると考えられていますが、実は増えすぎてしまうとグレリンの分泌を抑制してしまうのです。

北海道大学などで行われた実験では、食欲を減退させたマウスに六君子湯を投与すると、胃でのセロトニンへの反応が低下して、グレリンの分泌が高まることがわかりました。詳しく調べた結果、六君子湯に含まれる生薬のうち、チンピに含まれる**ヘスペリジン**などの成分が、胃の細胞のセロトニン受容体をブロックしてセロトニンのはたらきを低下させることで、グレリンの分泌を促していたことがわかりました。また、別の研究では、当帰芍薬散でも紹介したソウジュツに含まれる**アトラクチロジン**という成分が、視床下部にあるグレリンを感知する神経細胞の受容体のはたらきを高めることが確認されています。

このほか、グレリンは、食欲に関わる視床下部に作用するだけでなく、胃につながる迷走神経のはたらきを高めることで消化活動を促進する作用も持っています。つまり、六君子湯はグレリンの分泌や反応性、さらに胃の運動機能を高めることで、食欲不振などの症状を改善しているのです。

動物実験で見えてきた長寿との関わり

さらに、六君子湯のグレリン分泌作用には、寿命を延ばす可能性があることも、動物を用いた実験でわかってきました。そのカギを握るのは、**サーチュイン**（Sirtuin）と呼ばれる遺伝子で、老化や寿命のメカニズムに重要な役割を持つとされ、**長寿遺伝子**とも呼ばれています。

これまで、哺乳類には7種類のサーチュインが見つかっており、特に重要だとされているのがＳＩＲＴ１という遺伝子です。血糖値を下げるインスリンの分泌を促したり、糖や脂肪の代謝を促進したり、神経細胞の維持や記憶・行動の制御にも関与するなど、老化や寿命に深く関係していると考えられています。

２０１６年に発表された論文では、人為的に老化を早めるなどしたマウスに六君子湯を与えたところ、生存期間が延長し、老化によって起こる心臓での炎症や石灰化、筋肉の萎縮、脳内の免疫機能などの改善が確認されました。それと同時に、脳などのＳＩＲＴ１が活性化していることもわかったのです。まだ、あくまで動物レベルの研究ですが、古くから健康長寿に良いとされてきた漢方薬の可能性を示唆するものです。人ではどのような効果が期待できるのか、今後の研究の進展が期待されます。

3-10 半夏瀉心湯――がん治療で注目

生薬：ハンゲ、オウゴン、カンキョウ（ショウキョウ）、カンゾウ、タイソウ、ニンジン、オウレン

がん治療の現場で活躍

半夏瀉心湯《はんげしゃしんとう》には、鎮静作用があるハンゲ、抗炎症作用があるオウゴン、抗菌作用があるオウレンなど7種類の生薬が含まれています。

半夏瀉心湯は、古くから胃腸の不調、特に下痢の改善に使われてきましたが、近年注目されているのは、がん治療に伴う口内炎の改善です。いま日本では2人に1人ががんにかかると言われ

ており、抗がん剤治療や放射線治療を受ける人は年間で数十万人に及ぶという調査もあります。こうした治療には多くの副作用が生じますが、大きな問題となっているのが、口内炎です。抗がん剤治療を受ける患者の40～70％が口内炎を発症するとされ、痛みだけでなく飲食や会話にも影響が及ぶことから、健康状態の悪化や治療の中断などのリスクをもたらします。そのため口内炎への対処は最優先で行われますが、粘膜を保護する薬や抗炎症薬では効果が不十分なケースもあることから、治療の選択肢として半夏瀉心湯の使用が広がっていると言います。臨床試験でも、抗がん剤治療に伴う口内炎だけでなく、放射線治療による口内炎についても改善効果が報告されています。

炎症の経路を多角的に阻止

では、半夏瀉心湯はどのようなメカニズムで口内炎を改善するのでしょうか。詳しく解説する前に、抗がん剤の治療でなぜ口内炎が起こるのかを見ていきます。抗がん剤治療は、体の組織の中に活性酸素を生じさせる作用があります。活性酸素には毒性があり、がん細胞を攻撃しますが、正常な組織も影響を受けてしまいます。また、全身の免疫機能の低下に伴い、口のなかの粘膜バリア機能も低下することから細菌の感染などが起こります。こうした、主に2つの影響によって口の粘膜組織にある上皮細胞がダメージを受けて炎症が起こり、口内炎を発症するのです。

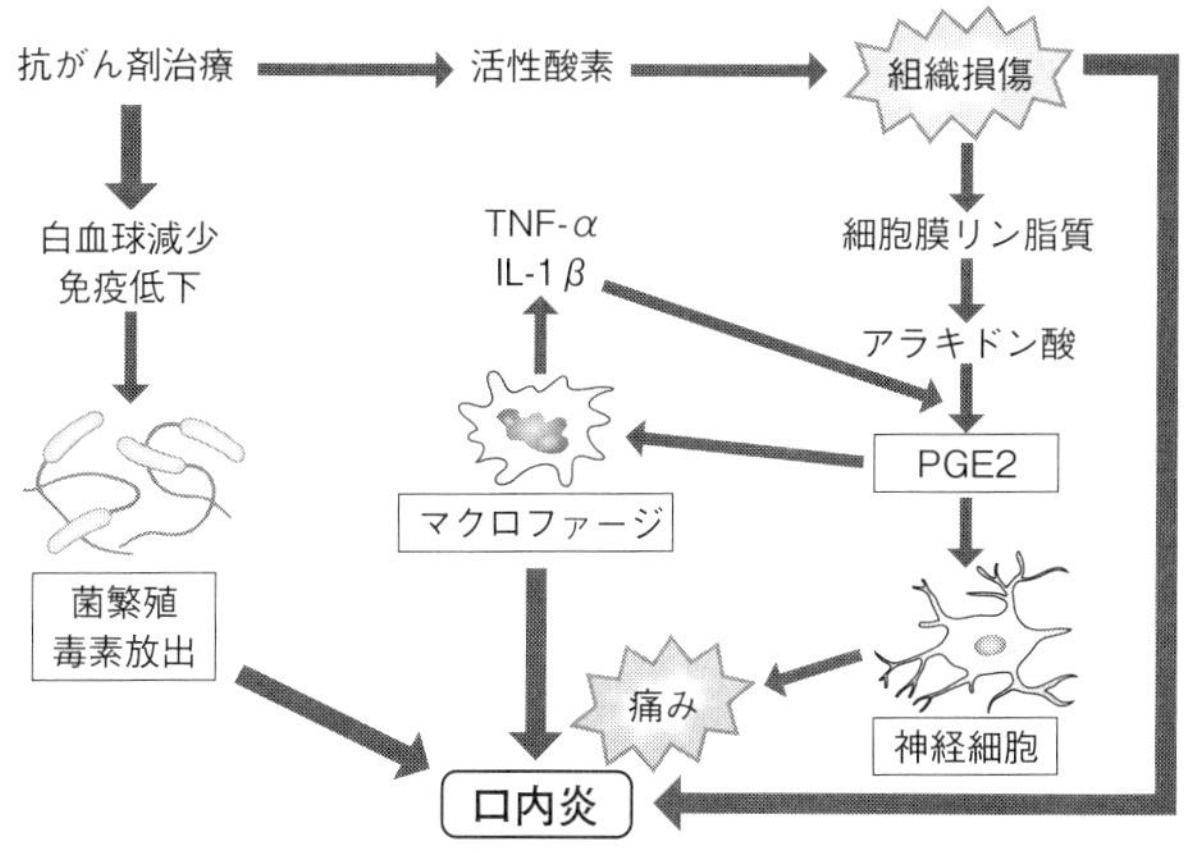

図 3-12　**抗がん剤による口内炎発症のメカニズム**
河野透. がん化学療法による口腔粘膜炎に対する半夏瀉心湯の治療メカニズム. 漢方医学 Vol.38 No.2(2014) を参考に作成

そして、図３－12にもあるように口のなかの上皮細胞がダメージを受けると、壊れた細胞膜の成分であるリン脂質が分解され、最終的に痛み物質である**プロスタグランジンE2（PGE2）**が合成されます。

そして、このＰＧＥ２が神経細胞に作用して口内炎の痛みの感覚をもたらし、一方で免疫細胞のマクロファージに作用することで炎症反応を引き起こし、さらに口内炎を悪化させるという負の循環が形成されることで症状が慢性化していきます。

少し前置きが長くなりましたが、日本の国立がん研究センターなどが行った動物を使った研究では、半夏瀉心湯がこのＰＧＥ２が合成される経路に必要な複数の酵素の発現を抑制し、症状を改善することが解明されました。

具体的にはまず、リン脂質からアラキドン酸を合成するホスホリパーゼA2（PLA2）という酵素の発現を、生薬のオウゴンに含まれる**オウゴニン**などが抑制します。そして、アラキドン酸からPGE2を合成する場面でも、合成の過程に必要なシクロオキシゲナーゼ2（COX2）の発現を、カンキョウに含まれる**ショーガオール**などが抑制することが確認されたのです。

さらに、研究グループでは、半夏瀉心湯の生薬のうちハンゲを除く6種の生薬に、抗がん剤による活性酸素を消去する抗酸化作用成分が含まれていることも報告しています。口内炎を起こしている細胞は正常な細胞なので、半夏瀉心湯の抗酸化作用によって活性酸素が消去されても抗がん剤の治療に大きな影響はないと考えられています。

半夏瀉心湯は、炎症を多角的に抑えることによって口内炎を改善させ、がん治療に欠かせない漢方薬となっているのです。

3-11 大建中湯――第二の脳、腸の免疫を高める

生薬：カンキョウ、ニンジン、サンショウ、コウイ

腸に作用する大建中湯

大建中湯《だいけんちゅうとう》は第二の脳とも呼ばれる腸の活動と関係しています。抗炎症作用を持つカンキョウ、腸の機能を高めるニンジン、そして、腸の血流を良くするサンショウなどの４種類の生薬が含まれています。大建中湯は、便秘や下痢、腸炎や腸の手術後の回復などに処方される漢方薬です。内科だけでなく腸の手術後に起こる術後イレウス（腸閉塞）の回復のため外科でも多く使用されています。臨床試験でも、術後イレウスの発症を抑える効果や便秘の改善などが報告されています。

また、大建中湯が作用するメカニズムについても数多く研究がなされています。例えば、生薬のひとつ、サンショウに含まれる**サンショオール**やカンキョウの**ショーガオール**が、腸の内側の上皮細胞にあるＴＲＰＶ１などの温度センサーを刺激し、腸の神経細胞を活性化することで腸の

血流や運動機能を改善する作用が解明されています。

腸内細菌の「上質のエサ」になる

新たなアプローチによるメカニズムの解明も進んでいます。筆者（山本）が番組で取材したのは、理化学研究所生命医科学研究センターの免疫学者である佐藤尚子博士らが行った研究です。マウスを使った実験で、大建中湯が**腸内細菌**を介して腸炎を抑制するというメカニズムを解き明かしたのです。

「なぜここで『腸内細菌』が？」と、少し戸惑ってしまった方もいらっしゃるかもしれませんが、実は、「漢方薬」と「腸内細菌」の関係は以前から注目を集めていました。昨今、いわゆる「腸活」が大ブームとなっているように、私たちのさまざまな健康効果や心身の機能に腸内細菌が関わっていることは皆さんご存知のことと思いますが、その大切な役割のひとつに、腸の免疫機能を維持するはたらきがあります。100兆個に及ぶとされる腸内細菌は、私たちが口にした食物を栄養分として暮らしていますが、その代わりに私たちの体に役立つ物質もつくり出します。それらは**代謝産物**と呼ばれ、いわば細菌のウンチやオシッコのようなものです。最近の研究で、実はこうした代謝産物が、腸の免疫機能を高めたり炎症を抑制したりしていることがわかってきたのです。腸には免疫細胞の約7割があり、私たちにとって最も重要な免疫システムである

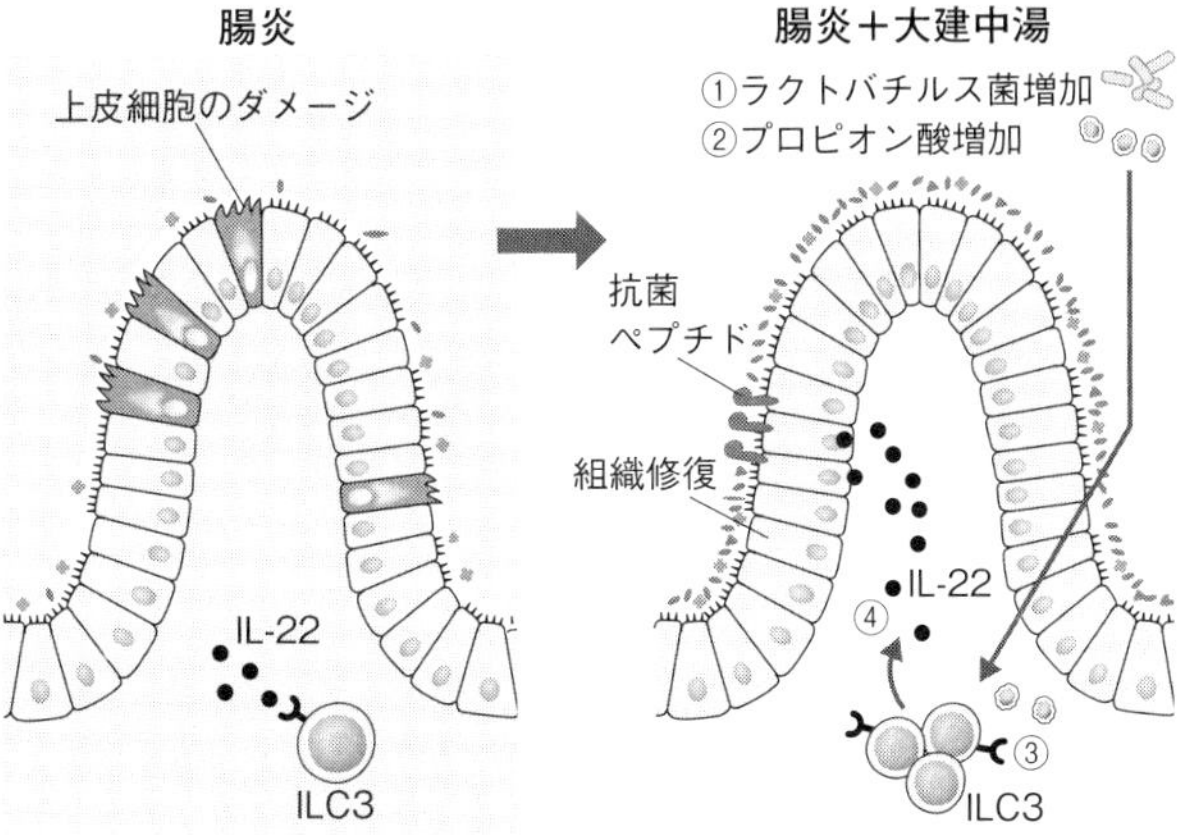

図 3-13 腸内での大建中湯のはたらき

左図：腸炎の状態。腸内の細菌量が減り、細菌の種類のバランスも崩れる
右図：腸炎に大建中湯を投与した状態
①ラクトバチルス菌が増え、②ラクトバチルス菌がプロピオン酸をつくる。③プロピオン酸が上皮細胞を通過して ILC3 細胞に結合。④ ILC3 が腸の粘膜バリア修復を促すタンパク質の IL-22 を多量に放出し、上皮細胞が受け取ることで腸炎が改善する。
理化学研究所 HP「免疫研究から漢方薬の効き目を解明」
(https://www.riken.jp/pr/closeup/2022/20220822_1/index.html) より一部改変

ことから、「腸内細菌と腸の免疫」については、医療の分野でも特に重要視される分野となっています。

前置きが長くなりましたが、理化学研究所の研究により、大建中湯によって腸内細菌の代謝産物が増え、それによって免疫機能が高まり、腸の炎症が改善される、という精緻なメカニズムが確認されたのです（図３－13）。

具体的にはまず、腸炎を起こしたマウスに大建中湯を投与します。すると、健康なマウスの腸に多く存在する**ラクトバチル**

ス菌という種類が増えて、その代謝産物である**プロピオン酸**と呼ばれる物質も増加しました。プロピオン酸は短鎖脂肪酸のひとつで、腸のエネルギー源としても役立ちますが、最新の研究で、免疫細胞にはたらきかける役割があることがわかっています。

研究では、プロピオン酸は、腸の免疫機能の維持に大きな役割を果たしている**3型自然リンパ球（ILC3）**の表面にある受容体と結合し、そのはたらきを高め、数を増やすことがわかりました。さらに、活性化した3型自然リンパ球は、炎症を調節するサイトカイン（IL‐22）を放出します。この物質は、病原体やウイルスを防御する腸の粘膜をつくるメッセージを腸の細胞に伝えるはたらきがあります。こうして、腸の粘膜が増えてバリア機能が高まり、炎症が治まることが確認されたのです。

つまり大建中湯は、いわゆる善玉菌であるラクトバチルス菌を増やす「上質のエサ」となり、代謝産物を介して免疫機能を改善し、腸炎を抑制していたわけです。

これまでも、漢方薬と腸内細菌、そして免疫の関係は注目されてきましたが、ここまで精緻にメカニズムが検証、確認されたのは初めてのことです。これは、近年の解析技術の進歩によって腸内細菌や免疫細胞のはたらきを細かく、しかも安価に分析できるようになったことが背景にあります。次節でも、漢方薬と腸内細菌の最新研究から見えてきたメカニズムを紹介します。

3-12 防風通聖散——代謝機能を高める

生薬：カッセキ、オウゴン、カンゾウ、キキョウ、セッコウ、ビャクジュツ、ダイオウ、ケイガイ、サンシシ、シャクヤク、センキュウ、トウキ、ハッカ、ボウフウ、マオウ、レンギョウ、ボウショウ、ショウキョウ

ホルモン分泌で脂肪細胞に作用

続いて紹介するのは**防風通聖散**《ぼうふうつうしょうさん》です。抗炎症作用を持つオウゴンやボウフウ、鎮痛作用を持つシャクヤクなど18種類の生薬が含まれています。

防風通聖散は、便秘や肥満などの改善に処方される漢方薬です。臨床試験では、肥満症患者の体重を減少させる効果などが報告されています。そのメカニズムについては大変興味深いものがありますが、その前に、まずお伝えしておきたいのは注意点です。ご存知の方もいらっしゃるかもしれませんが、効能の中に「肥満」というキーワードが入っているため、いわゆる「やせ薬」

と勘違いして多用されるケースが後を絶ちません。しかし、副作用として、間質性肺炎や肝機能障害などのリスクがあるので、乱用は禁物です。

さて、それではこれまでに行われたメカニズムに関する研究を見てみましょう。防風通聖散には、単なる肥満ではなく健康に障害を及ぼす肥満症の患者の体脂肪（皮下脂肪と内臓脂肪）を減少させる効果が、いくつかの臨床試験で確認されています。

では、どのようにして、体脂肪が減少するのでしょうか。これまで主に研究されてきたのは、**脂肪細胞**への作用です。脂肪細胞には、白色脂肪細胞と褐色脂肪細胞があり、白色脂肪細胞は、中性脂肪や糖などを取り込んでエネルギーとして蓄えています。また、褐色脂肪細胞は、脂肪を燃焼させて体温を保つ役割を持っています。動物を使った研究によると、防風通聖散に含まれるマオウの薬理成分である**エフェドリン**が交感神経を刺激して、体内でホルモンのノルアドレナリンを分泌させます。このノルアドレナリンには、それぞれの脂肪細胞が持つはたらきをスタートさせる「スイッチ」の役割があります。白色脂肪細胞に作用すると細胞内に蓄えられた脂肪の分解が促進され、遊離脂肪酸が分離します。遊離脂肪酸は、体のエネルギーとして使われますが、一部は褐色脂肪細胞に取り込まれます。そして、褐色脂肪細胞では取り込んだ遊離脂肪酸を使って熱を生み出すはたらきが高まります。この2つの作用によって、脂肪細胞に含まれる中性脂肪などが減少し、体脂肪が減少することが確認されているのです（図3－14）。

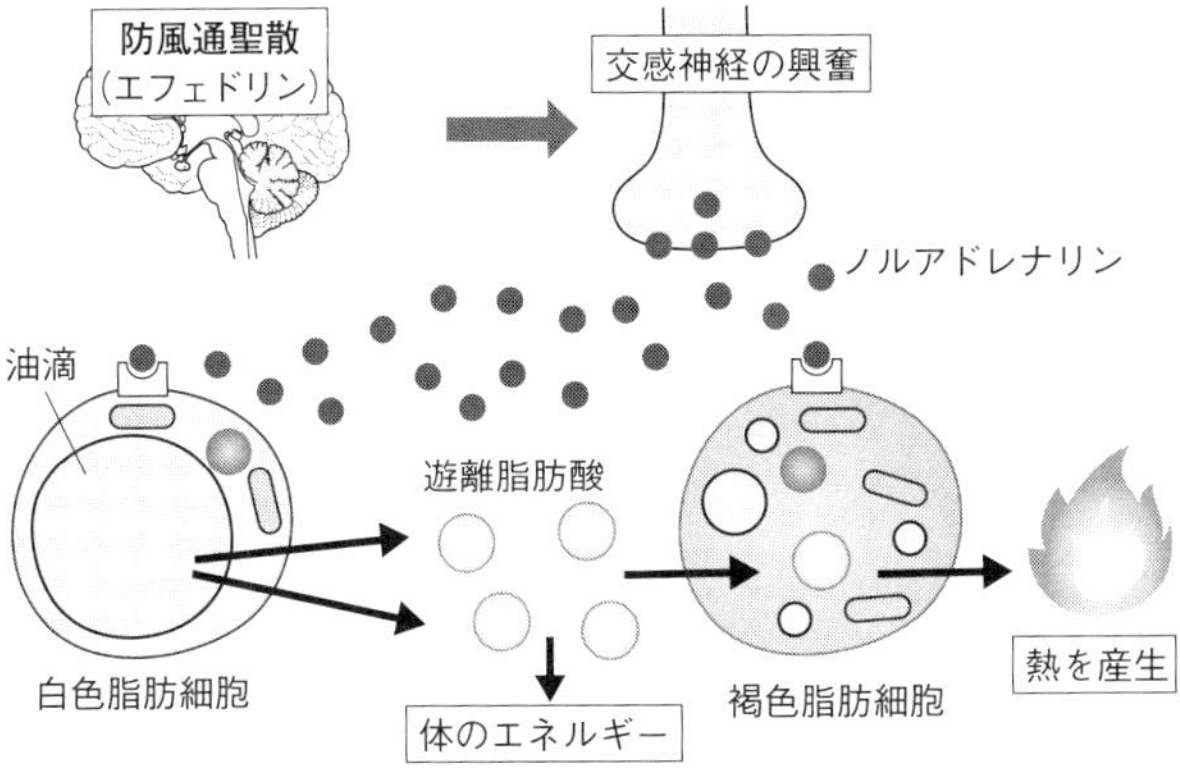

図 3-14　防風通聖散の脂肪細胞への作用

また、別の研究では、カンゾウなどに含まれる成分にエフェドリンによる脂肪分解促進を助けるはたらきがあることも示されています。

さらに、マウスの遺伝子を調べた研究では、防風通聖散を与えると脂肪細胞のUCP1と呼ばれる遺伝子の発現が増加することも確認されています。UCP1は、細胞のエネルギー工場であるミトコンドリアが熱を生み出す機能に関わる遺伝子です。この発現が増えると、白色脂肪細胞が〝ベージュ化〟し、褐色脂肪細胞のように熱をつくり出せるようになり代謝機能が高まります。

糖の代謝機能を高めるメカニズム

このように、脂肪細胞へのさまざまな作用が確認されている防風通聖散ですが、２０２０年に富山大学の藤坂志帆博士らが発表した研究では、腸内細菌

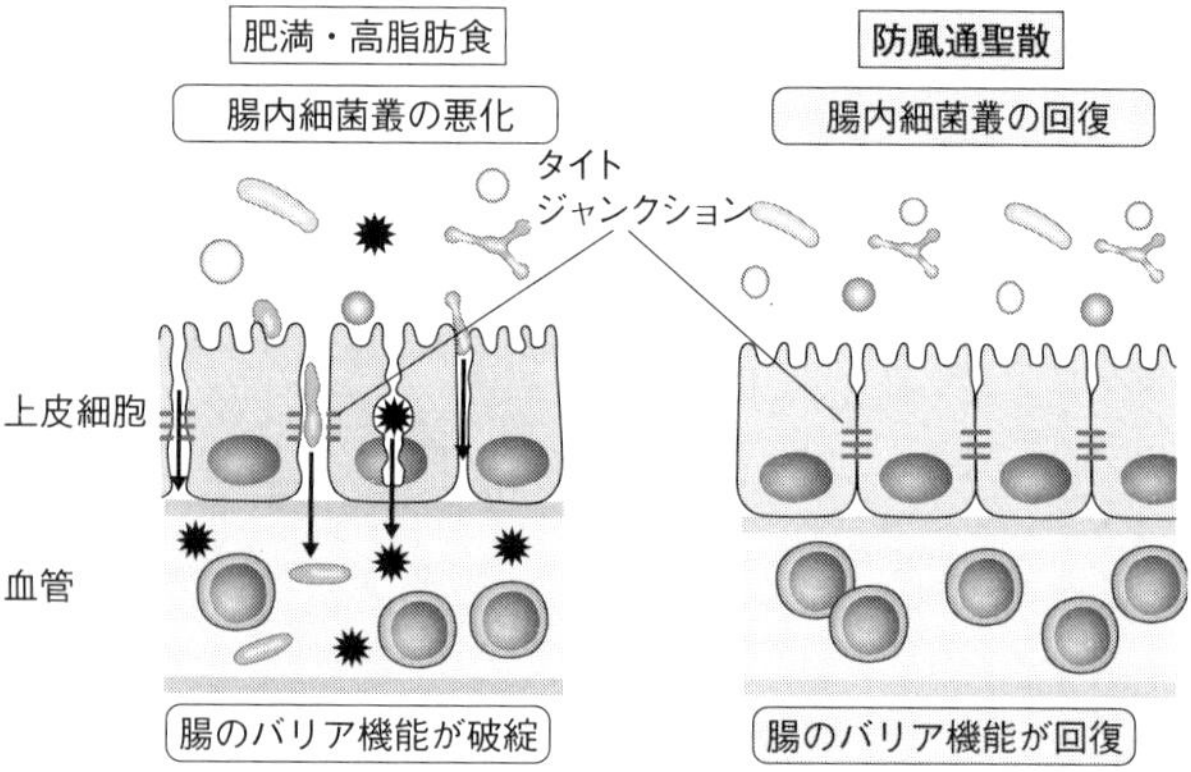

図3-15　防風通聖散による腸バリア機能の改善メカニズム

との作用によって糖の代謝機能を改善するというメカニズムもわかってきました。

ここでまず知っていただきたいのは、先ほどの大建中湯と腸内細菌のところで説明した「腸内細菌と腸の免疫機能の関わり」が、肥満やメタボリックシンドローム、糖尿病とも関係しているという事実です。実は、こうした症状を持つ動物や人の腸では、腸内細菌叢、つまりさまざまな種類の微生物群集のバランスが悪くなっており、腸の免疫機能も低下していることが知られています。そして、腸の免疫機能で重要な粘膜バリアを維持するはたらきが低下すると、**タイトジャンクション**と呼ばれる細胞と細胞の間の結合が弱くなって隙間が生じ、炎症をもたらす病原菌や毒素などの異物が腸の血管に浸入しやすくなります。こうして体内に浸入した病原菌や毒素は、体の各部で炎症を引き起こします（図3－15

左）。例えば、肝臓で炎症が生じると、糖を代謝する機能が阻害されて血糖値が上昇したり、脂肪肝になったりするのです。

富山大学の実験では、高脂肪食を与えた（つまり肥満状態にした）マウスに8週間、毎日25ミリグラムの防風通聖散を与えたところ、脂肪肝や糖の代謝機能が改善され、血糖値も低下することが確認されました。そして、そのマウスの腸を調べてみると、腸内細菌叢のバランスが改善し、タイトジャンクションも回復していました。つまり、防風通聖散は、腸内細菌叢のバランスを改善することで、腸のバリア機能を回復させ、代謝機能を改善させることが示唆されたのです（同図右）。

この改善メカニズムの中で特に注目されたのが、腸内細菌のひとつ、**アッカーマンシア・ムシニフィラ**と呼ばれる菌の増加です。オランダの著名な微生物学者の名前と、消化管の粘膜表面を覆うムチンを好む、という特徴からこの名前がついたそうです。これまでの研究で、このアッカーマンシア菌は、腸の免疫細胞に作用する**酪酸**や**プロピオン酸**をつくり出すなど、腸の免疫機能を高めることがわかっています。ほかにも、糖の代謝を促すホルモンであるインスリンの効き目が臓器などで低下してしまうインスリン抵抗性を改善するはたらきも確認されていることから、糖尿病やメタボリックシンドロームなどの治療への応用が可能なのか、研究の進展が期待されます。

3-13 茵蔯蒿湯——腸内細菌の力で肝機能を改善

生薬：インチンコウ、サンシシ、ダイオウ

肝機能を改善するメカニズム

茵蔯蒿湯《いんちんこうとう》には、抗炎症作用があるインチンコウとサンシシ、胃腸のはたらきを改善するダイオウの3種類の生薬が含まれます。

茵蔯蒿湯は、黄疸や皮膚炎、蕁麻疹などの改善に使われる漢方薬です。大建中湯などと同じく、外科でよく使われており、臨床試験でも、閉塞性黄疸の手術に併用することで、肝機能の回復に効果があることが報告されています。

筆者（山本）が番組で取材した茵蔯蒿湯の研究を行っている横山幸浩医師は、名古屋大学医学部附属病院で、主に肝臓や膵臓、胆嚢のがん手術を担当しています。横山医師によれば、茵蔯蒿湯は、特に胆管がんで起こる黄疸の改善に使われており、手術の前に黄疸を改善、つまり肝機能を回復させるために欠かせないものとなっています。

動物を使った研究でわかっている肝機能の改善メカニズムとしては、炎症反応を調節する役割があるＩＬ‐10というサイトカインを増加させ、肝臓の細胞で起こっている炎症を鎮めたり、細胞の自然死（アポトーシス）に関わるＴＧＦ‐βというサイトカインに作用して肝臓の細胞を延命させたりする作用などが確認されています。

腸内細菌がつくり出す薬理成分

さて、ここからは、横山医師らが研究で明らかにした茵蔯蒿湯と腸内細菌の興味深い関係について見ていきます。

さまざまな薬理作用が確認されている茵蔯蒿湯ですが、横山医師が黄疸の患者に処方しても、症状が改善しない人が少なからずいたと言います。一体なぜなのか、その疑問を解決するカギとなったのが、大建中湯と防風通聖散のところでも紹介した腸内細菌です。

肝臓の機能を高める茵蔯蒿湯の成分として、加味逍遙散でも紹介したサンシシに含まれる**ゲニポシド**という物質がありますが、そのままの状態では薬理作用を発揮しません。実は、ゲニポシドは腸内細菌によって分解（代謝）され、糖とゲニピンという物質に変換されます。そして、ゲニピンになることで、初めて薬理作用を及ぼすことがわかっています。つまり腸内細菌が、生薬

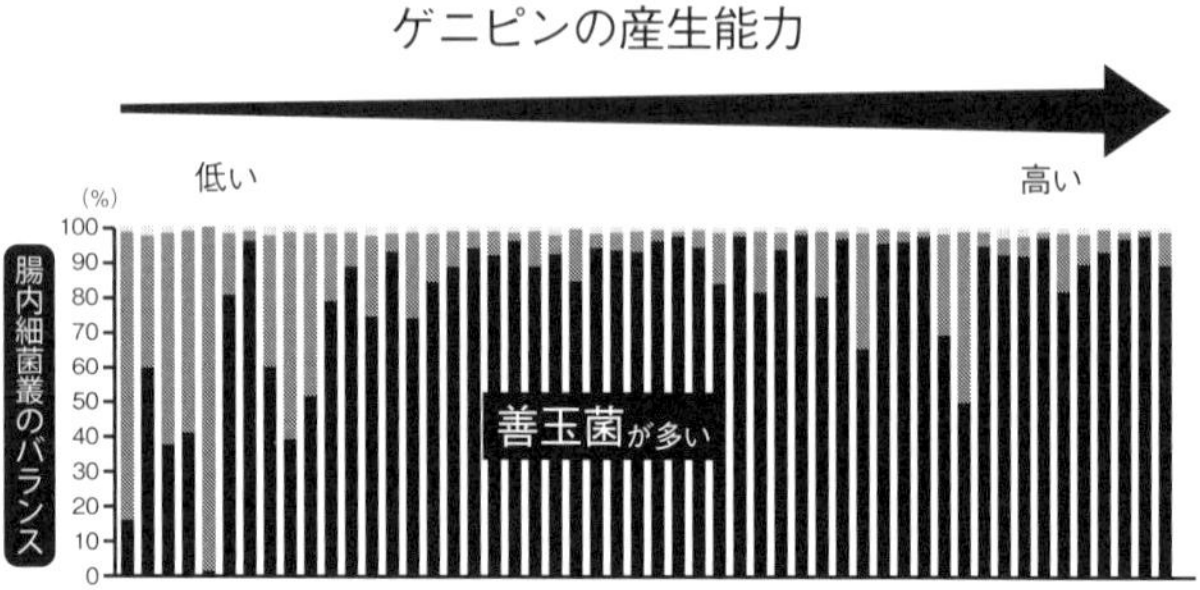
ゲニピンの産生能力
低い
高い
(%)
腸内細菌叢のバランス
善玉菌が多い

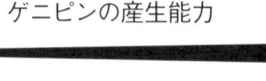

図3-16 **ゲニピンの産生能力と腸内細菌叢のバランス**

Yamashita,H *et al*. Predicting Inchinkoto efficacy, in patients with obstructive jaundice associated with malignant tumors, through pharmacomicrobiomics. *Pharmacol Res* 175:105981(2022) より一部改変

を原料にして薬理成分をつくり出しているわけです。こうした糖とさまざまな種類の成分が結合した有機化合物は**配糖体**と呼ばれます。他にもカンゾウに含まれる**グリチルリチン**（薬理成分：グリチルリチン酸）やシャクヤクに含まれる**ペオニフロリン**（同：ペオニメタボリン）など、生薬の多くは配糖体であることがわかっています。

さて、腸内細菌に関しては、人によって菌の種類のバランスが異なることが知られています。そこで、横山医師らは、茵蔯蒿湯の効果の違いが、腸内細菌叢のバランスの影響を受けているのではないかと考え、実験を行いました。黄疸の患者の便を採取して茵蔯蒿湯を加え、ゲニピンをつくる量を調べたのです。その結果、予想通り腸内細菌叢のバランスが悪い人、いわゆる善玉菌と呼ばれる種類の菌が少ない人の便は、ゲニピンをつくる量が少なく、実際の治療でも黄疸の改善具合も良くありませんでした。腸内細菌叢のバランスが、茵蔯蒿湯の効果のカギを握っていたのです（図３－16）。

この結果を受け、横山医師は「腸内環境を整えることが漢方薬の効果を発揮することにつながる可能性がある」としています。それというのも、腸内細菌が分解（代謝）している生薬には、ゲニポシド以外にも、前述のカンゾウやシャクヤクをはじめ、ニンジン、サイコ、ダイオウなど、多くの漢方薬に含まれる重要な生薬があるからです。

腸内細菌研究が漢方薬の診断を変える？

さらに、筆者（山本）が最も興味を持ったのが、「体質」と「腸内細菌」との関係です。東洋医学の診断では、患者の状態について、いわゆる**証**《しょう》に基づいて漢方薬が選択されます。証を簡単に説明すると、「その人の状態（体質や体力、症状の現れ方などの個人差）をあらわすもの」とされ、患者の自覚症状や、体格などの要素から判別します。例えば、証の分け方のひとつに、**虚**《きょ》・**実**《じつ》があります。体力や抵抗力が充実している人を**実証**《じっしょう》、体力がなく弱々しい感じの人を**虚**《きょ》**証**《しょう》と言います。

つまり、同じ病気でも証が異なれば、処方される漢方薬も異なりますし、自分が飲んでいる漢方薬が、同じ症状の他人には効かない可能性があるのです。もしかしたら、読者の皆さんの中にも、「他人に勧められた漢方薬を飲んでも効果が感じられなかった」という経験をされた方がいらっしゃるかもしれません。また、この証ですが、現代の医学では客観的な指標がないため、西洋医学では理解が難しく、漢方の専門家によっても診断が異なることも少なくないと言います。

少し前置きが長くなりましたが、今回の実験結果から、横山医師は、「腸内細菌は、体質を決める要素のひとつである可能性がある」と言及しています。先ほど触れたように腸内細菌叢のバランスが悪ければ、生薬からゲニピンなどの薬理成分をつくり出す能力が低い可能性があるからです。つまり、ゲニピンをつくる能力も、体質の構成要素のひとつであり、腸内細菌を調べることで漢方薬の効果を予測できる、すなわち「体質」を見極めることができる可能性があるというのです。

さらに、東洋医学の臨床現場では「漢方薬を飲み続けたら体質が変わった」というケースが少なくありませんが、この背景には、漢方薬が腸内細菌叢のバランスを変化させることで、「体質」が変化した可能性もあります。筆者（山本）は、今後の研究が進むことで、漢方薬の処方が現在よりもさらに精緻になるような指標づくりが可能になるのではないかと期待しています。

3-14 抑肝散――怒りや興奮を鎮める

生薬：トウキ、チョウトウコウ、センキュウ、ソウジュツ（ビャクジュツ）、ブクリョウ、サイコ、カンゾウ

子どもの夜泣きにも使われてきた抑肝散

抑肝散《よくかんさん》には、抗炎症作用のあるトウキ、血管拡張作用のあるチョウトウコウ、免疫機能を高める作用のあるセンキュウなど7種類の生薬が含まれています。

抑肝散は、東洋医学で言う「肝」＝「精神」を抑制するものとして、古くから子どもの夜泣きや疳《かん》の虫といったイライラや興奮の改善に使われてきました。現在は、主に精神症状に処方され、認知症の行動・心理症状、神経症、不眠症、歯ぎしり、更年期症状などの改善に使われています。

なかでも、特に認知症の行動・心理症状であるＢＰＳＤ（幻覚、妄想、興奮、不穏、徘徊、焦

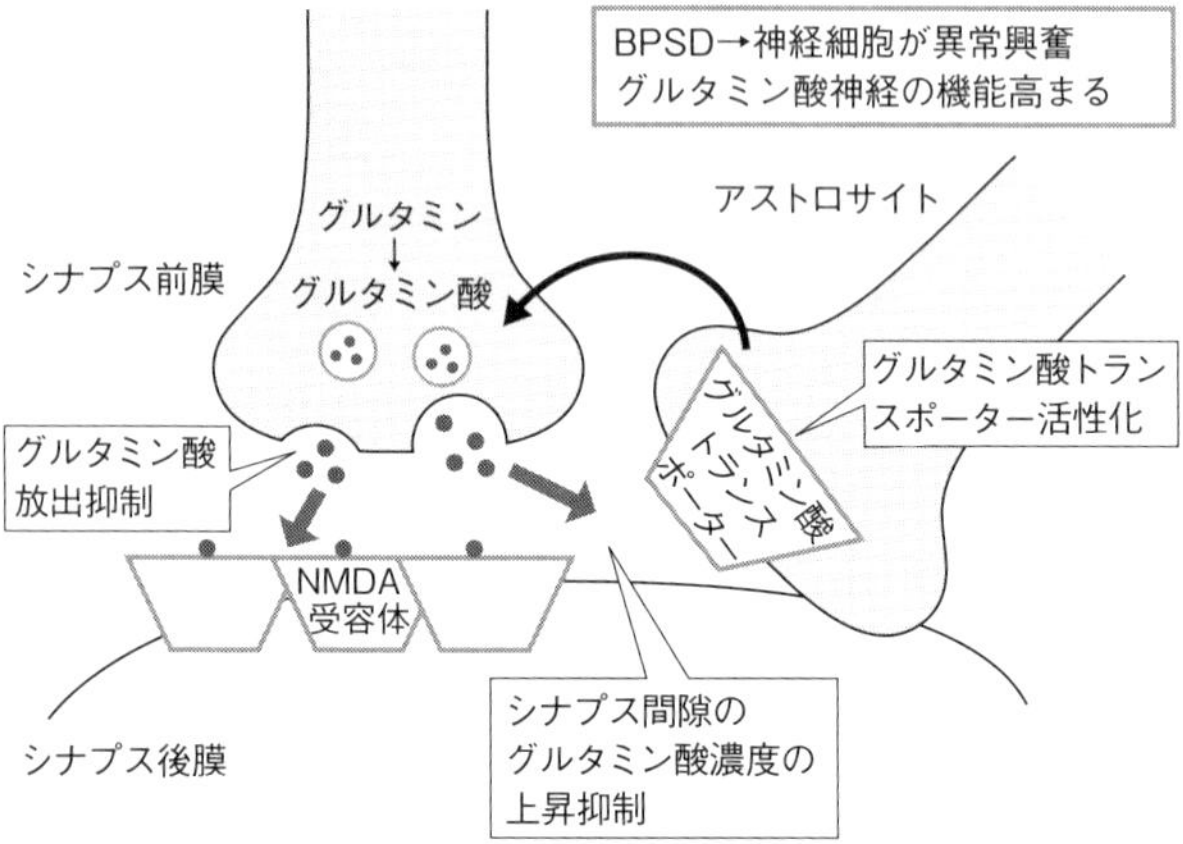

図 3-17　グルタミン酸神経での BPSD 改善メカニズム

日本漢方医学教育協議会編. 基本がわかる 漢方医学講義（羊土社, 2020 年）を参考に作成

燥、社会的に不適切な言動、性的逸脱行為、暴言、抑うつ）に対して多くの臨床試験が行われ、いくつかの症状を有意に改善することが報告されています。

興奮を鎮める2つのメカニズム

動物を使った研究でも、BPSDの改善を裏付けるメカニズムが複数確認されています。

まずご紹介するのは、**グルタミン酸**と呼ばれる脳内神経伝達物質と、それを使って情報伝達を行う神経がもたらす作用です（図3－17）。

神経細胞同士の情報伝達の際にグルタミン酸が使われるグルタミン酸神経では、シナプス終末（神経細胞の末端）から隣接す

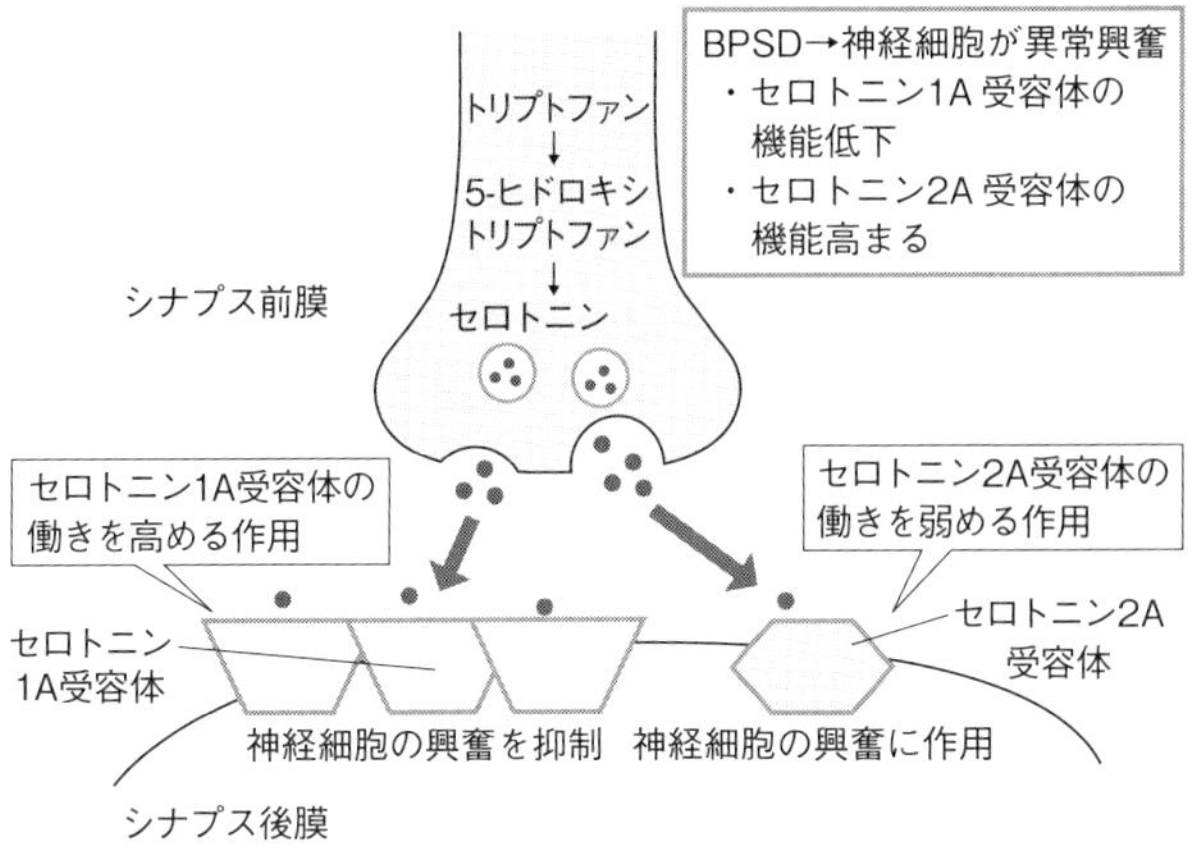

図 3-18　セロトニン神経系での BPSD 改善メカニズム

日本漢方医学教育協議会編. 基本がわかる　漢方医学講義（羊土社，2020 年）を参考に作成

る神経細胞へ、グルタミン酸が放出され、次の神経細胞の受容体に結合することによって情報の伝達が行われます。しかし、グルタミン酸が増えすぎると、神経細胞を過剰に興奮させるため、ＢＰＳＤの症状が生じてしまうと考えられています。

抑肝散は、直接グルタミン酸神経に作用し、シナプスからのグルタミン酸の放出を抑えたり、その量を調節するグルタミン酸トランスポーターを活性化させて過剰な分を回収させたりして、シナプス間のグルタミン酸の量を減らすことで神経の興奮を鎮めていることが報告されています。そして、このグルタミン酸トランスポーターの活性化については、生薬のカンゾウに含まれるグリチルリチンが関わっていることがわかってきています。

もうひとつは、何度も登場しているセロトニンという神経伝達物質に関係する神経による情報伝達の改善です（図3－18）。

セロトニン（5－HT）神経系と呼ばれ、脳幹にある縫線核《ほうせんかく》という場所から脳全体へと情報を伝達する重要な役割を担っています。シナプス終末から放出されたセロトニンが、隣接する神経細胞の受容体に結合することで情報が伝わりますが、その受容体にはいくつかの種類（サブタイプ）があります。そのひとつがセロトニン1A受容体で、神経細胞の興奮を抑制する方向にはたらきます。一方、セロトニン2A受容体は、神経細胞を興奮させる方向にはたらきます。つまり、この2つの受容体によって、神経細胞を興奮させたり鎮めたりするバランスが保たれているのです。ところがBPSDでは、シナプス間のセロトニンの不足やセロトニン1A受容体の機能低下が生じたり、セロトニン2A受容体の機能が高まったりすることによって、セロトニン神経系のバランスが崩れ、神経細胞が異常に興奮していると考えられています。

これまでに行われた動物を用いた研究では、抑肝散はセロトニン1A受容体の活動を弱いながらも高めるはたらきがあり、神経細胞の興奮を鎮める作用があることが確認されています。そして、その成分ですが、近年の研究によって抑肝散の生薬のひとつ、チョウトウコウに含まれる**ガイソシジンメチルエーテル**という物質が、セロトニン1A受容体に結合して活動を高めることが突き止められています。

一方で、セロトニン2A受容体に対しては、受容体の数を減らすというはたらきも確認されており、それによっても神経細胞の興奮を鎮める作用があると考えられています。

このほか、抑肝散のBPSD改善メカニズムについて、脳のドーパミン神経やアドレナリン神経への作用、抗炎症作用など、さまざまな効果やメカニズムを検証する研究が進んでいます。

大きな社会問題となっている認知症ですが、2023年には、アルツハイマー病の新薬が日本でも承認され、症状の進行を抑える効果が期待されています。その一方で根本的な治療や改善は難しいとも言われています。こうした状況のなか、認知症に付随する症状を改善する抑肝散の効果を裏付けるエビデンスの構築や、より効果的な処方のための研究の発展が期待されています。

3-15 加味帰脾湯——幸せホルモンに注目

生薬：オウギ、サイコ、サンソウニン、ソウジュツ（ビャクジュツ）、ニンジン、ブクリョウ、オンジ、サンシシ、タイソウ、トウキ、カンゾウ、ショウキョウ、モッコウ、リュウガンニク、（ボタンピ）

〝幸せホルモン〟分泌による作用

加味帰脾湯《かみきひとう》には、免疫機能を高める作用を持つオウギや、抗炎症作用や鎮痛作用を持つサイコ、鎮静作用を持つサンソウニン、精神安定作用を持つオンジをはじめ14種類の生薬が含まれています。

貧血、不眠症、精神不安などの改善に使われる帰脾湯に、サイコやサンシシを加えた漢方薬で、臨床試験では、がん患者やうつ病患者の睡眠改善が報告されています。

そのメカニズムについてはこれまで詳しく調べられていませんでしたが、近年わかってきたのは、〝幸せホルモン〟とも呼ばれる**オキシトシン**分泌の作用です。ストレスを与えた動物を使った実験では、加味帰脾湯の投与によってオキシトシンの分泌が高まり、ストレス行動が改善されることが確認されています。

そして、この分泌メカニズムの詳細を明らかにしたのは、オキシトシンを研究していた福島県立医科大学の前島裕子博士と下村健寿博士です。筆者（山本）の番組取材チームが伺ったなかで大変興味深く感じたのは、元々2人は、漢方薬の研究者ではなく、ある偶然によって、この研究成果が生まれたということです。

その内容を説明するにあたって、まずはオキシトシンの作用について振り返りましょう。

オキシトシンは、女性が妊娠や出産、授乳するときに多く分泌されるホルモンとして知られ、食欲や睡眠、また記憶などにも関わる脳の視床下部で分泌されます。近年は、不安軽減作用など、さまざまな効果が注目され、薬剤として投与することも検討されてきましたが、消化酵素で分解されてしまうことから、そのまま内服しても効果が出ないことがわかっています。

前島博士と下村博士の2人は、体内でのオキシトシン分泌機能を高めるような薬剤や食品がないかを調べていたところ、漢方薬のなかで加味帰脾湯のもたらす効果が、オキシトシン分泌によって得られる人体への影響と類似していることに注目したのです。

そこでラットを使った実験を行った結果、脳のオキシトシン分泌に関わる神経細胞（オキシトシン神経細胞）が、加味帰脾湯の投与によって活性化することが確認されました。また、その神経細胞を取り出し、加味帰脾湯を加えてオキシトシンの分泌量を調べたところ、加えなかった場合と比べて分泌量が高まることもわかりました。ほかにも、オキシトシン神経細胞の神経シグナルなどを検証した結果、加味帰脾湯は、視床下部のオキシトシン神経細胞に直接作用して活性化させる、あるいはオキシトシン受容体を活性化させることで、その分泌を促していることが確認されたのです。

では実際、加味帰脾湯の中のどの生薬や成分がこの作用をもたらしているのか、と気になることと思います。2人は、加味帰脾湯を構成する生薬を含む補中益気湯などの漢方薬も実験の対象にして、同じようにオキシトシン神経の活性化について詳しく調べました。すると、補中益気湯は加味帰脾湯と同じ程度の活性化、四君子湯《しくんしとう》は少し遅れて活性化が確認された一方、人参湯《にんじんとう》は活性化が認められなかったことから、オキシトシン分泌に関わる生薬は、**タイソウ、トウキ、ショウキョウ**の3つであることを特定したのです。

さらに、この3つの生薬のそれぞれのオキシトシン神経への影響を細胞レベルで検証したところ、タイソウとショウキョウは神経を活性化させましたが、トウキは単独ではあまり活性化させませんでした。また、3つの生薬を混合することで加味帰脾湯の神経活性化作用と同じ程度になることもわかりました。つまり、加味帰脾湯のオキシトシン分泌の作用は、3つの生薬がともにはたらくことで発揮されていることが突き止められたのです。薬理成分としては、タイソウのルチン、ウルソール酸、トウキの（Z）-ブチリデンフタリド、p-シメン、センキュノライドA、ショウキョウの［6］-ショーガオール、［8］-ショーガオールがオキシトシン受容体を活性化することも明らかになりました。

今回のように生薬の組み合わせ効果によるはたらきが科学的に確認されるケースは希です。筆者（山本）は、漢方薬の効果の奥深さを改めて実感するとともに、今後の研究で、さらなるメカニズムの発見があることを期待しています。

第4章

「人に効く」を科学する

——効果・注意点を知る

4-1 そもそも「効く」とはどういうことか

サンタ論法の戒めと科学的根拠

「手の甲を指で押さえたら頭痛が和らいだ」「草の葉や根を食べたら腹痛が治まった」。鍼灸と漢方薬の始まりは、おそらくこんな感じだったのかもしれません。ただ、そのような経験を繰り返し積み重ねてきた結果、鍼灸や漢方薬が医学・医療体系として形づくられてきました。

ですが、患者の診療に携わる臨床医の視点からすると「鍼を打った→頭痛が改善した→だから、鍼は効いた」というロジックは「サンタ論法（3つの文の末尾が「た」で終わるため、3つの「た」＝サンタ）」と呼ばれ、治療の効果を単純化しすぎないための戒めとなっています。ある薬を飲んで病気が治ったとしても、他の要因が影響していないか、薬を飲まなかったとしても治ったのではないかなど、薬以外の可能性をいろいろと考える必要があるのです。

例えば鍼治療が腰痛に対して効果があることを主張するためには、どのような裏付けとなる情報（科学的根拠）が必要となるのかを考えてみましょう。図4-1は、科学的根拠の種類を、そ

研究デザイン（方法）	情報の正確さ	偏り・偶然
介入研究：ランダム化比較試験 非ランダム化比較試験	高い	少ない
観察研究［比較群有］：コホート研究 症例・対照研究など	↕	↕
観察研究［比較群無］：症例報告など		
実験室の研究：細胞実験、動物実験		
経験談・権威者の意見	低い	多い

図 4-1　人への治療効果を裏付ける科学的根拠の種類
情報が導き出された研究デザインに偏りや偶然の入り込む余地が少ないほど、情報としての信頼性が高い。なお、動物実験などが研究としての意義や重要性が低いということを意味しているわけではなく、あくまで人への治療効果を裏付ける情報としての信頼性の高低を示したものである

の情報が導き出された方法（研究デザイン）によって分類したものです。

それぞれの研究デザインの長所・短所は成書を参照いただくとして、ここでは「腰痛に鍼治療は効くのか？」を裏付ける情報について、研究デザイン別の具体例を見てみましょう。

経験談「ぎっくり腰で悩んでいた父が鍼灸院に行ったら痛みが楽になった」

権威者の意見「鍼を打ち続けてきて50年。私が診た患者は全員腰痛が良くなりました！」

実験室の研究「マウスに鍼を打ったら、痛みに対する反応が軽減した」

症例報告「カルテを調べると、腰痛患

者に鍼治療をしたら痛みが消失した珍しい例があった」

コホート研究「鍼灸院に通い始めた腰痛患者を対象に3ヵ月間フォローアップしたら半分の人で腰痛が改善していた」

ランダム化比較試験「腰痛患者を対象に鍼治療を受ける人と受けない人をランダムに振り分けて効果を比較検討したところ、鍼治療を受けた人の方が腰痛の改善した人の割合が高かった」

それぞれの情報としての信頼性を評価するとき、偏り（バイアス）や偶然の入り込む余地があるかどうかで情報の正確さを判断します。経験談の場合、鍼灸院以外にも整形外科を受診して痛み止めや湿布を併用していたかもしれません（「父が嘘つき」ということを言いたいわけではなく、人間の記憶は曖昧であること、ついつい都合の良いことだけを覚えていることなど、人間の脳の特性による情報の偏りを指摘しています）。経験談でわかることは、鍼灸院に行ったことと腰痛が楽になったことの時間的タイミングが一致していた、という事実だけです。次に権威者の意見です。もしかすると鍼の名医に診てもらっても腰痛が改善しなかった人は再びその鍼灸院には行かないかもしれません。すると「全員腰痛が良くなった」という情報には偏りがあると言えるでしょう。動物実験の結果が、そのまま人間に当てはまるわけではないことは皆さんご存知だと思います。コホート研究であれば人を対象にした研究になるので情報としての信頼性はぐっと高くなりますが、もともと鍼灸に興味のある人だけを対象にすれば痛みなどの主観的評価はポジティブな結果になりやすいかもしれません。これを**選択バイアス**と言います。また鍼治療以外にも腰痛改善に良い影響を与える因子（例えば、筋トレやストレッチなど）を参加者に制限したり強制したりすることはできないので、もしかすると鍼治療以外の影響で腰痛が改善した可能性も出てきます。こうした、調べたい因子以外で影響を与えるものを**交絡因子**と言います。

そのため、医学的に「○○に効く」と主張するためには、ランダム化比較試験で有効性が証明されていることが重要になってきます。

ランダム化比較試験が意味すること

ではランダム化比較試験とは何でしょうか。具体的には、図４－２にあるように臨床試験に参加する対象者をランダムに分けて、それぞれに評価したい治療法と別の治療法を行って比較する方法を指します。対象者をランダムに分けることで、検証したい治療法以外の要因がバランスよく分かれるため、公平に比較することができるのが特徴です。なお、ランダム化比較試験では、対象者（患者）も医師も振り分けられるグループを選ぶことはできません。そのため、無作為化比較試験とも呼ばれています。

繰り返しになりますが、医学・医療の領域で、治療法が客観的に「効く」と主張するためには

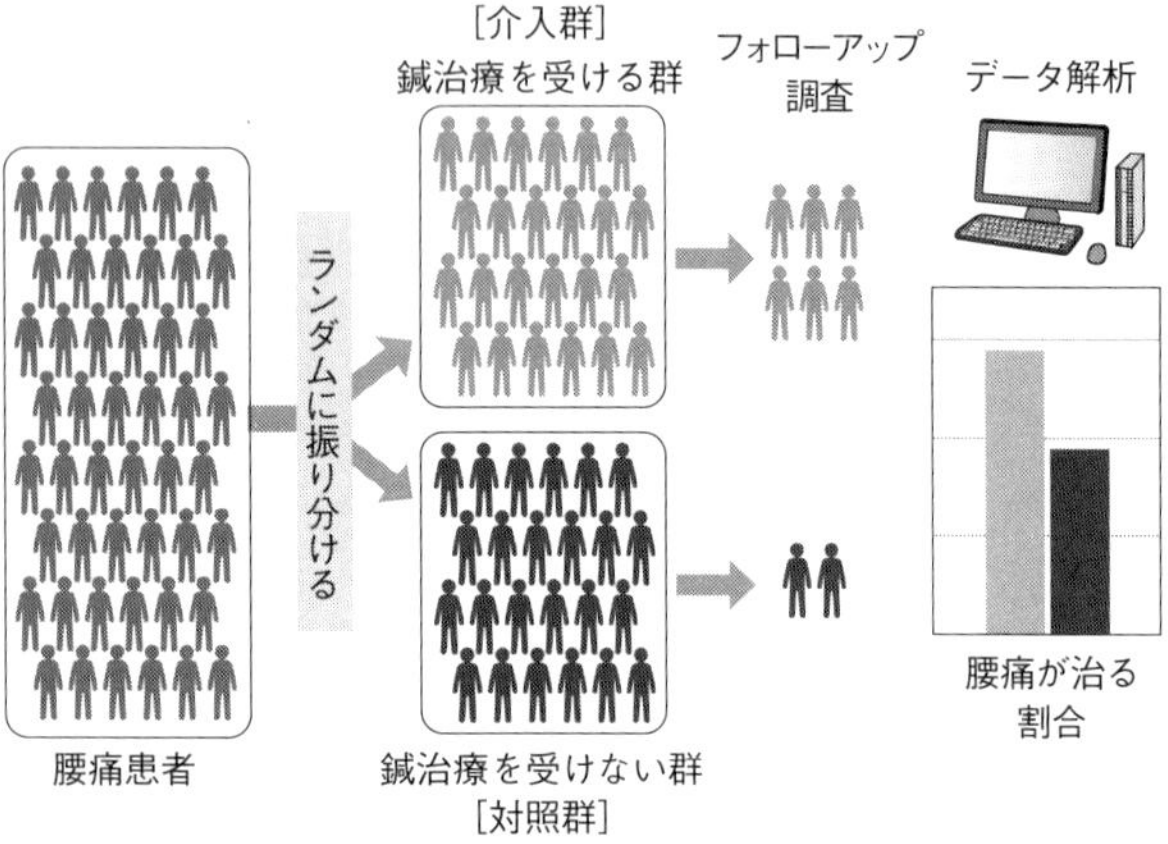

図 4-2 **ランダム化比較試験の流れ**

治療法の効果を検証する信頼性の高い方法。対象者をランダムに振り分けることで背景因子の偏り（交絡因子）を最小限にすることができる

ランダム化比較試験で検証し有効性が示されていることが重要です。裏を返せば、ランダム化比較試験で有効性が証明されていれば、その治療法は「効く」と言えるのです。そして、この考え方は、鍼灸・漢方薬であっても同じです。さらに日本に限った話ではなく、世界共通のものです。また、現在は薬事承認の手続きにおいても、薬の候補となる物質が厚生労働省に医薬品として認められるためには、原則としてランダム化比較試験で検証することが求められます。

ただし、ここで知っておいてほしいことがあります。

ランダム化比較試験で有効性が証明されれば、その治療法は医学的に「効く」と言うことができます。ですが、その「効く」はずの治療法を受けても、全員の病気が治ったり、症状が改善したりするわけではありません。これを**医療の不確実性**と言います。今後、たとえ医学が進歩したとしても、医療の不確実性はついてまわります。つまり、臨床試験の結果は「全く効かない・全員に効く」といった白黒つくようなものではなく、「どれくらいの割合の人にどれくらい効くのか」といったことを示すものなのです。

少し頭が混乱してしまった人がいるかもしれません。ここまでの説明を整理するとポイントは２つです。

①治療法が医学的に「効く」と言えるためにはランダム化比較試験で有効性が証明されていることが重要

②ただし、ランダム化比較試験の結果には「医療の不確実性」が伴い、効くことが証明された治療法を行っても全員が治るわけではない

これらの点を踏まえたうえで、鍼灸や漢方薬のランダム化比較試験はどれくらい行われているのでしょうか。

米国国立医学図書館が運営している医学領域の文献データベースＰｕｂＭｅｄを検索すると、

2000年頃から鍼灸・漢方薬のランダム化比較試験の報告件数は、それこそ右肩上がりに急増してきています（序章の図2参照）。つまり、人に「効く」ことがランダム化比較試験で証明された鍼灸や漢方薬が数多くあるわけです。また、過去に報告されたランダム化比較試験の結果（コホート研究や症例・対照研究を含める場合もあります）を網羅的に収集し、評価・分析することで一定の結論を出す**システマティックレビュー**と呼ばれる研究方法を用いた報告も近年増えてきています。なお図4－1に挙げた方法で得られた結果を「一次研究（情報）」と言い、一次研究をもとにしたシステマティックレビューの結果を「二次研究（情報）」と言います。

基礎研究が医薬品開発の裾野を広げる

さて、ここまで臨床試験、特にランダム化比較試験の重要性を紹介してきましたが、このような説明を聞くと「鍼灸や漢方薬が効くかどうかだけわかればよいのであれば、第1章から詳しく紹介してきた細胞や動物を用いた実験は意味がないのでは？」と疑問を抱いた方がいるかもしれません。ですが、それは誤解です。基礎研究は次の2つの点で重要な意味を持っています。

まず、医薬品の開発プロセスにおける土台の役割です。

医薬品を開発するにあたり、薬の候補になる物質が見つかってから、実際に医薬品として承認される割合は数万分の1と言われています。この開発プロセスを山の形に表現すると、基礎研究は山の裾野部分になってきます。その裾野がどれだけ広がっているかが山の高さにつながる、言い換えると医薬品が数多く開発されることにつながってくると考えれば、基礎研究がどれだけ重要かがおわかりいただけるかと思います。また、本書で取り上げている漢方薬（生薬）には、まだ未知の成分が含まれている可能性もあります。西洋医学的な手法で東洋医学を分析・評価することで新たな発見につなげるためにも基礎研究は重要な意味があることを知っておいてください。

別の視点として、メカニズムの解明そのものも重要な意味を持っています。東洋医学は経験を積み重ねてきた結果、効果を発揮するメカニズムが解剖生理学や分子生物学に基づき十分に解明されないまま利用されてきた歴史的背景があります。ですが、現在、日本の医学教育あるいは医療現場は西洋医学が主流となっています。そのため、西洋医学で重要視される要素還元論的な考え方に基づき、鍼灸や漢方薬がなぜ効果を発揮するのか、そのメカニズムの解明が時代の要請として求められてきました。例えば、生薬のどの成分が、体のなかのどの受容体に反応し、その結果、どのように臨床的な効果を発現するのか、といった具合です。つまり、基礎研究の結果は「**なぜ**効くのか？　**どのように**効くのか？」を説明する際に用いられ、本章で紹介する臨床試験の結果は「**どれくらい**効くのか？」を説明する際に用いられるといった違いがあるわけです。これは、どちらが優れているといったものではなく、医学の発展のために両輪で進めていく必要があると理解してください。

4-2 プラセボ効果とはなにか

プラセボ効果の影響

話を臨床試験と「効く」というテーマに戻しましょう。そろそろ鍼灸と漢方薬が具体的にどれくらい効くとされているのか、早く知りたい気持ちに駆られますが、もうひとつだけ効果を理解するうえで重要な内容に触れておきます。それは臨床試験の結果を評価する際、気をつけなければならない**プラセボ効果**の影響です。

臨床試験に参加した人が、実際には有効な治療効果を持たない薬剤や処置を受けた際、期待される効果を示してしまう現象が確認されていて、これをプラセボ効果と言います。例えば、抗うつ薬の臨床試験では、有効成分の含まれていないプラセボ（偽薬）を服用した群でも、実際に症状が改善することが報告されています［PMID：29330216］。なお、ここから先は話題としている研究を読者の皆さんが調べられるよう、このようにＰｕｂＭｅｄのＩＤ＝PMIDを記載しておきます。

さて、プラセボ効果の影響を踏まえて治療の効果を適切に評価するために**二重盲検法**などの手法が用いられます。プラセボ効果は、医師の説明の仕方や患者への態度、患者が抱く期待感や受ける暗示などによって発現することがわかっています。そのため、二重盲検法の名の通り、患者と治療者の両方が、実際の治療群かプラセボ群かを知らない状態を保つことで結果の客観性を確保しています。

鍼治療の臨床試験では、プラセボ群に、偽鍼を用いたり、経穴の場所を本来の場所からずらしたりするなどの手法がとられています。偽鍼としては、鍼を皮膚に刺そうとする時に鍼が引っ込み皮膚を貫かないようにする（刃が引っ込むおもちゃのナイフをイメージしてください）、皮膚を貫く程度を最小限にとどめるなどの方法があります。しかし、鍼による治療効果につながる生理学的反応は、必ずしも皮膚を貫く必要はなく、偽鍼を使った鍼治療でも真の鍼治療を行ったときと同じような効果が得られてしまうことがあります［PMID：37672270］。また、ツボ＝経穴の位置も教科書的には決められた場所はあるものの、およそ５００円玉サイズぐらいのずれであれば生理学的反応が起こることがあります。ですから、鍼治療の臨床試験では、真の鍼治療と偽の鍼治療との比較で統計学的有意差が認められにくい事情があります。

しかし、だからといって「鍼治療はプラセボ効果であり効果はない」というわけではありません。真と偽の鍼治療の比較で統計学的有意差を認めた臨床試験も数は少ないですが報告されています。また、「真の鍼治療」「偽の鍼治療」「鍼治療を行わない（標準的な治療のみを受ける）」の3群で比較検討を行った結果、「鍼治療を行わない」群と比較して「真の鍼治療」「偽の鍼治療」はともに治療効果を示したという報告は数多くあります。ただ、このような3群間の比較検討を行う臨床試験では、鍼治療のプラセボ効果を厳密に排除して効果を検証することはできていません。鍼治療の効果にはプラセボ効果が含まれている可能性があることを念頭に置きながら、臨床試験の結果を評価していく必要があるのです。

一方、漢方薬の臨床試験におけるプラセボ効果はどうでしょうか。漢方薬（生薬）に、独特の香りや味があることは皆さんご存知かと思います。二重盲検法で用いるプラセボをつくるためには、その香りや味を本物と区別がつかないようにしたうえで、有効成分だけを取り除く必要があります。ですが、漢方薬の香りや味が、含有されている生薬に特有のものであれば、それを別の素材などで代替しなければなりません。もちろん技術的に不可能ではありませんが、かなり困難を極める工程作業が求められます。そのため、これから紹介する倫理的な側面も含め、本物の漢方薬と偽物の漢方薬（プラセボ）を比較する二重盲検法でのランダム化比較試験の報告数は少ないのが現状です。ですので、漢方薬の臨床試験の多くは「漢方薬と西洋薬の比較」「西洋薬＋漢方薬と西洋薬のみの比較」のパターンで比較する方法で行われています。

プラセボの倫理的な問題点

プラセボ効果のまとめとして、臨床試験でプラセボを用いることの問題点についても考えてみます。

プラセボの倫理的問題点について議論を巻き起こしたもののひとつに「ＨＩＶ母子感染予防臨床試験」［PMID：9295246］のケースがあります。この臨床試験は１９９０年代後半に複数の発展途上国にて実施されたもので、ＨＩＶに感染している妊婦が被験者となり「低用量ＡＺＴ（抗ＨＩＶ薬）投与群」と「プラセボ投与群」に振り分けられ、低用量ＡＺＴの母子感染予防効果を評価する目的で実施されました。この臨床試験では大きく「ヘルシンキ宣言（人間を対象とする医学研究の倫理的原則）違反」と「先進国と発展途上国での公平性の欠如」の問題点が指摘されました。ここでは、１つめの「ヘルシンキ宣言違反」についてさらに詳しく考えてみます。

実は、臨床試験が実施された１９９０年代、ＡＺＴの母子感染予防効果は既に証明されていました。それにもかかわらず、対照群にプラセボが用いられたことで、当時のヘルシンキ宣言の「いかなる医学研究においても、どの患者も――対照群があればそれを含めて――現行の最善と証明されている診断法および治療法を受けることができるという保証が与えられなければならない」という原則に抵触するのではないかと問題視されたのです。その後、国際的な議論を経て、ヘルシンキ宣言をはじめ、ＩＣＨ（医薬品規制調和国際会議：医薬品規制当局と製薬業界の代表者が協働して、医薬品規制に関するガイドラインを科学的・技術的な観点から作成する国際会議）やＣＩＯＭＳ（国際医学団体協議会：世界保健機関＝ＷＨＯと国際連合教育科学文化機関＝ＵＮＥＳＣＯによって設立された国際的倫理指針などを作成する組織）などが示す臨床試験を実施する際のガイドラインにおいて「プラセボの使用は特定の条件のときにのみ容認される」というスタンスになってきています。

臨床試験において、プラセボ群を設定することで、検証しようとする治療の薬理作用以外のすべての潜在的な影響（プラセボ効果を含め、さまざまな心理効果や自然治癒力といった自然経過など）をコントロールできることは間違いありません。ですが、既に効果が証明されている薬がある場面において、それを使わずに、効果を確認したい薬の候補と偽薬のみで試験を行うことは原則として倫理的に認められないということです。

そして鍼灸や漢方薬について言えば、「西洋薬」と「鍼灸・漢方薬」を直接比較して西洋薬と同等あるいは上回る効果が認められれば、必ずしもプラセボを用いた臨床試験を行わずとも鍼灸・漢方薬の効果は検証できるものと考えられます。あるいは介入群と対照群ともに有効性が証明された西洋医学に基づく治療を行いつつ、上乗せ効果としての「鍼灸・漢方薬」を検証するのであれば、プラセボの使用は許容されるかもしれません。

ここまで、治療効果を裏付けるための臨床試験の重要性、臨床試験の結果を評価するためのプラセボ効果の影響や考え方について解説してきました。ここからはいよいよ鍼灸と漢方薬に関する実際の人への効果を紹介していきます。

4-3 鍼灸の効果を検証した研究

——肩こり・腰痛からメンタルヘルスまで

効果を知るための４つのことば

ランダム化比較試験の結果を吟味する際、次の形で整理すると理解しやすくなります。

P（Patients）：どのような患者に
I（Intervention）：どのような治療をすると
C（Comparison）：なにと比較して
O（Outcome）：どのような結果になるか？

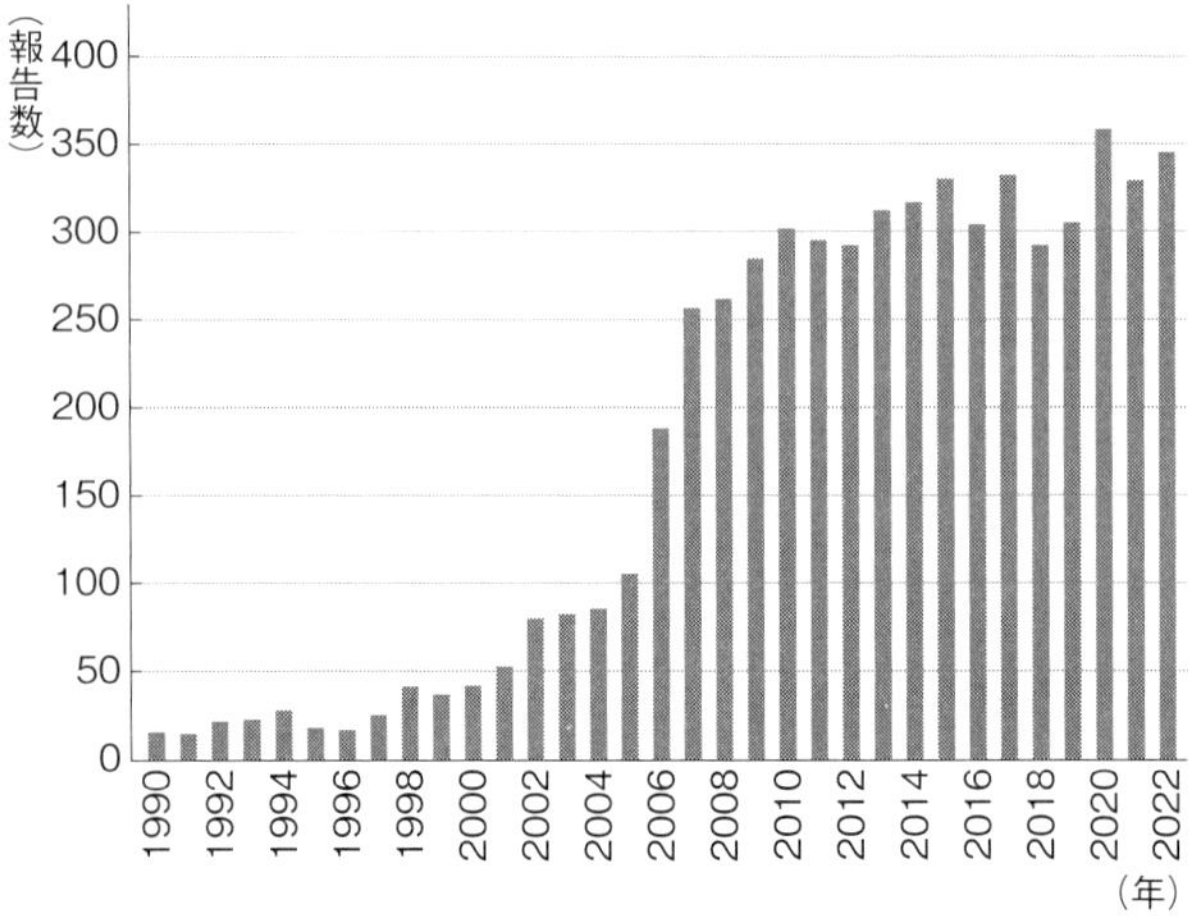

図4-3 **鍼治療に関するランダム化比較試験の報告数**

PubMedのデータベースをもとに筆者（大野）作成
検索語：acupuncture（article type：Randomized Controlled Trial）検索日：2024.1.25

例えば「P：腰痛を訴える患者に」「I：鍼治療をすると」「C：鎮痛薬と比べて」「O：痛みの程度はより軽減するか？」といった具合です。なお、複数のランダム化比較試験を取りまとめて再評価したシステマティックレビューでも、この整理の仕方は有用です。

PubMedでの「鍼（acupuncture）」に関するランダム化比較試験の報告数の推移をグラフに示します（図4-3）。図を見れば一目瞭然で、かなりの数の論文報告があることがわかります。ですので、個々の論文を一つひとつ調べていくのは、時間的制約を考えると現実的ではありません。そのような場合、システマティックレビューを参考にすると、ランダム化比較試験でどのような結果が報告されているのかの全体像を知ることができます。

そのため、本章ではランダム化比較試験の報告数が少ない場合は代表的な論文を紹介し、ランダム化比較試験の報告数が多い場合はシステマティックレビューの論文を中心に紹介します。

研究が示す鍼の「肩こり・腰痛」への効果

本書を執筆している時点で、鍼治療の痛みに対する効果を検証したランダム化比較試験の報告件数はＰｕｂＭｅｄで約２０００報です（２０２４年1月末時点）。さらに多くの人にとって悩みのタネになっている肩こりと腰痛について調べてみると、肩こりが84報（「acupuncture」「shoulder pain」）、腰痛が２０２報（「acupuncture」「low back pain」）あります。また、システマティックレビューに関しても、肩こりが32報、腰痛が１１１報あります。いずれもすべての論文を紹介することは難しいので、システマティックレビューの結果について代表的なものをまとめました（表４－１）。例えば、肩こりに対して「鍼治療」と「偽鍼治療」とを比較して疼痛が緩和した報告、これは鍼治療がプラセボ効果ではなく、確かに人に対して効果があることを明らかにしています。ほかにも、鍼治療とリハビリテーションを直接比較して同等の効果が得られていたり、腰痛に対して薬物治療・理学療法に鍼治療を組み合わせたときと薬物治療・理学療法

O：どうなるか？	研究デザイン	PMID
疼痛が緩和し、機能障害が改善した	SR	27471137
疼痛が緩和した	SR	22965186
疼痛が緩和し、可動域・機能が改善した	SR	15846753
片麻痺後の肩痛が改善した	SR	38143390
痛みの軽減は同等だった	SR+MA	37478239
疼痛が緩和した	SR	22924414
疼痛が緩和し、機能障害が改善した	SR+MA	32750136
腕周りの長さが減少し、肩の可動域が改善	SR+MA	34521235
疼痛が緩和した	SR	38190024
疼痛が緩和し、腰部の機能が改善した	SR+MA	37991648
疼痛が緩和し、腰部の機能が改善した	SR	37637183
疼痛が緩和した	SR	37593601
疼痛、腰部の機能、生活の質が改善した	SR	36410790

のみのときを比較して鍼治療の上乗せ効果が示されているなど、肩こりや腰痛で悩む人に効果的な治療法の選択肢であることがわかります。

なお、表中には詳しく記載できていませんが、システマティックレビューにおいて鍼治療の有効性が示されてはいるものの、「統計学的な差は認められるが臨床的な治療効果は小さい」「さらに質の高いランダム化比較試験の実施が求められる」との指摘が論文の著者らの意見として述べられているケースもあります。つまり、鍼治療の臨床研究は、まだまだ途上段階であることも頭の片隅に入れておいてください。

P:誰に	I:なにをすると	C:なにと比較して
[肩こり]		
筋骨格系の痛み(肩こり、腰痛、変形性関節症等)がある患者	鍼治療	偽鍼治療
慢性疼痛(首の痛み、肩こり、頭痛等)がある患者	鍼治療	偽鍼治療/従来の治療
五十肩(癒着性関節包炎)の患者	鍼治療	偽鍼治療
脳卒中後に上肢の運動障害がある患者	反復経頭蓋磁気刺激+鍼治療	反復経頭蓋磁気刺激のみ
脳卒中後に肩の痛みを訴える患者	鍼治療	リハビリテーション
脳卒中後に肩の痛みを訴える患者	理学療法+鍼治療	理学療法のみ
肩の痛みを訴える頭頸部がん患者	鍼治療	従来の治療
乳がん関連リンパ浮腫患者	鍼(灸)治療	通常ケア
[腰痛]		
急性/亜急性の非特異的腰痛の患者	鍼治療	鎮痛薬
慢性腰痛患者	鍼治療	無治療
慢性腰痛患者	薬物治療・理学療法+鍼治療	薬物治療・理学療法のみ
腰痛を訴える妊婦	鍼治療/従来の治療+鍼治療	従来の治療のみ
腰痛・骨盤痛を訴える妊婦	鎮痛薬+鍼治療	鎮痛薬のみ

表4-1 肩こり・腰痛への鍼治療の主な結果

SRはシステマティックレビューを、MAはメタアナリシス(SRにおける解析手法のひとつで、複数の研究結果を統計学的に統合して評価できる)を指す PubMedのデータベースをもとに筆者(大野)作成

では、PubMed以外にも確認しておくべき論文はないでしょうか。

実は、日本で行われている鍼のランダム化比較試験の結果は、日本語の論文で書かれているものが多くあります。もし本書を手に取っているあなたが鍼治療を受けてみようとしたとき、おそらく近所の鍼灸院に行き、国家資格である鍼灸師による施術を受けるでしょう。それであれば、日本人を対象とした日本の鍼治療の臨床試験の結果の方が、より自分に当てはまる情報を知ることができそうです(専門用語で外的妥当性あるいは外挿性の問題と言われるも

O：どうなるか？	研究デザイン	出典
短期的な疼痛が緩和した	RCT	PMID：12594972
肩こりを自覚する者が減った	RCT	医中誌 Web ID：2003144987
気分障害が改善した	RCT	PMID：29279733
疼痛が緩和した	SR	医中誌 Web ID：2014143326

のになります）。少し細かい話になりますが、日本と中国では鍼治療で使う鍼の太さや鍼の刺し方が少し異なります。例えば、日本で使われる鍼は中国のものよりかなり細いです。筆者（大野）自身、日中両方の鍼の施術を受けたことがありますが、日本の鍼は皮膚を貫く瞬間の痛みはほとんどなかったのに対して、中国の鍼はちょっと痛かったのを覚えています。鍼の刺し方についても、日本ではＷＨＯが定めた経穴の場所を参考にしながら体を触り、反応が強いところに鍼を刺すやり方が一般的である一方で、中国では経穴の場所に忠実に鍼を刺します。そのような違いがあるのであれば、肩こりと腰

P：誰に	I：なにをすると	C：なにと比較して

［肩こり］

慢性的な肩こり、首痛を訴える者（大学教員・学生）	鍼治療	偽鍼治療（皮膚を貫かない）
肩こりを訴える者（大学教員・学生）	鍼治療（円皮鍼）	偽鍼治療（皮膚を貫かない）
肩こり等で心理的ストレスを訴える者（事務職員）	鍼治療	偽鍼治療（経穴を変える）

［腰痛］

急性および慢性腰痛患者	鍼治療	偽鍼治療

表 4-2 日本で検証された肩こり・腰痛に対する鍼治療の主な結果
RCT はランダム化比較試験、SR はシステマティックレビューを指す
厚生労働省の「統合医療」情報発信サイト eJIM（https：//www.ejim.ncgg.go.jp/doc/doc_e01.html）をもとに筆者（大野）作成

痛に対して日本の鍼灸師が日本のやり方で鍼治療を行った結果を知りたいところです。そこで表４－２を見てください。筆者（大野）が代表として関わる厚生労働省の「「統合医療」に係る情報発信等推進事業」では、関連する学術団体の協力を得ながら、日本語の論文も調査対象として含めたうえで鍼治療の効果を検証したランダム化比較試験の結果の要約（構造化抄録*）を取

＊ 論文に掲載された臨床試験の内容が適切に理解でき、吟味できるように工夫された抄録のこと。記載する項目は、「背景」「目的」「方法」「結果」「結論」などからなる。

O：どうなるか？	研究デザイン	出典
ベック抑うつ質問票*1で症状が改善した	RCT	PMID：26256139
夜間覚醒回数、昼間の眠気が改善した	RCT	医中誌 Web ID：2017146516
群間比較*2で症状の差は認めなかった（※ただし両群とも症状の改善は認めた）	RCT	医中誌 Web ID：2013030775
群間比較で症状の差は認めなかった（※ただし両群とも症状の改善は認めた）	RCT	PMID：29410718
水分蒸発量が減少した	RCT	医中誌 Web ID：2013056744
疼痛が改善し、線維筋痛症質問票*3による症状も改善した	RCT	PMID：20331844
群間比較で症状の差は認めなかった（※ただし前後比較*4で温灸治療群のみで症状が改善）	RCT	医中誌 Web ID：2009213798
身体的疲労、精神的疲労が改善した	RCT	医中誌 Web ID：2010161854
βエンドルフィンが上昇し、鎮痛薬の使用量が減った	RCT	医中誌 Web ID：2004115450

＊1　抑うつの程度を測る自己評価票
＊2　介入群（表中I）と対照群（表中C）の比較
＊3　全身に痛みが繰り返し起こる線維筋痛症の影響を総合的に評価する質問票
＊4　介入を行う前と後での比較

りまとめて「統合医療」情報発信サイトに掲載しています。この表は、その中から肩こり・腰痛に対する鍼治療の効果を検証した国内の代表的な報告を紹介しています。肩こり、腰痛ともに、「鍼治療」と「偽鍼治療」の直接比較で痛みが緩和することのみならず、肩こりによる心理的ストレスも緩和していることがわかります。

なお、日本人のみを対象とした研究ではないのですが、どの経穴がより効果的なのかについて焦点を当てて検討したシステマティックレビュー［PMID：36585839］も報告されていて、慢性腰痛に対しては、脾兪《ひゆ》、腰陽関《こしようかん》、環跳《かんちょう》、陽《よう》陵泉《りょうせん》、大腸兪が代表的な経穴として挙

P：誰に	I：なにをすると	C：なにと比較して
薬物治療抵抗性のうつ病患者、健常者	鍼治療（円皮鍼）	偽鍼治療（鍼先なし円皮鍼）
不眠を訴える者（大学教員・学生）	温灸治療	無治療
薬物治療中のパーキンソン病患者	高頻度の鍼治療（週1回）	低頻度の鍼治療（月1回）
便秘を訴える者	鍼治療（マイクロコーン刺激）	偽鍼治療（微細突起なし）
乾燥肌を訴える者（学生）	鍼治療	無治療
線維筋痛症患者	鍼治療	無治療
夜間頻尿を訴える薬物治療中の患者	温灸治療	偽温灸治療（熱が十分に上昇しない灸）
基礎疾患のない慢性疲労を訴える患者	鍼治療	カウンセリング
腹部手術後に疼痛を訴える患者	鍼治療	無治療

表4-3 **日本で検証されたさまざまな症状への鍼灸治療の主な結果**
RCTはランダム化比較試験を指す　厚生労働省eJIM（https：//www.ejim.ncgg.go.jp/doc/doc_e0l.html）をもとに筆者（大野）作成

げられています。

さまざまな症状で検証された鍼灸の可能性

本書の第2章で紹介したとおり鍼灸治療は肩こりや腰痛といった痛み以外にも、さまざまな生体反応を引き起こし、心身の機能を調節するはたらきがあることがわかっています。そこで、人に対して実際に「どれくらい効くのか」を見てみましょう。

PubMedで鍼治療のランダム化比較試験の報告数を調べると5500報を超えています（2024年1月末時点）。このうち痛みに関するものが約2000報ですから、残りの3500報が痛み以外の報告になるわけです。「鍼治療＝痛みの治療」と思っていた人にとっては意外だったかもしれません。第2章では、うつや不安症状などのメンタルヘルス、便秘・下痢、頻尿などさまざまな症状や疾患に対する鍼灸のメカニズムを紹介してきました。例えば、うつ病を例に挙げてみると、鍼治療のランダム化比較試験の報告数は450報、システマティックレビューが202報もあります。

そこで、痛みに対する鍼治療のときと同様に、日本で行われている鍼灸治療に焦点を絞ってランダム化比較試験あるいはシステマティックレビューの報告をPICOで整理したものが表4－3になります（前ページ参照）。

例えば、薬物治療でなかなか症状がよくならないうつ病患者に対して鍼治療が症状を改善する効果を示したり、最近いろいろな場面で話題となる不眠に対して灸治療が効果があることが報告されています。また、少し変わったところで乾燥肌や慢性疲労など、「こんな症状にも効くのか」と驚かれた人もいるのではないでしょうか。

ただ、これまでの表の内容を参考にする際、知っておいてほしいことがあります。臨床試験の結果は「その論文で対象となった同じ症状・病気の人が、論文と同じ方法で鍼灸治療を行ったときに、論文と同じような結果が得られる可能性がある」ということを意味しています。ですから論文の対象者と自分の状態が異なっているとき、あるいは論文とは違う方法で鍼灸治療を行ったときは、論文と同じ結果が得られるかどうかはわかりません。具体的には、若い人を対象にして行った臨床試験の結果は、高齢者にそのまま当てはまるかどうかは〝わからない〟ということになります。その点を踏まえて、本章で紹介したデータを参考にしてもらえたらと思います。

4-4 日本の漢方薬の効果を検証した研究
——風邪、インフルエンザから外科手術後の症状まで

漢方薬の臨床試験は中国が先陣を切って取り組んできました。実際、ＰｕｂＭｅｄで中国の漢方薬を意味する「Chinese herbal medicine」で検索するとランダム化比較試験の結果が約３８００報ヒットします（２０２４年２月時点）。同様に日本の漢方薬を意味する「Kampo medicine」で検索すると約80報と残念ながら大きな差があります。

しかし、第3章でも触れましたが、中国と日本では漢方薬のつくり方や医療制度における位置づけがまったく異なります。さらに本書を手に取った方が漢方薬を利用しようとしたとき、まずは病院で処方してもらったり、薬局で購入したりするでしょう。ですから、やはり日本で製造・流通している漢方薬に焦点を当てて、どれくらい臨床的な効果が検証されているのかを確認した

方が、実際に役立つ情報が手に入りそうです。

実は、日本で薬事承認されている漢方薬（生薬・漢方エキス製剤[*1]）を用いたランダム化比較試験の結果の多くは日本語で報告されています。そのため、主に英語の論文が対象となっているＰｕｂＭｅｄのデータベースに収載されていない埋もれた宝があるのです。そのような現状を踏まえ、学術団体である日本東洋医学会は、漢方エキス製剤を用いた臨床試験の結果について、日本語、英語を問わず検索して、その要約（構造化抄録）をホームページ上に公開[*2]することで、日本の漢方薬の効果を広く知ってもらうための取り組みを進めています。

前置きが長くなってしまいましたが、第３章で漢方薬の驚くべきメカニズムとして紹介された風邪・インフルエンザ、更年期症状、花粉症、消化器症状などに関する代表的なランダム化比較試験の結果をＰＩＣＯで整理したものが表４‐４になります（２４８〜２４９ページ参照）。できるだけプラセボ効果の影響を排除して漢方薬の効果を知ってもらうため、二重盲検法を用いたランダム化比較試験をピックアップしました。

さらに、同じようなランダム化比較試験が既に複数実施されている場合、その結果を取りまとめて再評価したシステマティックレビューも報告されています。例えば、大建中湯が腹部外科手術後の腸管機能（最初の排ガス・排便など）を改善したり［PMID：29963534］、消化器がん手術後の腸閉塞の発症を減らしたりすること［PMID：29061775］、抑肝散が認知症患者の妄想、幻覚、興奮・攻撃性を改善すること［PMID：27497482］などがあります。このような研究結果を踏まえ、多くの診療ガイドラインで漢方薬が取り上げられ、実際の診療現場で推奨される治療法のひとつとなっているケースもあります。日本の漢方薬の実力を感じ取っていただけたのではないでしょうか。

＊1　生薬を煎じた浸出液（煎じ薬）を処理して成分を濃縮し、賦形剤とともに粉末、錠剤、カプセルにしたもの。携帯のしやすさ、飲みやすさなど西洋薬と同じように扱えるメリットがある一方で、患者ごとに生薬の配合を変えたりすることができず効果が劣るケースもある。

＊2　漢方治療エビデンスレポート２０２２　https://www.jsom.or.jp/medical/ebm/er/index.html ２０２４年１月末時点でランダム化比較試験６６１報、メタアナリシス17報、システマティックレビュー１報を収載。

O:どうなるか?	出典

全般的な症状が改善した	医中誌 Web ID: 2002145787
咳の症状が改善し、症状消失までの期間が短縮した	医中誌 Web ID: 2001145417
全般的な症状、個別症状（痰の切れ等）が改善した	医中誌 Web ID: 2008035989
症状消失までの期間が短縮した	医中誌 Web ID: 2005292428

認知機能、日常生活動作が改善した	PMID: 15341554
認知症に伴う興奮 / 攻撃性などの症状が改善した	PMID: 19079814
失見当識と注意力が改善した	医中誌 Web ID: 2008113647

睡眠時間が改善した	医中誌 Web ID: 2003024669

両群とも症状は改善したが群間差は認めなかった	PMID: 32733592
足の指先の血流が改善した（顎、手の指先の血流は群間差なし）	PMID: 15974485
冷えの自覚症状が改善した（血流は群間差なし）	PMID: 17163586

全般的な症状、個別症状（くしゃみ、鼻水、鼻閉）が改善した	医中誌 Web ID: 1995184251

痙攣の出現回数、持続時間、痛みの程度が改善した	医中誌 Web ID: 1999184114
こむら返りの頻度が減少した	PMID: 27363396

全般的な症状が改善した	PMID: 29498457
食欲が改善した（胃腸症状、胃内容排出速度は群間差なし）	PMID: 28912900
下痢型を有する患者の腹痛が改善した（全般的な改善度は群間差なし）	医中誌 Web ID: 1998224171

P:誰に	I:なにをすると	C:なにと比較して
[風邪・インフルエンザ]		
発病後5日以上経過した感冒患者	小柴胡湯 7.5g 分3	プラセボ 7.5g 分3
風邪のあと咳が続く患者	麦門冬湯 9.0g / 日	鎮咳薬
気管支炎患者	小青竜湯 9.0g 分3	プラセボ 9.0g 分3
インフルエンザと診断された患者（成人）	タミフル＋麻黄湯7.5g 分3	タミフル＋西洋薬
[認知症]		
療養型病床入院中の認知症患者	八味地黄丸 6.0g 分3	プラセボ 6.0g 分3
入院中および外来通院中の認知症患者	抑肝散 7.5g 分3	無治療
アルツハイマー型認知症患者	帰脾湯 7.5g 分3	牛車腎気丸（対照薬）7.5g 分3 / 無治療
[睡眠障害]		
睡眠障害を訴える者（過去に抑肝散加陳皮半夏を投与し効果を実感している者）	抑肝散加陳皮半夏	安中散（対照薬）
[更年期症状]		
更年期症状を訴える患者	加味逍遙散 7.5g 分3	プラセボ 7.5g 分3
更年期症状（ホットフラッシュ、冷え）を訴える患者	桂枝茯苓丸 7.5g 分3	ホルモン補充療法
更年期症状（下肢の冷え）を訴える患者	温経湯 7.5g / 日	ビタミンE / 無治療
[花粉症]		
通年性鼻アレルギー患者	小青竜湯 9.0g 分3	プラセボ 9.0g 分3
[筋痙攣]		
筋痙攣を訴える肝硬変患者	芍薬甘草湯 7.5g 分3	プラセボ 7.5g 分3
こむら返りを訴える腰部脊柱管狭窄症患者	芍薬甘草湯 7.5g 分3	筋緊張改善剤（エペリゾン塩酸塩）
[消化器症状]		
機能性ディスペプシア患者	六君子湯 7.5g 分3	プラセボ 7.5g 分3
食欲不振、消化不良を訴えるパーキンソン病患者	六君子湯 7.5g 分3	無治療（休薬）
過敏性腸症候群患者	桂枝加芍薬湯 6.0g 分3	プラセボ 6.0g 分3

（表 4-4）**漢方薬を用いたランダム化比較試験の主な結果**

「分3」は「1日3回に分けて」を意味する
日本東洋医学会『漢方治療エビデンスレポート 2022』
(https：//www.jsom.or.jp/medical/ebm/er/index.html）をもとに筆者（大野）作成

4-5 鍼灸・漢方薬の注意点を知る

副作用と相互作用

ここまで効果に焦点を当てて紹介してきましたが、ここからは鍼灸治療の施術や漢方薬の服用による副作用について見ていきましょう。ともすると東洋医学は体にやさしく副作用はない、と思っている人がいるかもしれません。ですが、鍼灸や漢方薬にも副作用はあります。上手に活用していくためにも、メリットとデメリットの両方を知っておくことは大切です。

まずは鍼灸治療についての副作用をまとめました（表4-5）。頻度として高いのは、局所性のもので、皮膚に鍼を刺すことで出血や内出血を起こすことがあります。ただ、多いとは言っても、1万回鍼を刺して約8回程度［PMID：37141924］とされています。また鍼を刺すときの痛みや灸による熱さは、人によって感じ方が違うといったこともありますが、鍼灸師による施術の際には、ご自身の好み（痛いのは嫌、少し痛いぐらいは大丈夫など）を伝えてもらえればと思います。さらに、鍼灸を足や手に行っただけなのに、疲労感や眠気など全身性の副作用が出ること

全身性のもの	局所性のもの（鍼治療）	局所性のもの（灸治療）
疲労感・倦怠感	微量の出血	水疱
眠気	刺鍼時痛	熱傷
主訴の一時的悪化	皮下出血	
めまい・ふらつき	施術後の刺鍼部痛	
気分不良	皮下血腫	
頭痛		

表 4-5　鍼灸治療による副作用の一例

もあります。これらの症状の多くは一時的なもので、加えた刺激に過剰に反応したために起こると考えられています。加えて、鍼治療をした結果、痛かった場所の症状が改善してくると、痛くなかった場所が痛み出したり、今までなかった症状が出てきたりすることがあります。これを「二次痛」「三次痛」と呼んでいます。

また、鍼治療では、副作用以外にも、皮膚に鍼を刺すことを考えれば、血液をサラサラにする薬を飲んでいる人、出血を止めるための成分である血小板が少ない人などは皮下出血、皮下血腫が通常よりも起こりやすく注意が必要です［PMID：37141924］。また、手術後に重度のリンパ浮腫をきたした人、白血球数が少なく免疫機能が低下した人などは感染のリスクと鍼治療で得られるメリットを天秤にかけて、場合によっては鍼治療を避けなければならない

漢方エキス製剤 生薬	副作用
小柴胡湯《しょうさいことう》	間質性肺炎（気管支炎、発熱、咳、呼吸困難、チアノーゼなど） 肝機能障害（黄疸、全身倦怠感、皮疹など） 膀胱炎様症状 偽アルドステロン症（浮腫、血圧上昇、低カリウム血症、ミオパチーなど） 扁平苔癬型皮疹
葛根湯《かっこんとう》	偽アルドステロン症（浮腫、血圧上昇、低カリウム血症、ミオパチーなど） 皮疹（瘙痒性出血性丘疹、紅斑、微熱）
桂枝茯苓丸《けいしぶくりょうがん》	薬剤性肺炎（発熱、呼吸困難）
柴胡桂枝湯《さいこけいしとう》	膀胱炎様症状（頻尿、排尿痛） 間質性肺炎（咳、発熱、息切れ、肺炎など）
柴苓湯《さいれいとう》	膀胱炎様症状（下腹部痛、頻尿、排尿痛、発熱） 間質性肺炎（咳、発熱、息切れ、肺炎など） 肝炎（倦怠感、瘙痒、発熱）
防風通聖散《ぼうふうつうしょうさん》	肝機能障害（黄疸、全身倦怠感、発熱、食欲不振など）
六君子湯《りっくんしとう》	間質性肺炎（咳、息切れ、倦怠感など感冒様症状）
カンゾウ （甘草）	偽アルドステロン症（浮腫、血圧上昇、低カリウム血症、ミオパチーなど）
サンシシ （山梔子）	長期処方により特発性腸間膜静脈硬化症
ダイオウ （大黄）	腹痛、下痢など
マオウ （麻黄）	動悸、血圧上昇など

表 4-6　**漢方エキス製剤・生薬による副作用の一例**

場面もあります。

　灸治療の場合、灸の熱が強すぎたり、長時間当てすぎたりすることで、皮膚が熱傷を起こすことがあります。

熱傷を起こした場合の応急処置方法は、熱傷の部位を冷水で冷やし、清潔なガーゼなどで覆って保護したうえで、熱傷の部位を上にして横になり、できるだけ安静にすることです。また、熱傷がひどい場合は、病院を受診

漢方エキス製剤 生薬	相互作用に注意する薬
カンゾウ(甘草)含有 漢方エキス製剤	グリチルリチン酸、ループ利尿薬、チアジド系利尿薬
マオウ（麻黄）含有 漢方エキス製剤	エフェドリン類含有製剤、モノアミン酸化酵素、甲状腺製剤、カテコールアミン製剤、キサンチン系製剤
セッコウ（石膏）、 ボレイ（牡蠣）、 リュウコツ（竜骨）	ニューキノロン系抗菌薬
ダイオウ（大黄）、 ボタンピ（牡丹皮）、 シャクヤク（芍薬）、 ケイヒ（桂皮）	鉄剤、酵素剤

表 4-7　**漢方エキス製剤・生薬との相互作用に注意する薬の一例**

することをためらわないでください。

次に漢方薬ですが、効能・効果を有する医薬品の位置づけになりますから、副作用も当然あります。また、他の医薬品との相互作用*についても注意を要します。代表的な漢方エキス製剤、生薬の副作用および医薬品との相互作用を表４－６、７に示しました。

＊　複数の薬を飲み合わせることで、薬の効果が増強したり、減弱したりすること。また、薬物相互作用によって新たな副作用が生じることもある。

なお、複数の漢方薬（特に漢方エキス製剤）が処方されている場合、それらに同じ生薬が含まれている場合は、容易にその生薬の過剰投与となってしまい副作用が出現しやすくなるので注意が必要です。例えば、多くの漢方エキス製剤にはカンゾウという生薬が配合されています。そのため、安易に複数の漢方エキス製剤を併用すると、カンゾウの1日限度量（7・5グラム）を容易に超えてしまい、偽アルドステロン症などの副作用を起こすことがあります。

実際に鍼灸・漢方薬を使うには

ではこの章の最後に、実際に鍼灸を利用したり、漢方薬の服用を希望する場合に役立つ情報を整理しておきましょう。

まず、鍼灸治療の一部は健康保険で受けることができます。保険が使える疾患は神経痛、腰痛などです（表4－8）。なお、保険を使って鍼灸治療を受けるにあたっては、あらかじめ医師の発行した同意書または診断書が必要となります。また、保険医療機関（病院・診療所など）で同じ対象疾患の治療を受けている間は、鍼灸治療を受けても保険の対象になりません。逆に、保険を使って鍼灸治療を受けている間は、病院・診療所で保険診療として検査をしたり薬を処方してもらったりすることはできません。つまり、健康保険は、どちらか一方でしか使えない点に注意が必要です。

疾患名	具体的症状
神経痛	坐骨神経痛など
リウマチ	急性・慢性で各関節が腫れて痛むもの
頸腕症候群	頸から肩、腕にかけてしびれや痛むもの
五十肩	肩の関節が痛く上がらないもの
腰痛症	急性・慢性の腰痛
頸椎捻挫後遺症	頸の外傷、むちうち症など

表4-8 鍼灸治療が保険の対象となる疾患と主な具体的症状

また、本章では保険が使える疾患以外にもさまざまな症状や病気に対する臨床効果について、ランダム化比較試験やシステマティックレビューの結果を紹介しました。もし、こうした症状や病気で悩みを抱えている方が、鍼灸治療を受けようとする場合、当然ながら自費診療になります。また、国家資格である鍼灸師であっても、経験や技術、専門領域などが一人ひとり異なります。ですが、自分に合った鍼灸師、鍼灸院を見つけるために調べようと思っても、公開されている情報が少ないのが現状で、今後の課題となっています。

漢方薬については、病院から処方される医療用漢方製剤と薬局などで自らの判断で使用する一般用漢方製剤があります。医療用漢方製剤は健康保険の対象となりますが、一般用漢方製剤は全額自己負担になります。また、一般用漢方製剤の場合、安全性の確保が重視されており、例えば同じ葛根湯でも、含まれている生薬の含量が、医療用漢方製剤より少ない場合があることは、ご存知の方も多いのではないでしょうか。どちらを利用するにしても効果だけでなく副作用や相互作用について、医師や薬剤師にしっかり確認することが大切です。なお、一見すると漢方薬を想起させるようなパッケージで売られている海外製品には注意が必要なケースがあります。過去には、中国製ダイエット用健康食品（未承認医薬品）の「御芝堂減肥胶嚢《おんしどうげんびこうのう》」「纤之素胶嚢《せんのもとこうのう》」「茶素減肥《ちゃそげんび》」などを使用した人が肝障害をきたした例もあります。

　また、海外から個人輸入した漢方薬による副作用で健康被害が起きても、日本の医薬品副作用被害救済制度の対象外になります。もし漢方薬を使ってみようと思ったら、まずは日本で薬事承認された生薬、漢方製剤を選択してもらえたらと思います。

第5章

今すぐ実践！ツボのセルフケア

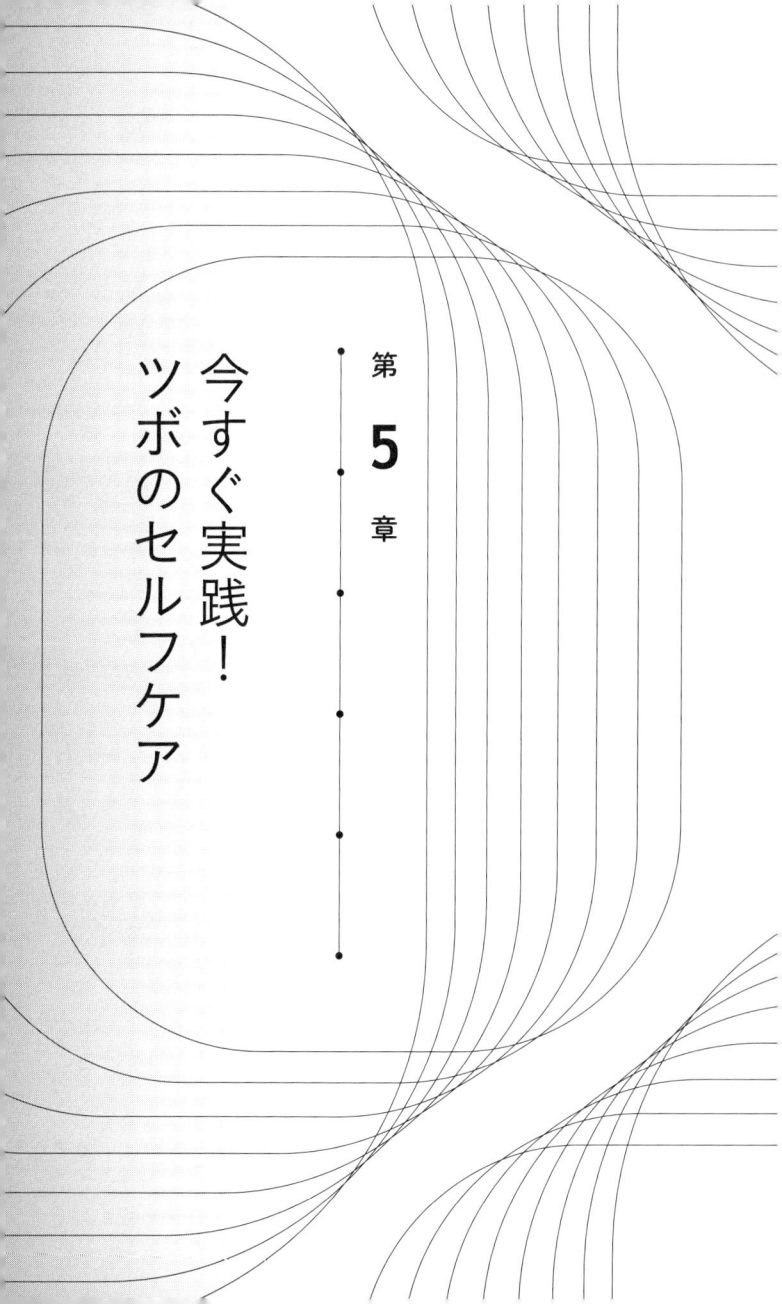

28の厳選したツボで健康な生活を

ここまで鍼灸と漢方薬が、なぜさまざまな症状の改善をもたらすのかというメカニズム、そして、臨床試験ではどのような効果が報告されているのかという最前線を見てきました。鍼の刺激や、天然物の生薬を組み合わせた漢方薬の薬理作用が、体のメカニズムにはたらきかける驚異の世界を感じていただけたかと思います。

この章では、そんな東洋医学のメカニズムを納得したうえで、実践編として、早速きょうから簡単にできるツボのセルフケアをご紹介します。とはいえ第1章で紹介したようにツボの標準経穴だけでも361種もありますから、そのすべてを網羅することはできませんが、肩こりや腰痛、メンタルの改善など、28の代表的なツボを厳選してお届けします。次の注意点・ポイントを読んだうえで、ぜひ気になる自分自身の症状から試してみてください。

セルフケアの注意点

まず、肩こりや頭痛、冷えなどの症状には、大きな病気のリスクが潜んでいることに気をつけてください。例えば、肩の痛みには、筋肉の使いすぎやこりが原因ではなく、関節炎が生じている可能性もありますし、第2章で解説したように、心臓などの病気による痛みが肩などに現れる関連痛の可能性もあります。ですので、痛みや症状が重かったり長引いていたりする場合は、まず医師に相談してください。また、持病がある人や妊娠中の人も注意が必要です。ツボ押しによって症状や体調に影響することもありますので、かかりつけの医師に事前に相談してください。

ツボの探し方を確認しよう

次にツボの押し方を見ていきます。まず、ツボの位置ですが、それぞれのイラストを参照し、指でその近辺を触りながら軽く押してみましょう。実は、ツボの位置は人によって微妙に違うことがありますので、そのようにして探してみてください。そして、押して痛みを感じたり、こりがあったりする場所がご自身のツボになります。ただし、肩や腰などでは、「どこを押しても痛い」という場合があるかと思います。そのときは、最も痛い場所を中心にして周辺を含めて押していただいても構いません。

また、押す時間や回数は、それぞれのツボのイラストに示してありますので、そちらを参考にしてください。注意点としては、くれぐれも押しすぎない（強さや回数など）ように心がけることです。逆に痛みがひどくなったり、症状が悪化したりする場合もあります。特に、目や顔などのツボは強く押しすぎないようお願いします。

万人の悩みに6つのツボ

腰の痛み

三焦兪
さんしょうゆ

志室
ししつ

大腸兪
だいちょうゆ

腎兪
じんゆ

委中
いちゅう

承筋
しょうきん

腰痛の改善で紹介するのは三焦兪《さんしょうゆ》、志室《ししつ》、大腸兪《だいちょうゆ》、腎兪《じんゆ》、委中《いちゅう》、承筋《しょうきん》の6つです。

三焦兪、志室、大腸兪、腎兪の4つは、腰痛に関係する筋肉や腱に近い場所にあります。これらのツボを押すことで、第1章で紹介した血流を改善する**軸索反射**や筋肉の弛緩をもたらす**腱紡錘**への刺激などの作用によって、こりや張りを和らげる効果が期待できます。また、大腸兪、腎兪など、内臓に関係することばがついているツボは、第2章で紹介した**体性―自律神経反射**の作用によって、内臓のはたらきの改善も期待できます。一方、委中と承筋は足の後ろ側にありますが、**下行性疼痛調節系**などにはたらきかけて腰痛の改善が期待できるだけでなく、ひざ・足の痛みや疲労の改善にもお勧めです。

では、実際のケアに入っていきます。三焦兪、志室、大腸兪、腎兪の4つは、背中側にあるので、手で押しにくいのが難点です。そこで、テニスボールなどを使うことをお勧めします。床やベッドに仰向けになり、背中との間にボールを挟んで体重をかけながらゆっくりと押していきます。委中と承筋は、イスや床に座り、親指を使い足の中心に向かって押します。

三焦兪《さんしょうゆ》
志室《ししつ》
大腸兪《だいちょうゆ》
腎兪《じんゆ》

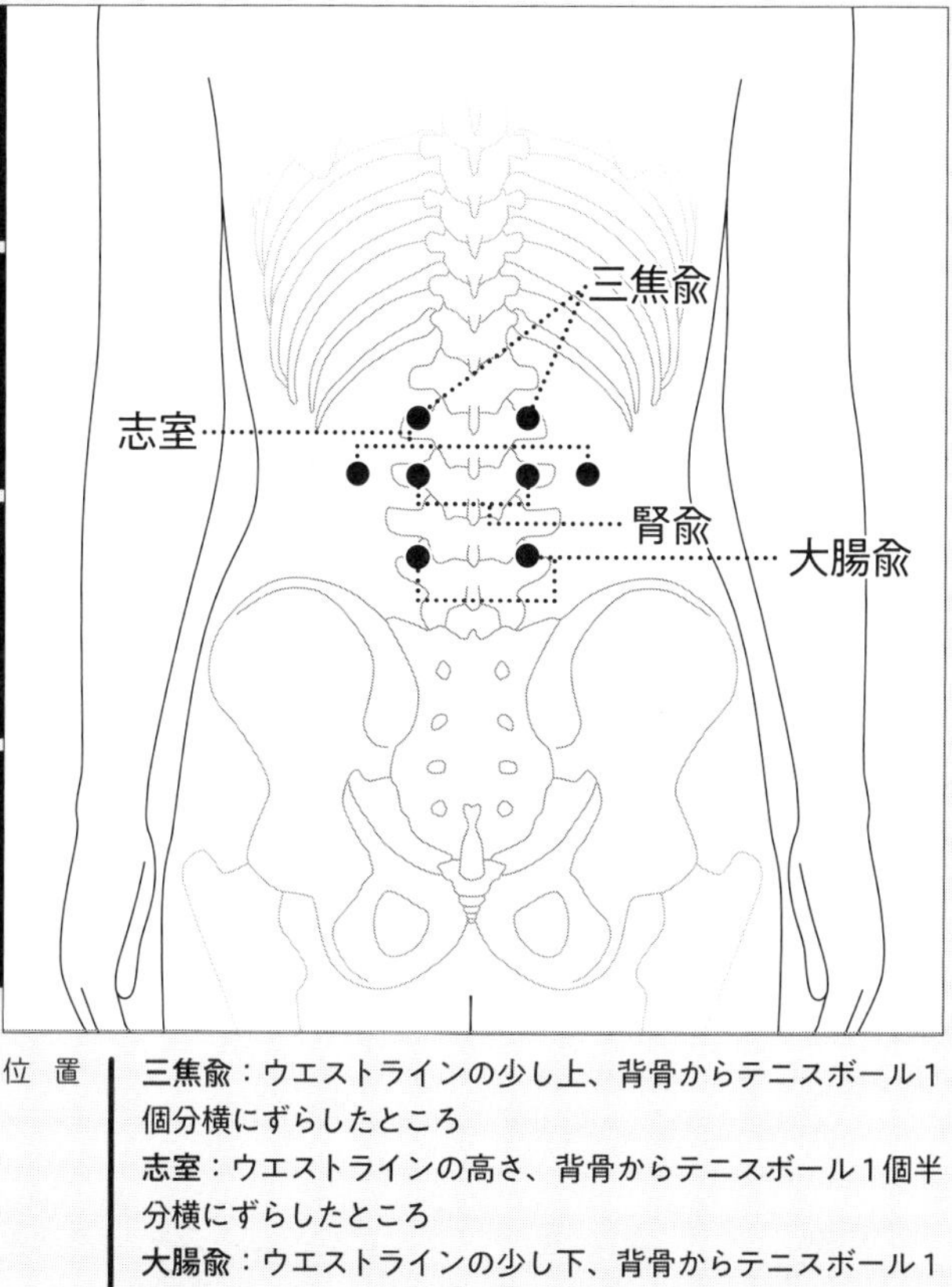

位　置

三焦兪：ウエストラインの少し上、背骨からテニスボール１個分横にずらしたところ

志室：ウエストラインの高さ、背骨からテニスボール１個半分横にずらしたところ

大腸兪：ウエストラインの少し下、背骨からテニスボール１個分横にずらしたところ

腎兪：ウエストラインの高さ、背骨からテニスボール１個分横にずらしたところ

押し方

手で押すのは難しいので、イスの背、または床やベッドと背中の間にテニスボールを挟み、自分の体重をかけながら押すのがお勧め。

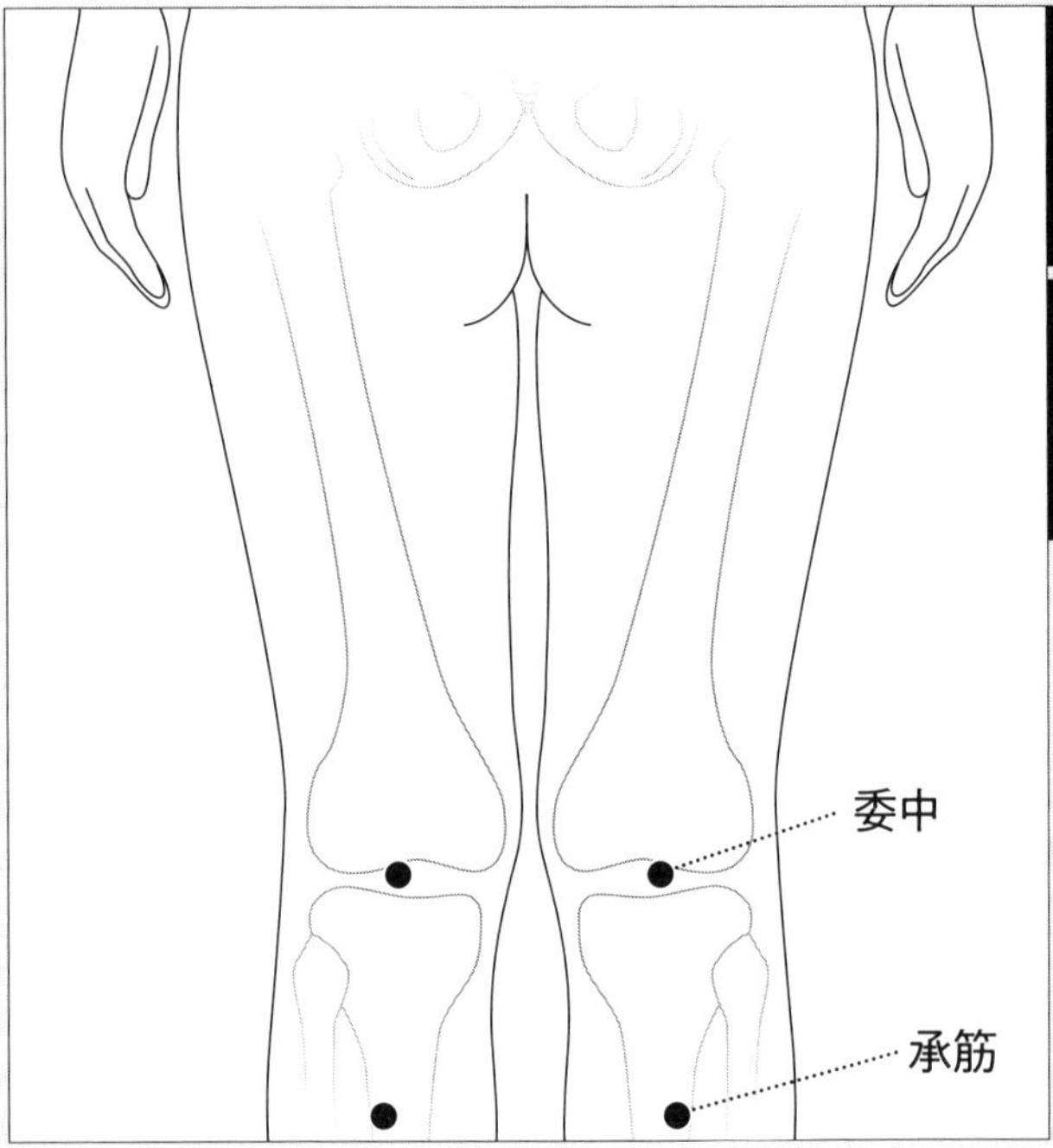

位 置　**委中**：ひざ関節の裏の真ん中
承筋：ひざ裏の横じわからかかとに向かう線上で、ふくらはぎが最も盛り上がっている部分の痛いところ

押し方　イスや床に座り、親指で５秒かけてゆっくり押し、５秒止めた後ゆっくり離す。一度に５回繰り返すのが目安。

デスクワークの疲れも改善！
首と肩の痛み

肩井
けんせい

天宗
てんそう

曲池
きょくち

外関
がいかん

次に、首と肩のこりや痛みを改善する肩井《けんせい》、天宗《てんそう》、曲池《きょくち》、外関《がいかん》の４つを紹介します。

肩井と天宗は、これも肩こりに関係する筋肉の近くにあり、こりや張りの緩和・血流の改善が期待できます。曲池と外関は、ひじと手首付近にあって肩から離れていますが、腕や手の筋肉のこりや張りを和らげることで、肩にかかる負担の軽減が期待できます。もちろん、腕やひじ、手の痛みの改善にもお勧めです。

では、早速ツボを押していきましょう。肩井は、ツボと反対側の手の中指を中心にして３本の指で上から垂直に押します。曲池はひじを曲げ、反対側の手の親指を使って押してください。外関は、反対側の手の親指を使って垂直に押します。天宗は、手で押しにくい場所にあるので、腰のツボと同じようにテニスボールなどを使うことをお勧めします。イスの背もたれと体の間に挟む、もしくは、床やベッドに仰向けになって押してください。

肩井《けんせい》

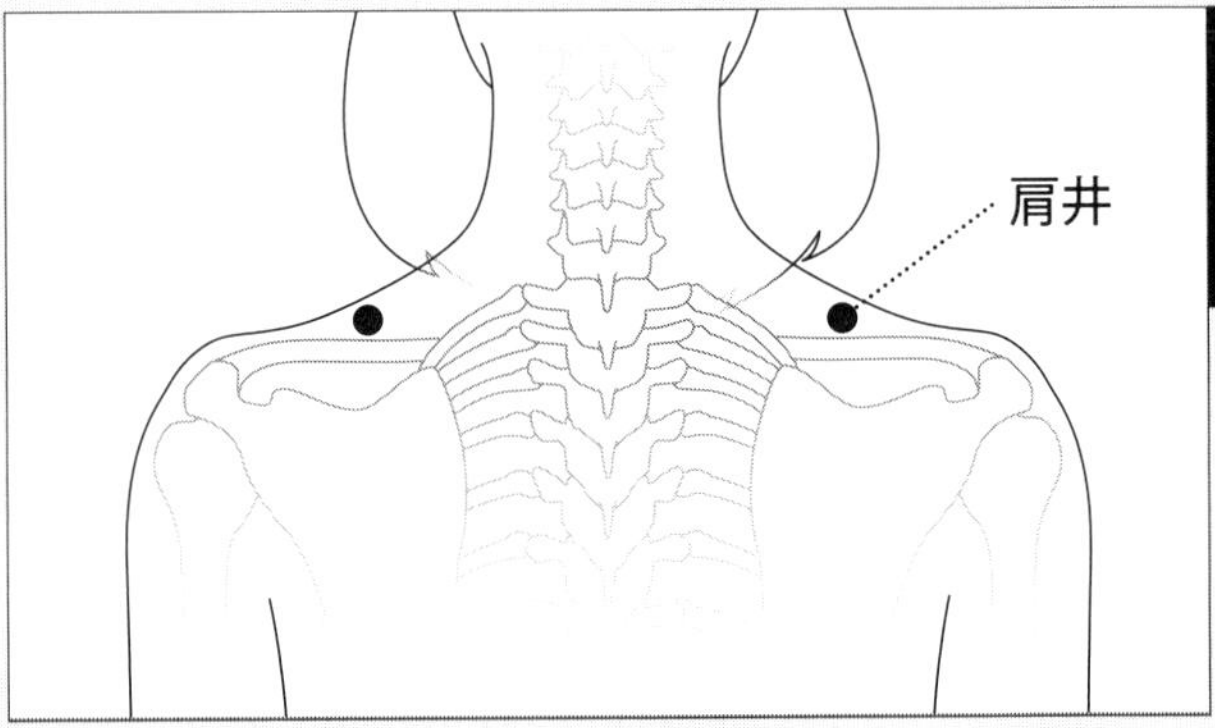

位　置｜首の付け根の背骨の突起と肩先の骨を結んだ真ん中あたり

押し方｜中指を中心に３本の指で５秒かけてゆっくり押し、５秒止めた後、ゆっくり離す。一度に5回繰り返すのが目安。

天宗《てんそう》

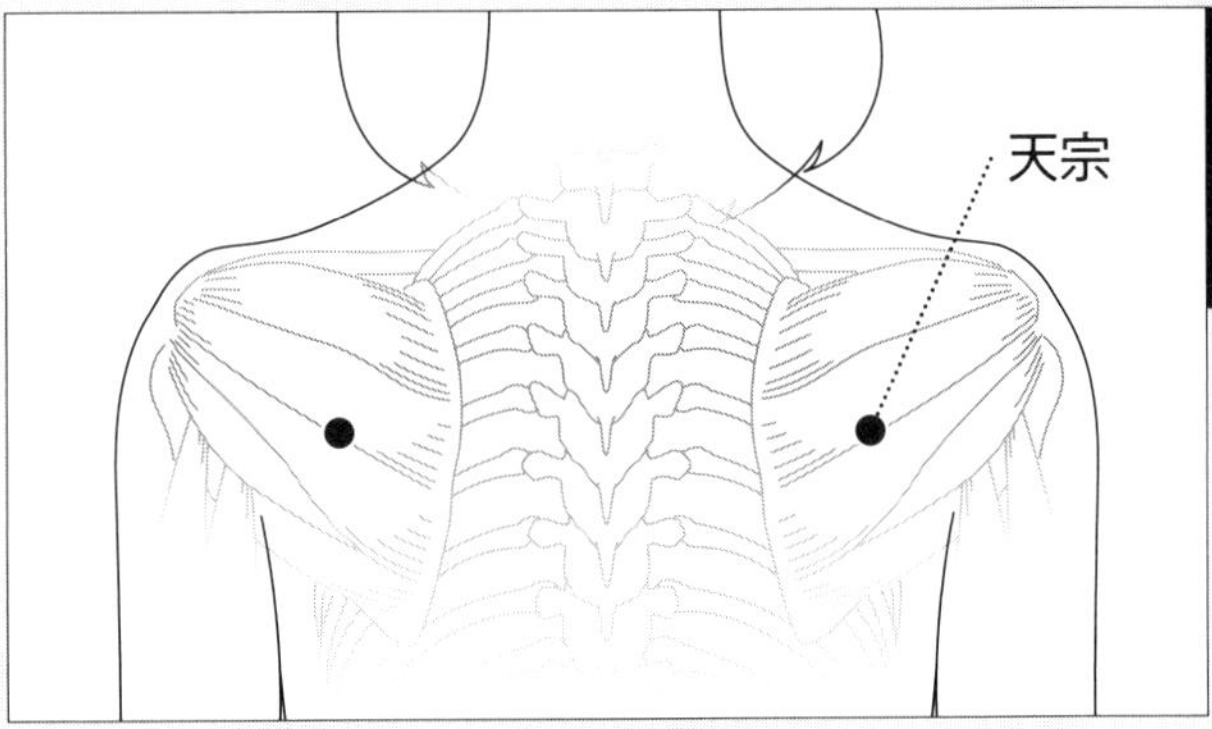

位　置｜肩甲骨の中心で、押すと痛みがあるところ

押し方｜イスの背、または床やベッドと背中との間にテニスボールを挟み、自分の体重をかけながら押すのがお勧め。

曲池《きょくち》

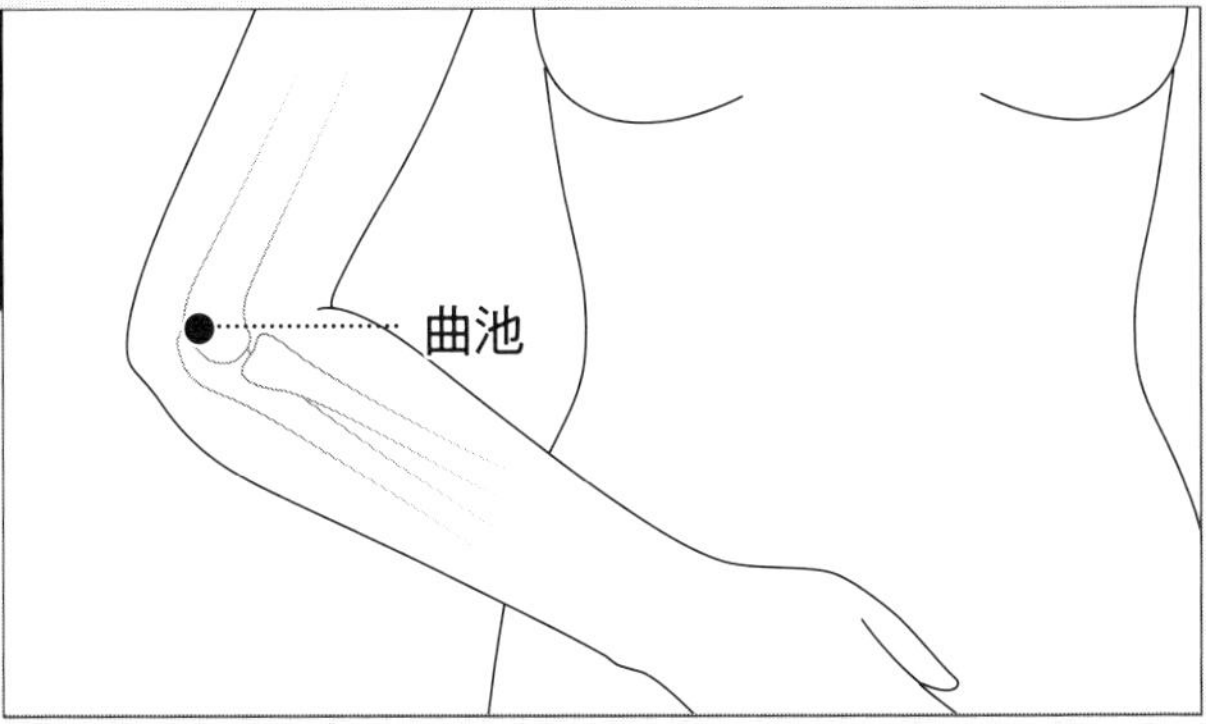

位　置｜ひじを曲げてできるしわの端で、押すと少し痛いところ

押し方｜親指で５秒かけてゆっくり押し、５秒止めた後ゆっくり離す。一度に５回繰り返すのが目安。

外関《がいかん》

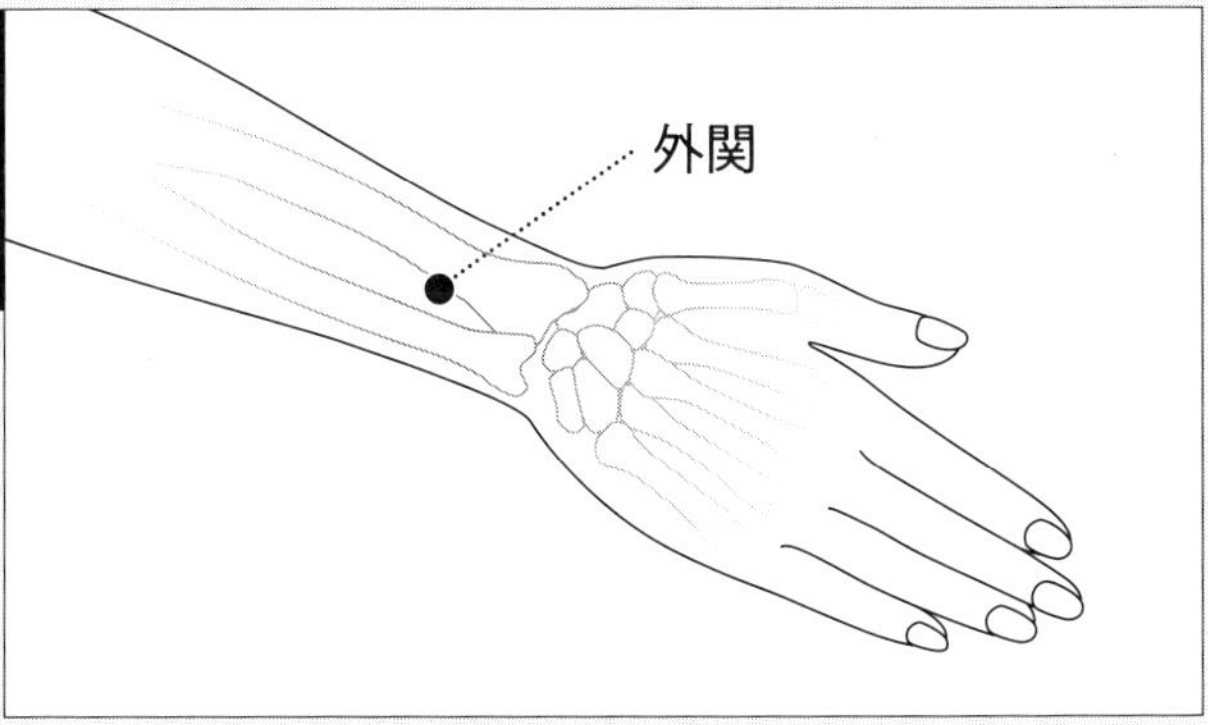

位　置｜手首の外側にある横じわの真ん中からひじに向かって指幅３本分上で、骨の間にある痛いところ

押し方｜親指で５秒かけてゆっくり押し、５秒止めた後ゆっくり離す。一度に３～５回繰り返すのが目安。

セルフケアに最適！

頭痛

続いて、頭痛を改善する天柱《てんちゅう》、攢竹《さんちく》、率谷《そっこく》、手三里《てさんり》の4つです。

頭痛にはいくつかの種類がありますが、最も多いとされているのは**緊張型頭痛**というタイプで、筋肉の緊張やこり、血行不良などが原因です。ツボ押しでこれらの不調を改善し、症状の緩和が期待できます。しかし、頭痛のタイプによっては命に関わる病気が潜んでいる場合もあるので、専門医を受診することを強くお勧めします。

それぞれのツボですが、まず、天柱は首の筋肉の近くにあり、頭痛だけでなく首や肩のこりの改善も期待できます。攢竹と率谷は、顔や頭の末梢神経の近くにあり、神経を刺激することで血流の改善を促します。そして、手三里はひじの近くにあり、下行性疼痛調節系などのメカニズムにはたらきかけて痛みの改善が期待できます。また、手や腕の疲労や痛みの改善も期待できます。

では早速ツボを押していきましょう。天柱は両手の親指を使って押します。そのとき、他の指で頭を支えると押しやすくなります。攢竹と率谷は中指を使って押しますが、神経が近くにあるので、押しすぎに注意してください。手三里は、ツボと反対側の手の親指を使って押しましょう。

天柱
てんちゅう

攢竹
さんちく

率谷
そっこく

手三里
てさんり

天柱《てんちゅう》

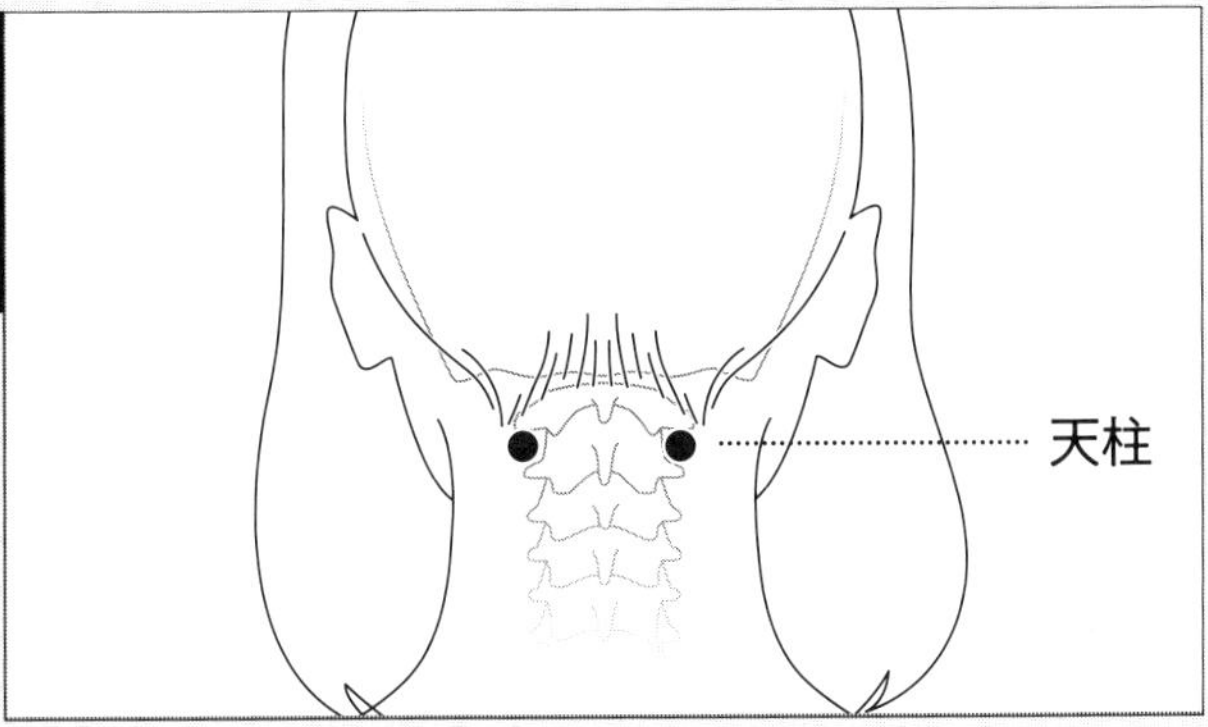

位　置｜後頭部の首の付け根にあるくぼみの外側

押し方｜親指で５秒かけてゆっくり押し、５秒止めた後ゆっくり離す。一度に５回繰り返すのが目安。

攢竹《さんちく》

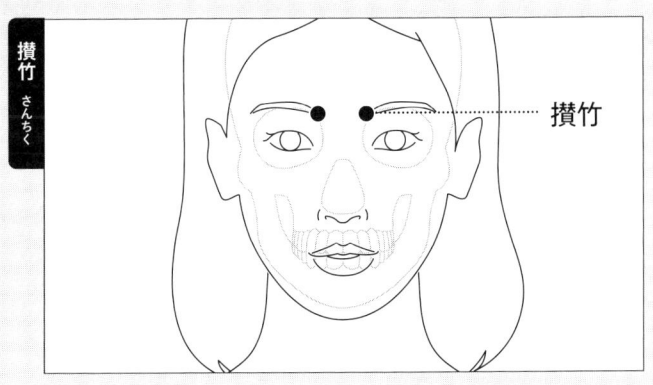

位　置｜左右の眉頭にあるくぼみ

押し方｜中指で５秒かけてゆっくり押し、５秒止めた後ゆっくり離す。一度に３～５回繰り返すのが目安。

率谷《そっこく》

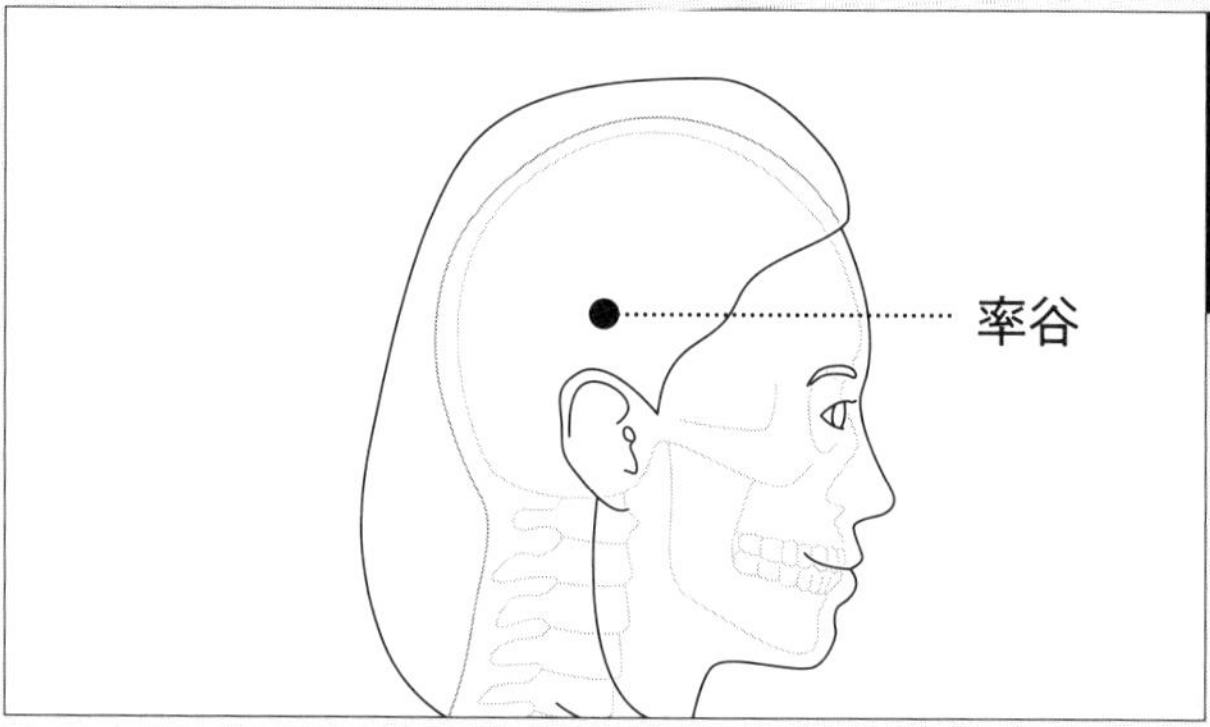

位　置　耳の上、髪の生え際から指幅２本分ほど上の痛いところ

押し方　中指で５秒かけてゆっくり押し、５秒止めた後ゆっくり離す。一度に３～５回繰り返すのが目安。

手三里《てさんり》

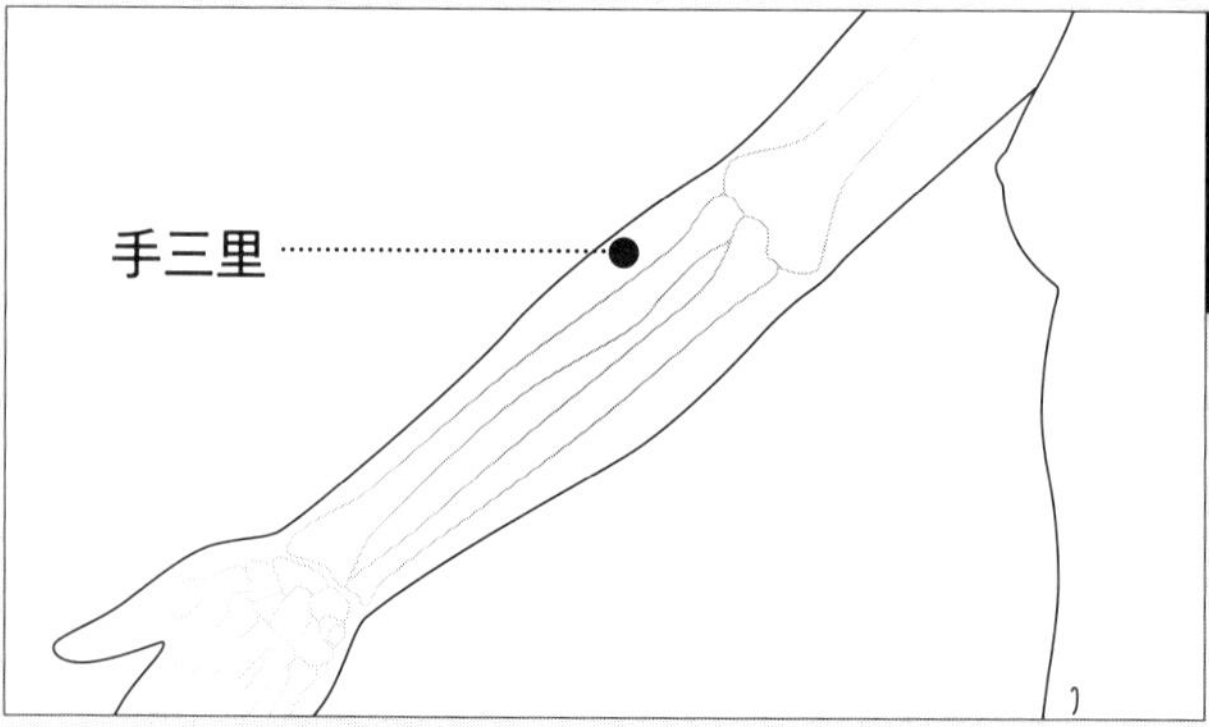

位　置　ひじを曲げてできるしわの外側の端から手首に向かって指幅３本分ほどで、押すと少し痛いところ

押し方　親指で５秒かけてゆっくり押し、５秒止めた後ゆっくり離す。一度に５回繰り返すのが目安。

体の中から健康に！

胃腸の不調

足三里
あしさんり

中脘
ちゅうかん

天枢
てんすう

脾兪
ひゆ

次に紹介するのは胃や腸の不調を和らげる足三里《あしさんり》、中脘《ちゅうかん》、天枢《てんすう》、脾兪《ひゆ》の４つです。

足三里は、松尾芭蕉の『おくのほそ道』にも登場する有名なツボであり、免疫機能との関係についても第２章で紹介しました。ほかにも、胃腸のはたらきの改善をはじめ、さまざまな健康効果が期待できる**ツボの王様**と言っても過言ではないでしょう。また、中脘と天枢は、お腹にあるため内臓に効率よく刺激を与えることができ、胃腸のはたらきの改善が期待できます。また、携帯カイロなどを使ってツボを温めると、冷え症の改善も期待できます。脾兪は、脊髄から胃に向かう神経の近くにあるため胃のはたらきの改善に効果的です。

では、ツボの押し方に入ります。足三里は、両手の親指をツボに置き、両手でふくらはぎを包むようにつかんで押すと効果的です。中脘と天枢は、手の中指を中心とした３本の指を使って押します。なお、携帯カイロを使うときは、やけどに注意してください。脾兪は、押しにくい場所にあるので、テニスボールなどを使いましょう。イスの背、または床やベッドと背中との間にボールを挟んで体重をかけながら押してください。

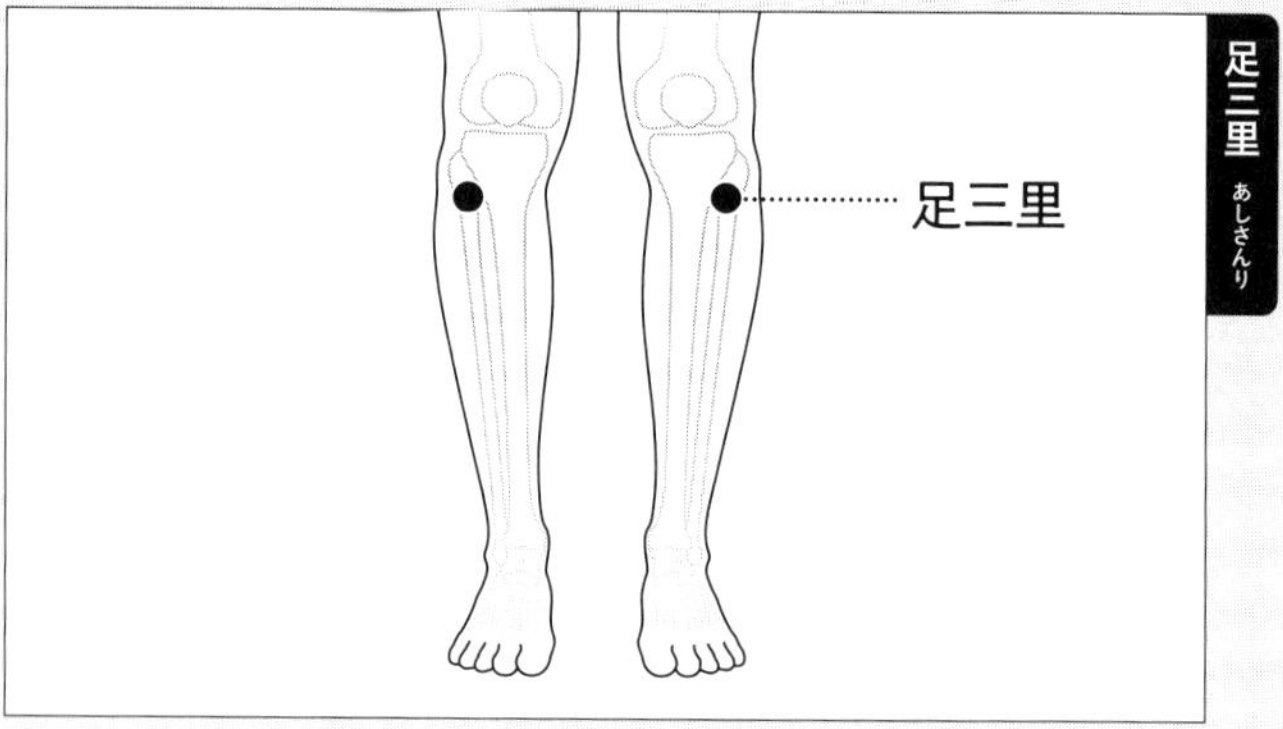

位　置	ひざの外側の端から指幅４本分下で、すねの骨の外側のくぼんだところ
押し方	親指で５秒かけてゆっくり押し、５秒止めた後ゆっくり離す。一度に５回繰り返すのが目安。

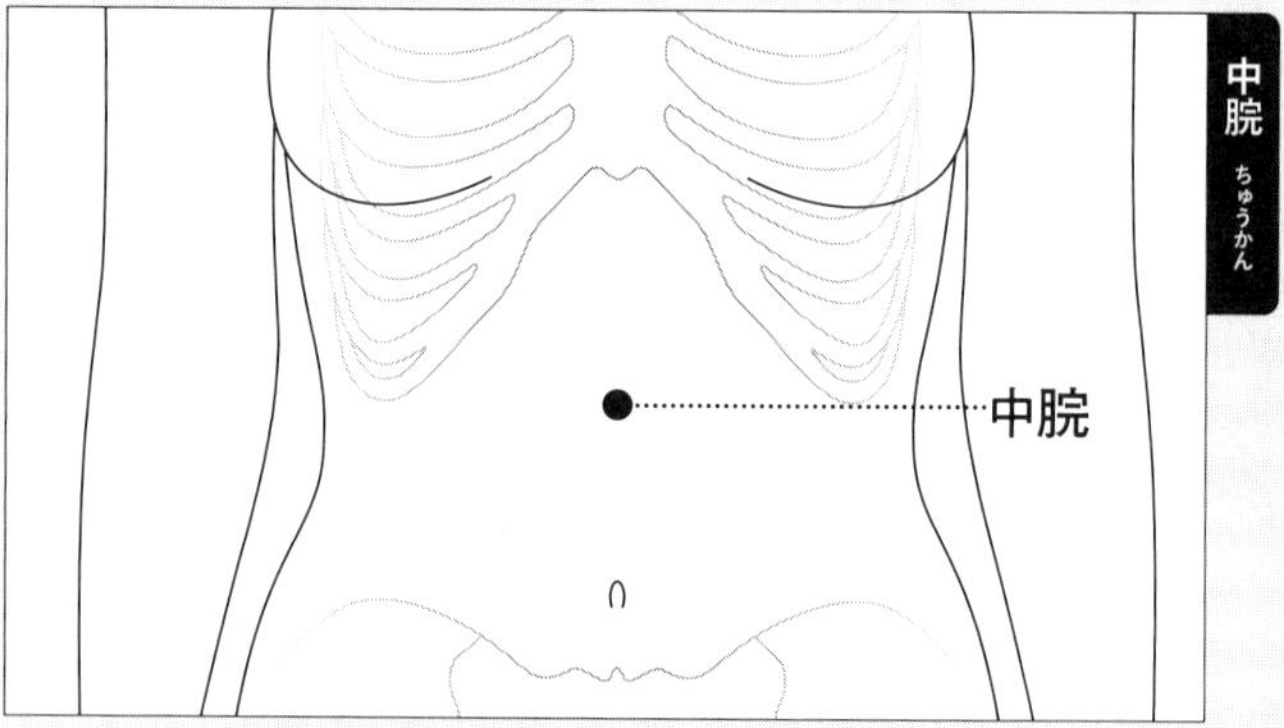

位　置	おへそとみぞおちの中間点で押すと痛いところ
押し方	中指を中心に３本の指で５秒かけてゆっくり押し、５秒止めた後ゆっくり離す。一度に５回繰り返すのが目安。

天枢《てんすう》

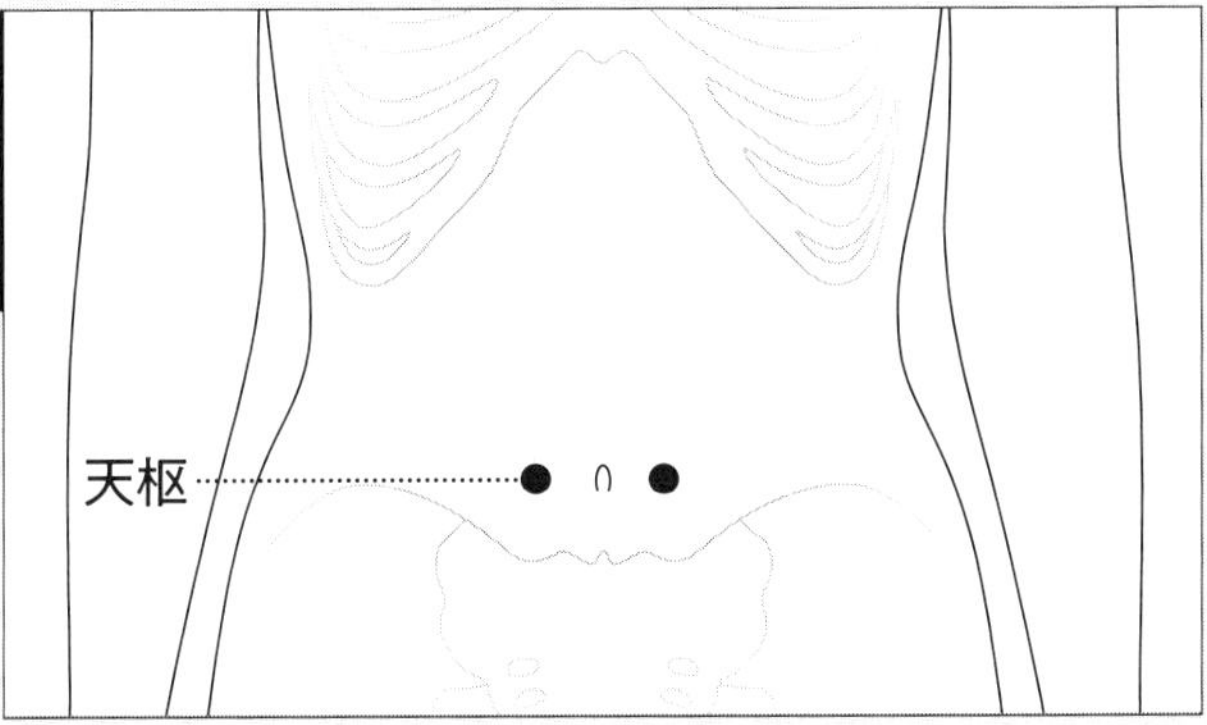

位　置｜おへそから真横に指幅２本分離れたところ

押し方｜中指を中心に３本の指で５秒かけてゆっくり押し、５秒止めた後ゆっくり離す。一度に５回繰り返すのが目安。

脾兪《ひゆ》

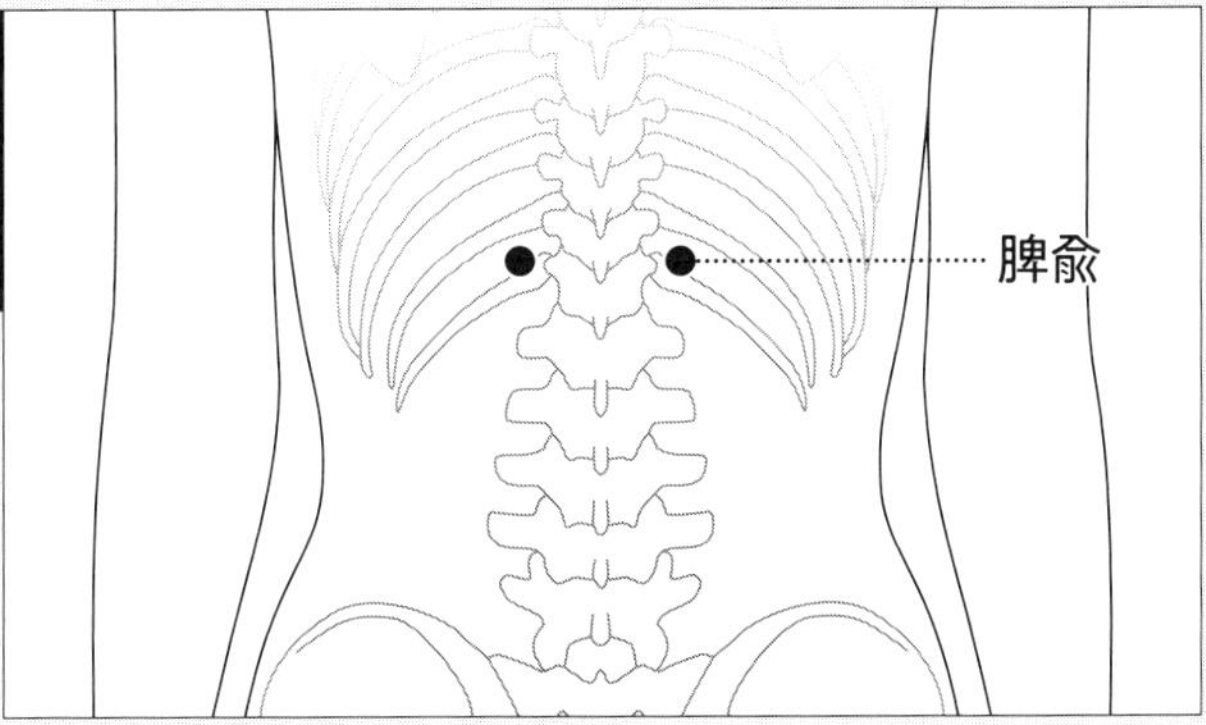

位　置｜ウエストラインから指５本分ほど上、背骨からテニスボール１個分横にずらしたところ

押し方｜手で押すのは難しいので、イスの背、または床やベッドと背中との間にテニスボールを挟み、自分の体重をかけながら押すのがお勧め。

女性にお勧め！

冷え症・更年期症状など

三陰交
さんいんこう

関元
かんげん

八風
はっぷう

臀中
でんちゅう

ここで紹介するのは体の冷え、さらに月経痛や更年期症状など、女性特有の悩みを改善する三《さん》陰交《いんこう》、関元《かんげん》、八風《はっぷう》、臀中《でんちゅう》の4つです。

冷え症は、日本の女性の半数以上が悩んでいるという調査結果もあるほど、女性に多く見られる悩みです。筆者（山本）が取材した女性の鍼灸ケアに詳しい鍼灸師の安野富美子博士（東京有明医療大学教授）によると、その背景には、月経不順や女性ホルモンの乱れに伴う自律神経の不調などの影響があり、食生活の乱れや運動不足などの生活習慣も原因になると言います。また、男性でも冷え症に悩む人が増えているという調査結果もありますので、ぜひセルフケアのひとつとして日常的に取り入れていくことをお勧めします。注意点として、冷え症には重い病気が隠れている可能性もあるので、深刻な場合は医師に相談しましょう。

では、具体的なツボを見ていきましょう。

まず、三陰交ですが、女性特有の症状を改善する効果が期待できる**ツボの女王**とも呼ばれる存在です。足の筋肉や神経が刺激され下半身の血行が改善することで冷えを和らげます。さらに、ツボへの刺激が下行性疼痛調節系にもはたらくことで、腰痛や月経痛の緩和も期待できます。もちろん、男性が押しても血流の改善や足の疲れ、腰痛の緩和などが期待できますので、ぜひ活用をお勧めします。また、疲労やのぼせ、倦怠感などの更年期症状に対しても有効性が報告されていますので、この機会に位置や押し方を覚えておくとよいでしょう。

関元、八風、臀中の３つは、特に冷え症の改善に効果が期待できます。関元は、別名「丹田」と言い、東洋医学で大切とされる「気」の巡りに欠かせない場所としても知られ、お腹の冷えが気になる方に、ぜひお勧めしたいツボです。また、八風は両足の指の間にあり、特に足先の冷えに効果的です。そして、お尻にある臀中は、お尻の筋肉や坐骨神経に作用するため、下半身の冷えの改善が期待できます。

では、押し方を見ていきましょう。三陰交は、ツボと同じ側の手ですねをつかむようにして、親指をツボにあて足の中心に向かって押します。関元は、中指を中心とした3本の指で押すのも良いですし、カイロなどを使い温める方法もお勧めです。八風は、両手の親指を使って、それぞれのツボを揉むように押していくと効果的です。臀中は、押しにくい場所にあるので、テニスボールなどを使うのがお勧めです。床やベッドに仰向けになり、お尻との間にボールを挟んで体重をかけながら押してください。

三陰交 さんいんこう

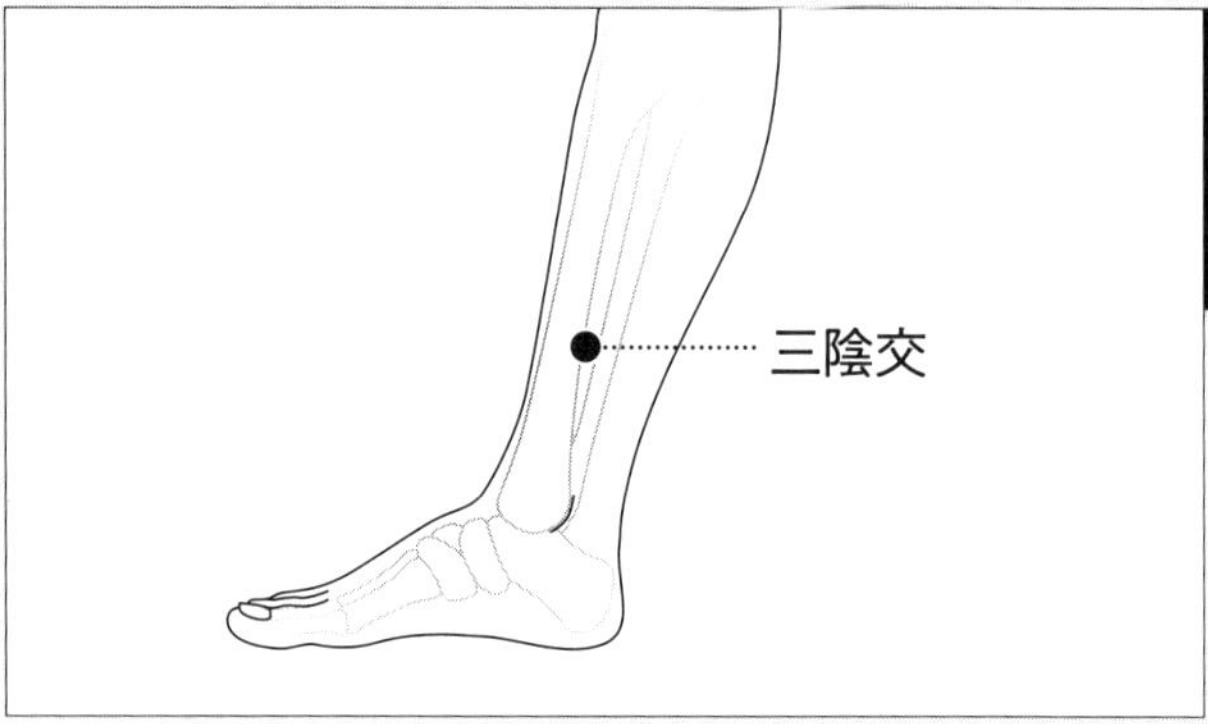

位　置｜内くるぶしの最も高いところから、ひざに向かって指幅４本分のところのすねの骨のきわ

押し方｜親指で５秒かけてゆっくり押し、５秒止めた後ゆっくり離す。一度に５回繰り返すのが目安。

関元 かんげん

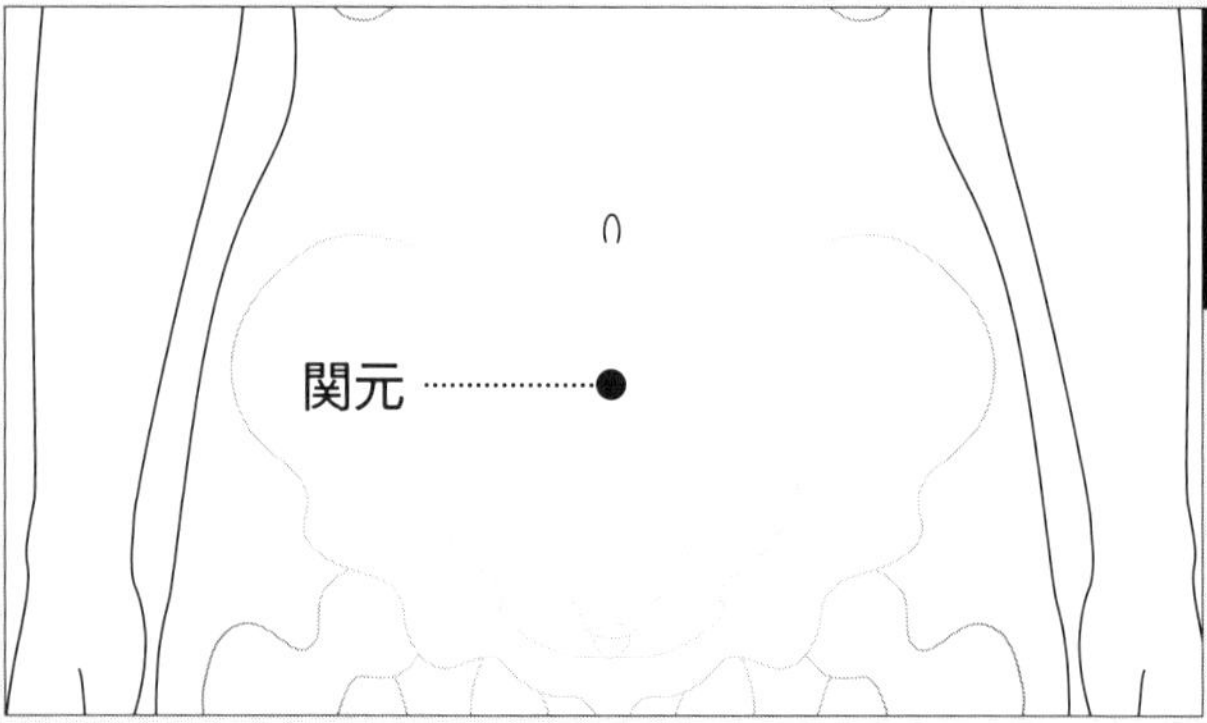

位　置｜おへそから指幅４本分下のところ

押し方｜中指を中心に３本の指で５秒かけてゆっくり押し、５秒止めた後ゆっくり離す。一度に５回繰り返すのが目安。

八風《はっぷう》

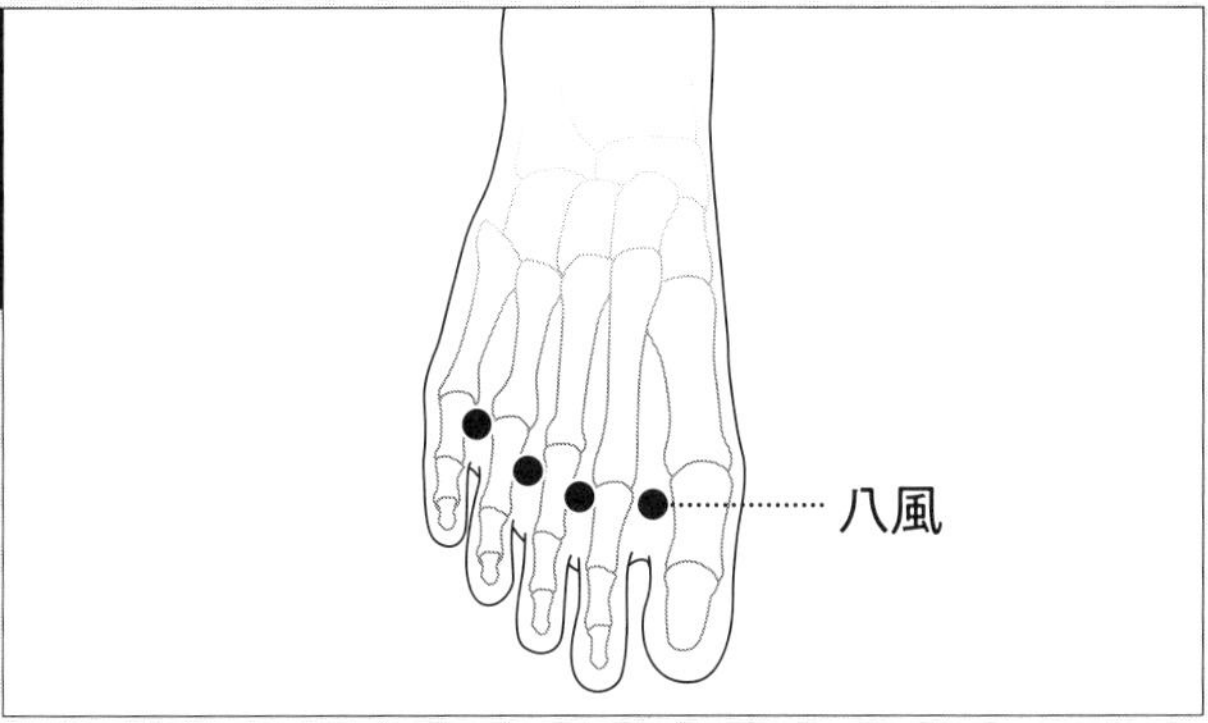

位　置｜足の指の付け根の押すと痛いところ

押し方｜親指で５秒かけてゆっくり押し、５秒止めた後ゆっくり離す。一度に５回繰り返すのが目安。

臀中《でんちゅう》

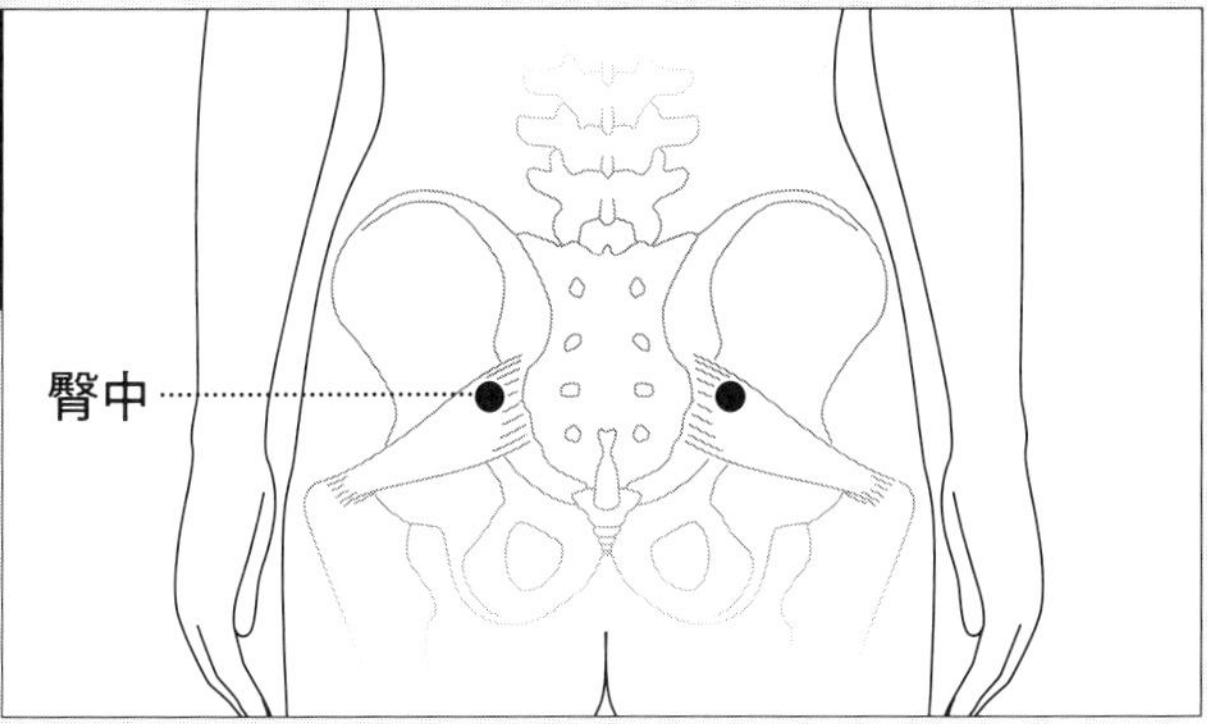

位　置｜お尻の筋肉の真ん中あたりの押すと痛いところ

押し方｜手で押すのは難しいので、仰向けになって床やベッドとの間にテニスボールを挟み、自分の体重をかけながら押すのがお勧め。

メンタルの改善に

不眠・不安・うつ症状など

百会《ひゃくえ》
風池《ふうち》
神門《しんもん》
内関《ないかん》
合谷《ごうこく》
湧泉《ゆうせん》

最後に紹介するのは、不眠、不安、うつ症状などのメンタルの悩みの改善が期待できる百会《ひゃくえ》、風池《ふうち》、神門《しんもん》、内関《ないかん》、合谷《ごうこく》、湧泉《ゆうせん》の6つです。

本書では、東洋医学の**心身一如**、「心と体は一体である」という考え方が、科学的に解明されつつあることを紹介してきました。これらのツボを使ったケアは、体への刺激によって心の状態を改善させるという、まさに東洋医学的なアプローチと言えるでしょう。

筆者（山本）が取材した鍼灸師でスポーツトレーナーの辻文将氏は、オリンピック日本代表選手をはじめ、トップアスリートのメンタルケアとして、百会などのツボへの鍼治療を行っています。鍼治療は、試合に臨む選手の不眠や不安感を和らげるために欠かせないと言います。

しかし、不眠やメンタルの不調は、脳疾患や精神疾患の可能性もありますので、専門医の診察を受け、相談してからセルフケアを行ってください。

まず百会ですが、自律神経の不調による症状に効果があるとされており、第2章で紹介したようにストレスホルモンの分泌を改善する作用も確認されています。また、うつ症状などのメンタル不調の緩和だけでなく、胃腸のはたらきの改善にも効果が期待できます。風池は、首の筋肉と神経を刺激することで、脳のはたらきを改善する効果が期待できます。神門は依存症の治療で使われているツボです。こちらも脳や自律神経などに作用してストレスなどを緩和する効果が期待できます。内関も、自律神経の不調による症状に効果があるとされているツボで、吐き気などの緩和にもよく使われています。合谷は、免疫機能にも関係していることを紹介しましたが、ストレス緩和など自律神経の不調による症状の改善に使われる有名なツボです。肩こりや胃腸のはたらきの改善なども期待できることから、足三里や百会などと並んで「万能ツボ」と呼ばれていますので、ぜひ活用していただければと思います。湧泉は、名前が示すように活力が湧き、全身の疲労を回復させるツボとされています。足裏の筋肉や神経を刺激することで血流を改善し、下半身の疲労やむくみ、冷え症の改善が期待できます。こうした身体症状の改善が、メンタル不調の改善にもつながると考えられます。

では、押し方を見ていきましょう。百会は、中指を中心とした3本の指で押します。くれぐれも強く押しすぎないようにしてください。風池は、両手の親指で左右それぞれのツボを押し、他の指は頭を包むように支えます。神門と内関、合谷の3つは、反対側の手の親指を使って押します。湧泉は、手の親指を使って押すこともできますが、イスに座りゴルフボールなどを足裏と床との間に挟んで転がすように押す方法も効果的です。

百会 ひゃくえ

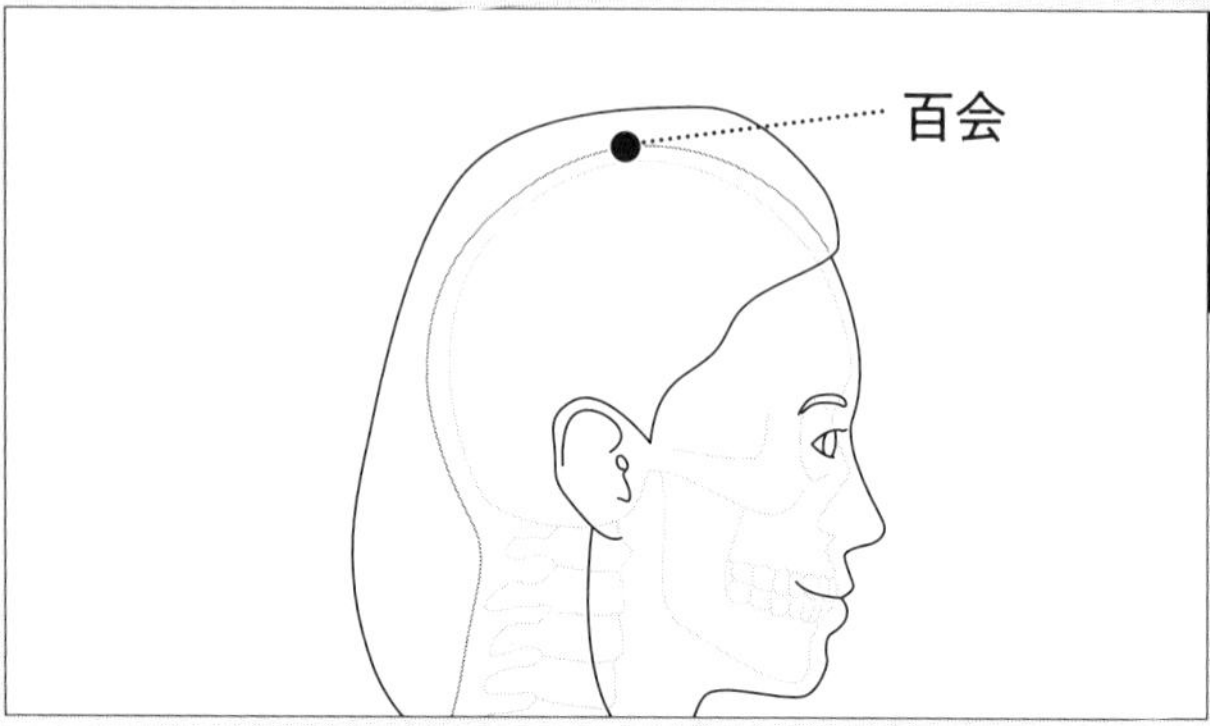

位　置　両耳を結んだ線と眉間を通る体の中心線が交わる、頭のてっぺん

押し方　中指を中心に３本の指で５秒かけてゆっくり押し、５秒止めた後ゆっくり離す。一度に３～５回繰り返すのが目安。

風池 ふうち

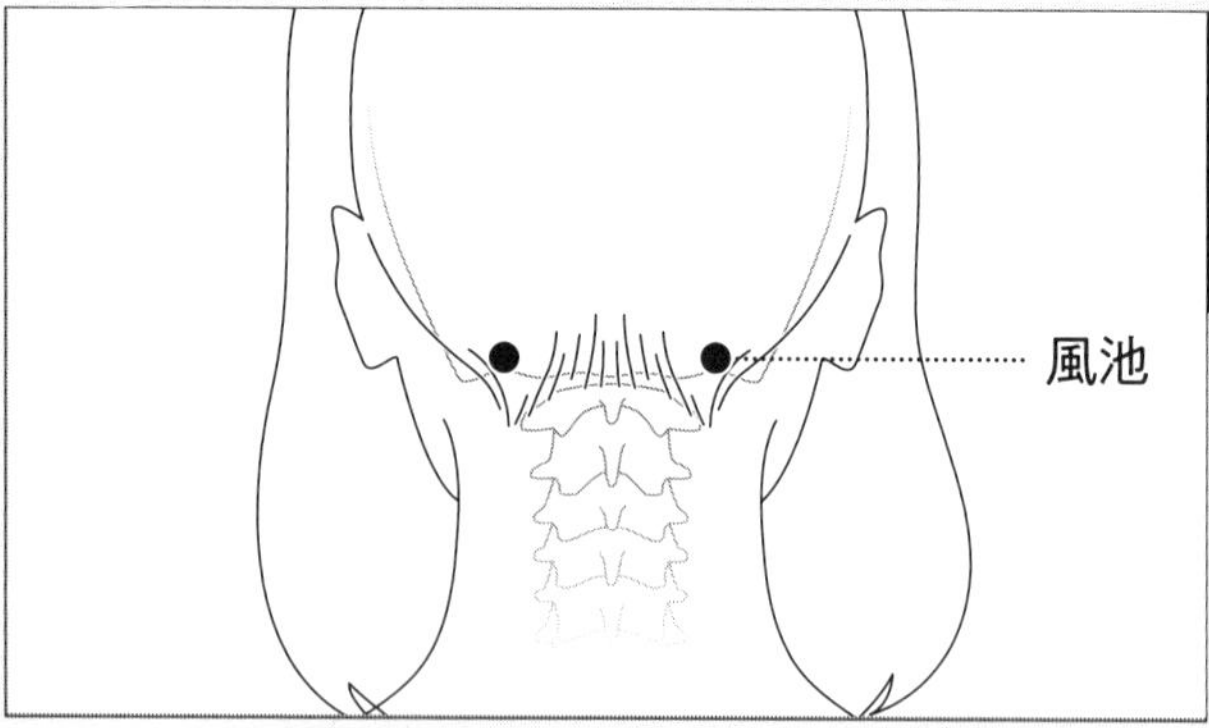

位　置　後頭部の髪の生え際で、首の骨の両脇にあるくぼみ

押し方　親指で５秒かけてゆっくり押し、５秒止めた後ゆっくり離す。一度に５回繰り返すのが目安。

神門《しんもん》

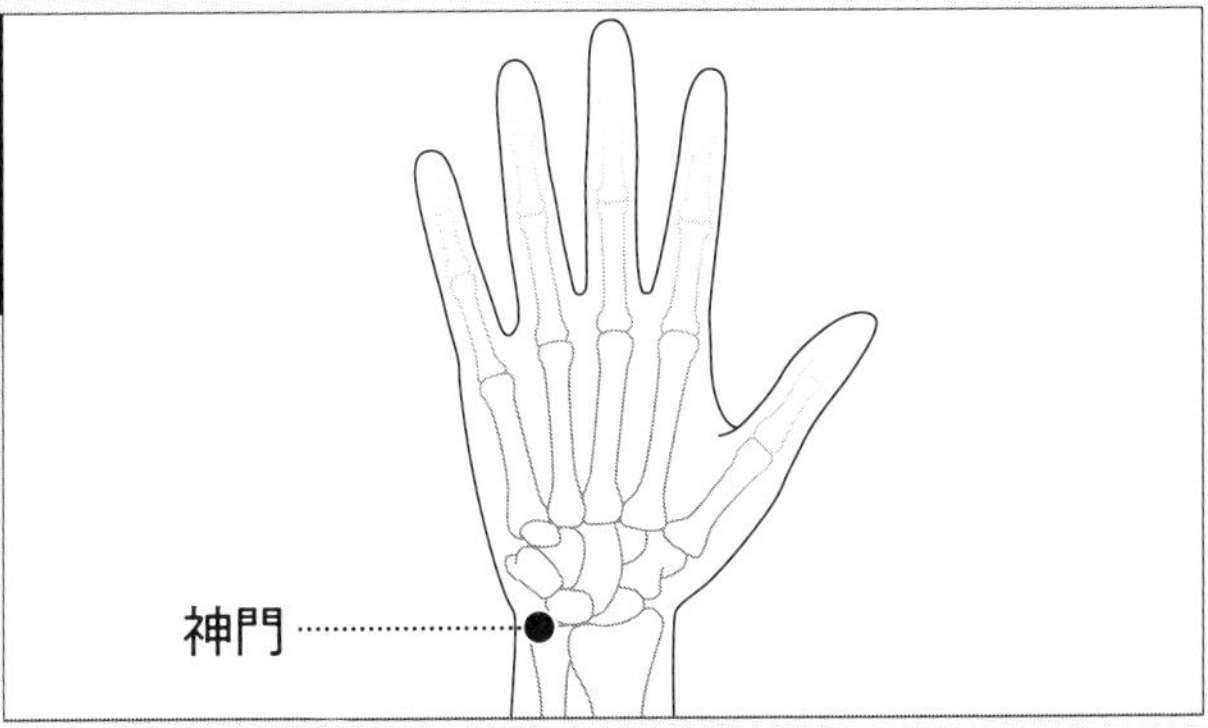

位　置｜手首の内側にできる横じわの小指側のくぼみで、押すと痛いところ

押し方｜親指で５秒かけてゆっくり押し、５秒止めた後ゆっくり離す。一度に３～５回繰り返すのが目安。

内関《ないかん》

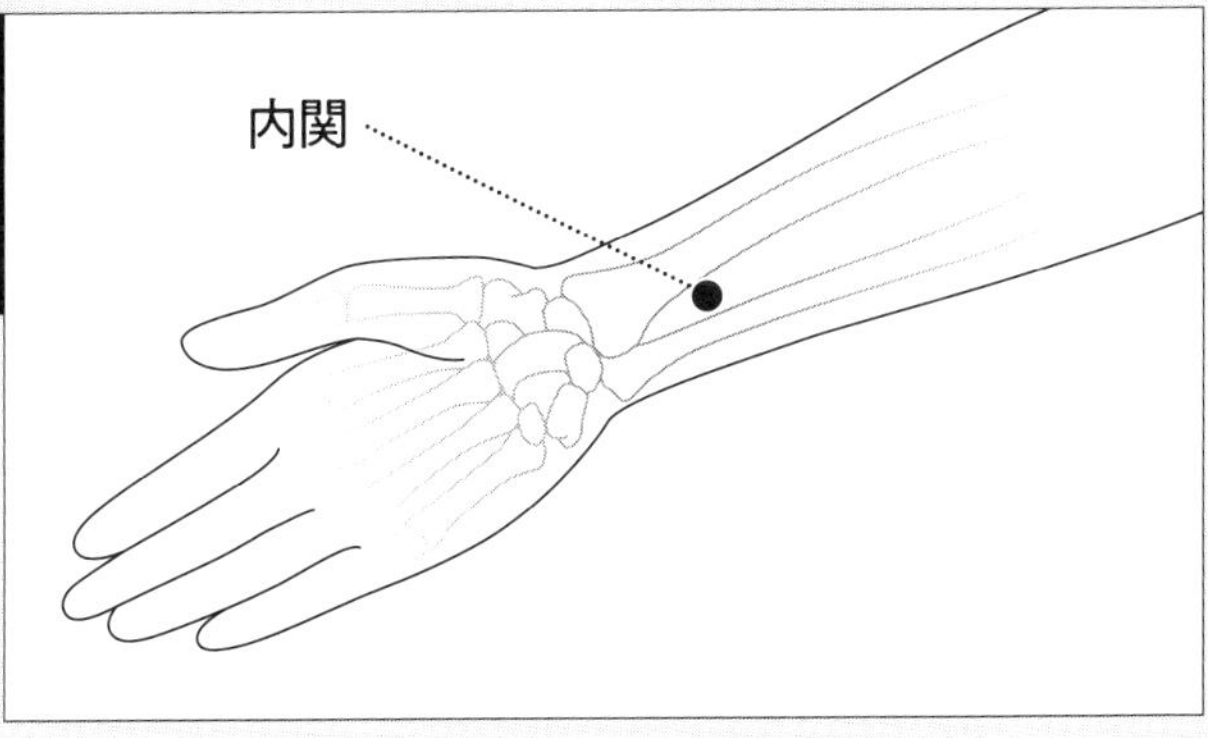

位　置｜手首を軽く曲げてできるしわの真ん中からひじ方向に指幅３本分、縦に２本通っている筋の間

押し方｜親指で５秒かけてゆっくり押し、５秒止めた後ゆっくり離す。一度に３～５回繰り返すのが目安。

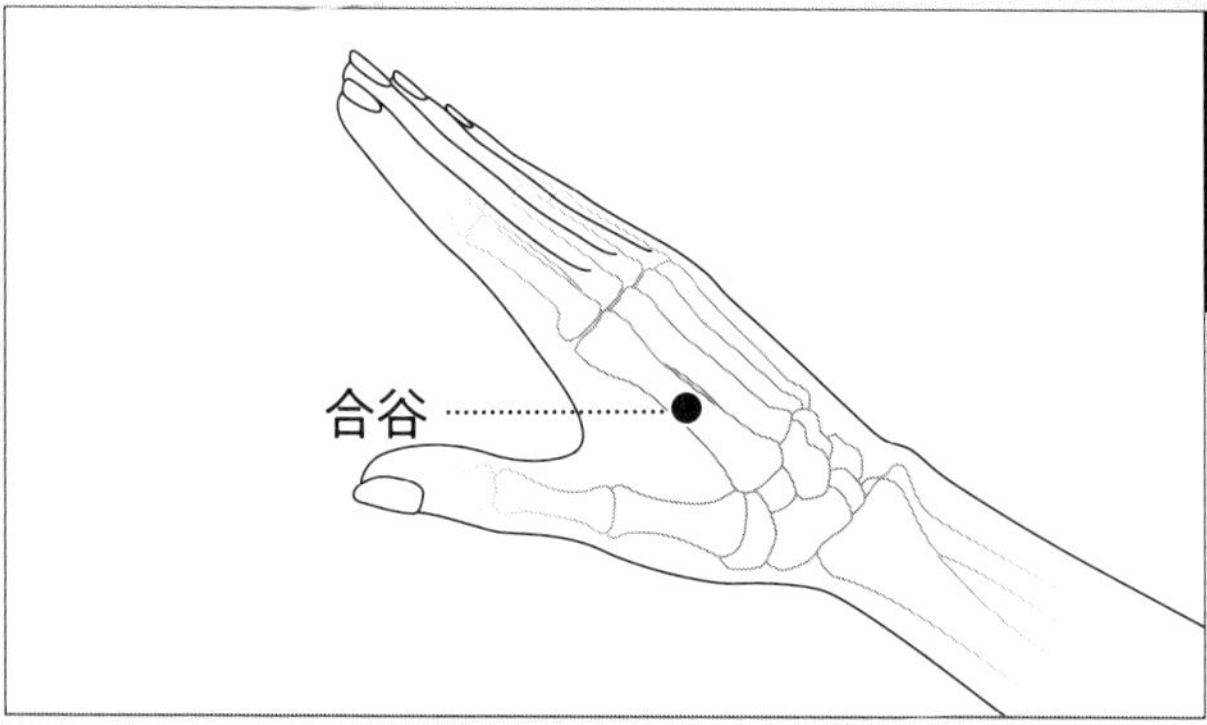

合谷《ごうこく》

位　置　親指と人差し指の骨が交わるところから、少し人差し指寄りにあるへこんだところ

押し方　親指で５秒かけてゆっくり押し、５秒止めた後ゆっくり離す。一度に５回繰り返すのが目安。

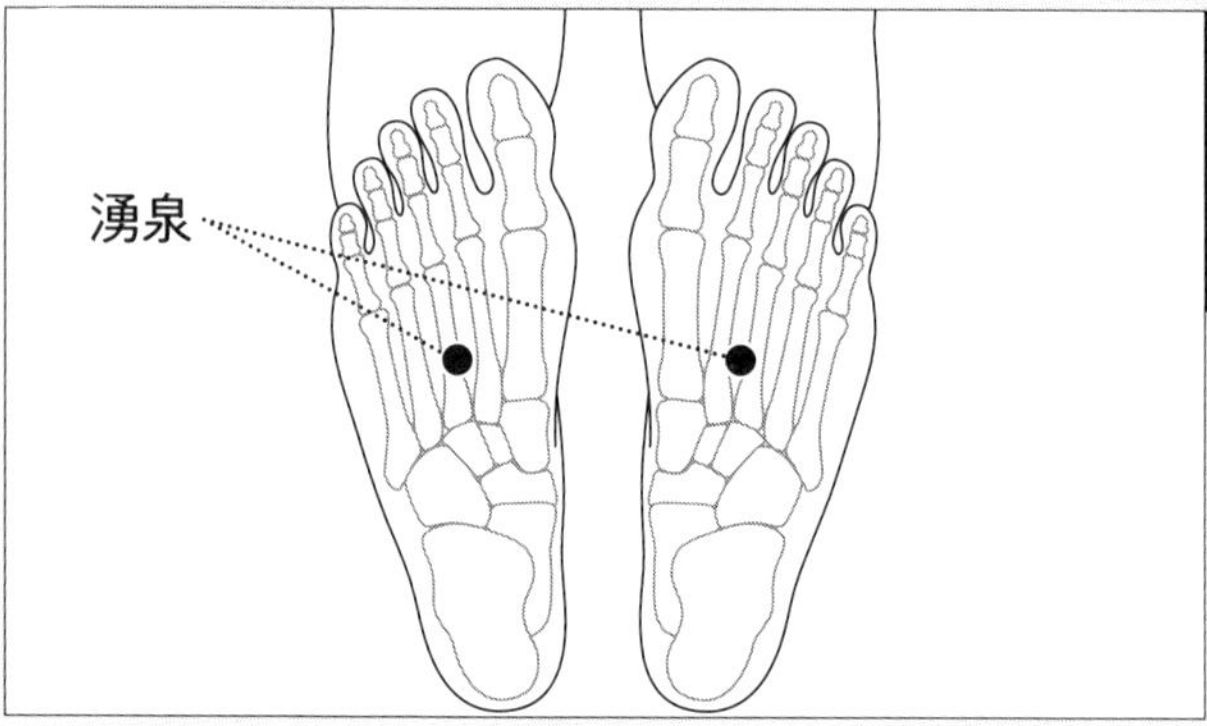

湧泉《ゆうせん》

位　置　足の５本の指を曲げたときにできるくぼみの中央で、押すと痛いところ

押し方　親指で５秒かけてゆっくり押し、５秒止めた後ゆっくり離す。一度に３～５回繰り返すのが目安。イスに座り、ゴルフボールを足裏で転がすように押すのもお勧め。

おわりに

いかがでしたでしょうか。東洋医学が人体の複雑な生理メカニズムに作用して効果を生み出していること、そして実際の治療に際しての評価や導入の現状など、皆さんの興味や関心に少しでも応えることができたなら、筆者としてこれ以上の喜びはありません。

今回、本書をともに執筆した大野智先生は、私（山本）が東洋医学の取材を始めた当初から相談にのっていただき、番組への出演もお願いしたヘルスリテラシー研究の第一人者です。巷《ちまた》にあふれる玉石混交の情報を、いかに精査してわかりやすく伝えるか、という同じ志のもと、本書でも、医療現場に携わる立場からの貴重な助言を数多くいただき、心より感謝しています。

さて、本書の「はじめに」にもあったように、いま私たちは、科学の進歩によって、これまで謎とされてきた東洋医学の作用メカニズムをようやく理解しつつあるという段階にあり、歴史的な場面に立ち会っていると言っても過言ではありません。

取材の中で常に感じるのは、私たちの体の仕組みには、まだわからないことがたくさんあり、これが東洋医学の理解や説明が進まなかった理由のひとつではないかということです。ですから、今後、脳や細胞、免疫の仕組みがより一層ひもとかれていくことで、東洋医学の効果やメカニズムの理解がさらに深まることを期待しています。

そして、心身の不調に悩まれて本書を手に取った方には、ぜひ、東洋医学の治療法やセルフケアを試していただければと思います。本書の各章で触れたように、いま西洋医学では改善が難しい症状に対して、東洋医学の治療やケアが続々と導入されています。西洋医学と東洋医学のそれぞれのメリットや強みを上手に取り入れていくことが、より良い治療や健康の維持、向上につながることは、疑う余地もありません。皆さんの治療やケアの参考として、本書の内容が少しでも役に立つことを切に願っています。

さらに、もうひとつ大切なのは、西洋医学では「予防医療」と言われ、東洋医学では「養生」と表現される日常での健康対策やケアです。規則正しい生活や適度な運動はもちろんのこと、ツボ押しなどの東洋医学のセルフケアを日々の生活に取り入れてみてください。体のツボを触り、自分の体と向き合ってみると、きっと、ふだん意識することがなかった「心と体からのメッセージ」が、そこにあるはずです。

最後に、監修をしていただいた砂川正隆先生（昭和大学 医学部生理学講座生体制御学部門 教授）、伊藤和憲先生（明治国際医療大学 鍼灸学部鍼灸学科 教授）、今津嘉宏先生（藤田医科大学医学部 客員講師）、編集担当の出口拓実さん、そして、筆者（山本）とともに東洋医学の番組制作に携わったディレクターやプロデューサーをはじめ、制作スタッフ・出演者の皆さん、取材にご協力いただいた多くの方々に厚くお礼を申し上げます。

第2章

鈴木郁子 著
『やさしい自律神経生理学――命を支える仕組み』(中外医学社, 2015年)

齋藤紀先 著
『休み時間の免疫学 第3版』(講談社, 2018年)

第3章

元雄良治 監修/新井一郎 著
『漢方薬のストロング・エビデンス』(じほう, 2018年)

今津嘉宏 著
『健康保険が使える 漢方薬の事典』(つちや書店, 2022年)

第4章

厚生労働省
「中国製ダイエット用健康食品(未承認医薬品)に関する調査結果」
(平成15年2月12日公表)
(https://www.mhlw.go.jp/houdou/2003/02/h0212-1.html)

第5章

伊藤剛 著
『東西医学の専門医がやさしく教える即効100ツボ』
(高橋書店, 2012年)

マガジンハウス 編/若林理砂 監修
『クロワッサン特別編集 最新版 体のツボの大地図帖』
(マガジンハウス, 2021年)

[監修者一覧]

第1章～第3章
砂川正隆 (昭和大学 医学部生理学講座生体制御学部門 教授)

第1章、第2章、第5章
伊藤和憲 (明治国際医療大学 鍼灸学部鍼灸学科 教授/鍼灸学部長)

第3章
今津嘉宏 (藤田医科大学 医学部 客員講師/芝大門いまづクリニック 院長)

[参考文献・資料]

本書を執筆するにあたり、参考にさせていただいた文献のうち、本文中でお示しできなかった主なものを下記に紹介します。なお、複数の章にまたがる場合、代表していずれかひとつの章で紹介しています。

第1章

日本漢方医学教育協議会 編
『基本がわかる 漢方医学講義』(羊土社, 2020年)

川喜田健司・矢野忠 編著
『鍼灸臨床最新科学 メカニズムとエビデンス』(医歯薬出版, 2014年)

伊藤剛 著
『図解 いちばんわかる! 東洋医学のきほん帳』(学研プラス, 2014年)

小山なつ 著
『増補改訂新版 痛みと鎮痛の基礎知識』(技術評論社, 2016年)

伊藤和憲 著
『図解入門 よくわかる痛み・鎮痛の基本としくみ [第2版]』
(秀和システム, 2018年)

建部陽嗣・樋川正仁 著
「鍼灸ワールドコラム」
(医道の日本 : 東洋医学・鍼灸マッサージの専門誌 2011年6月号～ 2020年7月号)

〔さくいん〕

N.D.C.491.3　286p　18cm

ブルーバックス　B-2261

東洋《とうよう》医学《いがく》はなぜ効《き》くのか

ツボ・鍼灸・漢方薬、西洋医学で見る驚きのメカニズム

2024年 5 月20日　第 1 刷発行
2024年 7 月25日　第 6 刷発行

著者　山本高穂《やまもとたかお》
大野《おおの》　智《さとし》
発行者　森田浩章
発行所　株式会社講談社
〒112-8001　東京都文京区音羽2-12-21
電話　出版　03-5395-3524
販売　03-5395-4415
業務　03-5395-3615
印刷所　（本文印刷）株式会社新藤慶昌堂
（カバー表紙印刷）信毎書籍印刷株式会社
製本所　株式会社国宝社

ISBN978－4－06－535748－4

発刊のことば

科学をあなたのポケットに

二十世紀最大の特色は、それが科学時代であるということです。科学は日に日に進歩を続け、止まるところを知りません。ひと昔前の夢物語もどんどん現実化しており、今やわれわれの生活のすべてが、科学によってゆり動かされているといっても過言ではないでしょう。

そのような背景を考えれば、学者や学生はもちろん、産業人も、セールスマンも、ジャーナリストも、家庭の主婦も、みんなが科学を知らなければ、時代の流れに逆らうことになるでしょう。

ブルーバックス発刊の意義と必然性はそこにあります。このシリーズは、読む人に科学的に物を考える習慣と、科学的に物を見る目を養っていただくことを最大の目標にしています。そのためには、単に原理や法則の解説に終始するのではなくて、政治や経済など、社会科学や人文科学にも関連させて、広い視野から問題を追究していきます。科学はむずかしいという先入観を改める表現と構成、それも類書にないブルーバックスの特色であると信じます。

一九六三年九月　野間省一